Forensisches Therapieprogramm für angemessenes Sexualverhalten

Leonardo Vertone
Marcel Aebi
Daniela Imbach
Thomas Best
Cornelia Bessler

Forensisches Therapieprogramm für angemessenes Sexualverhalten

Das ThePaS-Manual

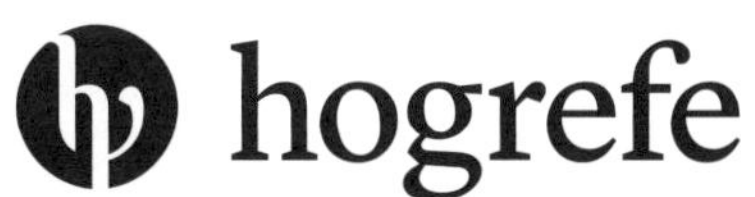

Leonardo Vertone, lic. phil., geb. 1974. Fachpsychologe für Psychotherapie und Rechtspsychologie. Seit 2005 Mitarbeiter und seit 2020 Co-Leiter des Zentrums für Kinder- und Jugendforensik der Psychiatrischen Universitätsklinik (PUK) Zürich.

PD Dr. phil. Marcel Aebi, geb. 1971. Fachpsychologe für Psychotherapie und Rechtspsychologie. 2009–2017 Leiter der Forschung am Zentrum für Kinder- und Jugendforensik der PUK Zürich. Seit 2017 als forensischer Gutachter und Psychotherapeut in eigener Praxis tätig. Seit 2020 wissenschaftlicher Mitarbeiter in der Abteilung Forschung und Entwicklung, Justizvollzug und Wiedereingliederung des Kantons Zürich.

Daniela Imbach, lic. phil., geb. 1974. Fachpsychologin für Psychotherapie und Rechtspsychologie. 2004–2013 Mitarbeiterin in leitender Funktion am Zentrum für Kinder- und Jugendforensik der PUK Zürich. Seit 2012 als forensische Gutachterin, Psychotherapeutin und Supervisorin eigener Praxis tätig.

Thomas Best, lic. phil., geb. 1966. Psychologe, 1999–2004 Tätigkeit beim Amt für Justizvollzug des Kantons Zürich. 2005–2012 Tätigkeit in der Kinder- und Jugendforensik der PUK Zürich. Seit 2013 Behördenmitglied und Supervisor im behördlichen Kindes- und Erwachsenenschutz im Kanton Zürich.

Dr. med. Cornelia Bessler, geb. 1955. Fachärztin für Kinder- und Jugendpsychiatrie und -psychotherapie sowie für Psychiatrie und Psychotherapie. Langjährige Tätigkeit in leitenden Funktionen in der Kinder- und Jugendforensik in Zürich, zuletzt von 2015–2020 als Chefärztin des Zentrums für Kinder- und Jugendforensik der PUK Zürich. 2020–2022 wissenschaftliche Mitarbeiterin in der Abteilung Forschung und Entwicklung im Amt für Justizvollzug und Wiedereingliederung des Kantons Zürich. Seit 2020 in eigener Praxis tätig.

Bibliografische Information der Deutschen Nationalbibliothek
Die Deutsche Nationalbibliothek verzeichnet diese Publikation in der Deutschen Nationalbibliografie; detaillierte bibliografische Daten sind im Internet über http://dnb.dnb.de abrufbar.

Hogrefe Verlag GmbH & Co. KG
Merkelstraße 3
37085 Göttingen
Deutschland
Tel. +49 551 999 50 0
Fax +49 551 999 50 111
info@hogrefe.de
www.hogrefe.de

Satz: Sabine Rosenfeldt, Hogrefe Verlag GmbH & Co. KG, Göttingen
Druck: mediaprint solutions GmbH, Paderborn
Printed in Germany
Auf säurefreiem Papier gedruckt

1. Auflage 2024

(E-Book-ISBN [PDF] 978-3-8409-3141-3; E-Book-ISBN [EPUB] 978-3-8444-3141-4)
ISBN 978-3-8017-3141-0
https://doi.org/10.1026/03141-000

Vorwort von Prof. Dr. phil. Jérôme Endrass

Vor dreißig Jahren erschütterte ein schweres Verbrechen Zürich. Eine junge Frau wurde in einem Waldstück vor den Toren Zürichs tot aufgefunden. Der Schock der Bevölkerung wandelte sich rasch in Bestürzung und Wut, als der Täter ermittelt wurde. Es handelte sich um einen Sexualstraftäter, der bereits zuvor zwei Tötungsdelikte begangen hatte und zum Zeitpunkt der Tat in der Strafanstalt Regensdorf einsaß. Die Ermittlungen zeigten, dass der Täter während eines Hafturlaubs die junge Frau überfallen und vergewaltigt hatte und anschließend in die Strafanstalt zurückgekehrt war. Der Hafturlaub war bewilligt worden, damit der Täter außerhalb der Gefängnismauern einen Psychotherapeuten aufsuchen konnte. Im Rahmen einer parlamentarischen Enquete stellte sich heraus, dass der behandelnde Psychotherapeut weder eine Dokumentation über den Verlauf der Therapie angelegt noch Fortschritte (oder deren Ausbleiben) kommuniziert hatte. Die Therapie selbst war nicht fokussiert erfolgt, es war nicht wirklich nachvollziehbar, mit welchen Methoden gearbeitet worden war. Die Ergebnisse der Enquete ließen die Psychotherapie von Sexualstraftätern in einem schlechten Licht erscheinen. Zeitzeugen berichten dreißig Jahre später, dass es sich dabei nicht um einen Ausreißer in der psychotherapeutischen Szene handelte. Die Struktur- und Ziellosigkeit war beinahe Programm. Therapie galt als nicht messbar und schon nur die Forderung nach Ergebnisforschung wurde als unmögliche reduktionistische Forderung abgekanzelt.

Zur gleichen Zeit sorgte ein Psychotherapieforscher aus Bern für Aufsehen, der genau diese Immunisierung der Psychotherapiepraxis deutlich kritisierte. Klaus Grawe forderte, dass man sich wenigstens darüber erkundigen könne, ob es den Patientinnen und Patienten nach der Therapie besser gehe. Eine Forderung, die noch weit weg von modernen Untersuchungsdesigns zur Wirksamkeitsforschung war, aber immerhin die Notwendigkeit verdeutlichte, das Ziel der Therapie ins Auge zu fassen. Die Ergebnisse der Berner Forschungsinitiative setzten nicht nur eine Debatte im Gang, sie stieß auch weitere Untersuchungen an. Auch Psychotherapierichtungen, die gegenüber der Wirksamkeitsforschung eine eher kritische Haltung einnahmen, wie z. B. psychodynamische Ansätze, schlossen sich der breiten Forschungsinitiative an. Dies resultierte bis heute in über 200 Untersuchungen zur Wirksamkeit von psychodynamischen Therapien auf Grundlage randomisierter Kontrollgruppenstudien.

Knapp zehn Jahre nach dem von Klaus Grawe ausgelösten Diskurs wurde eine ähnlich gelagerte Debatte im Bereich der forensischen Psychotherapie ausgetragen. Im Gegensatz zum Berner Diskurs wurde in der Forensik allerdings nicht die Frage diskutiert, ob Wirksamkeitsforschung überhaupt erstrebenswert sei, sondern vielmehr darüber gestritten, wie Wirksamkeit belegt werden könne. Während eine Gruppe von erfahrenen Sexualstraftäter-Therapeutinnen und -Therapeuten ökologisch valide Untersuchungsmethoden forderte, drängten andere darauf, randomisierte Kontrollgruppendesigns zum Standard zu erklären. Dabei zeigten Metaanalysen, dass bis dato nur eine Handvoll Studien diese Kriterien erfüllte. Abgesehen von einer Studie handelte es sich dabei ausschließlich um Untersuchungen zu jugendlichen Sexualstraftätern. Während die randomisierte Kontrollgruppenstudie keinen Effekt der Psychotherapie bei erwachsenen Straftätern aufzeigen konnte, waren die Effekte bei Kindern und Jugendlichen deutlich ausgeprägt. Trotz der ermutigenden Befunde bei jugendlichen Straftätern nahmen einige Wissenschaftlerinnen und Wissenschaftler dieses Ergebnis zum Anlass, die Wirksamkeit von Therapien bei Sexualstraftätern überhaupt infrage zu stellen. Nachdem in den 1970er Jahren eine kriminologische Übersichtsarbeit zum inzwischen widerlegten Ergebnis gekommen war, dass rehabilitative Interventionen bei jugendlichen Straftätern aussichtslos seien, drohte ein neuer Nihilismus die Disziplin der forensischen Psychotherapie zu ergreifen.

Dies war der Zeitgeist, mit dem die Wissenschaftlerinnen und Wissenschaftler rund um das ThePaS konfrontiert waren. Sie setzten sich zum Ziel, klinisch gut fundierte Therapieansätze anhand möglichst stringenter methodischer Ansätze empirisch zu untersuchen. Es gelang ihnen dabei die Brücke zu schlagen, die in der forensischen Psychotherapieforschung zunächst noch als unüberwindbar erschienen war: das Spannungsfeld zwischen ökologischer Validität und randomisiertem Kontrollgruppendesign. Mit diesem Vorgehen steht die forensische Psychotherapieforschung gegenüber den wissenschaftlichen Entwicklungen im Bereich der allgemeinen Psychotherapie nicht mehr im Abseits.

Vor knapp drei Jahrzehnten wies eine parlamentarische Enquete gravierende Versäumnisse im Bereich der forensischen Psychotherapie auf. Es ist erfreulich, dass es der Disziplin gelungen ist, aus diesem Versagen zu lernen sowie fachliche Spannungen geschickt zu nutzen, um eine wissenschaftliche Initiative loszutreten, die als aktuellen Kulminationspunkt die Publikation des vorliegenden Therapiemanuals vorweisen kann.

Prof. Dr. phil. Jérôme Endrass
Co-Leiter Forschung und Entwicklung,
Justizvollzug und Wiedereingliederung Zürich
Co-Leiter der Arbeitsgruppe Forensische Psychologie,
Universität Konstanz

Vorwort von Prof. Dr. med. Elmar Habermeyer

Als Erwachsenenforensiker und Klinikdirektor, der in der Begutachtung, Behandlung und Forschung Straftäter:innen über die gesamte Lebensspanne hinweg überblickt, bin ich vom Nutzen und der Wichtigkeit (früh ansetzender) präventiver Interventionen überzeugt. Gerade bei Sexualdelinquenz sind frühzeitige Reaktionen von Fachpersonen wichtig. Was geschieht, wenn diese ausbleiben, wurde dem Autor dieser Zeilen, der sich wissenschaftlich über Jahre hinweg mit gutachterlichen Fragestellungen im Kontext der Sicherungsverwahrung beschäftigt hat, in diesem Bereich wiederholt vor Augen geführt. Diese nicht zuletzt auf rezidivierende Sexualdelinquenten abzielende Maßregel steht nämlich am Ende von zumeist langjährigen Kriminalitätsentwicklungen, die oftmals schon mit einer einschlägigen Delinquenz im Jugendalter begonnen haben. Daher stellte sich bei Beschäftigung mit diesem Thema zwangsläufig auch die Frage, ob etwas und wenn ja, was genau, getan werden kann, um solche problematischen Verläufe zu verhindern.

Dabei erscheint gerade das Jugendalter mit seinen vielfältigen Lern- und Entwicklungspotenzialen als ein Zeitraum, in dem eine präventiv ausgerichtete therapeutische Arbeit besonders erfolgversprechend sein kann. Nicht zuletzt aus diesem Grund war es ausgesprochen verdienstvoll, dass im hiesigen Zentrum für Kinder- und Jugendforensik im Rahmen des ThePaS-Projekts über mehrere Jahre hinweg nach erfolgversprechenden Therapiemethoden gesucht wurde. Die beteiligten Mitarbeiter:innen haben mit hohem Engagement, über die initiale Konzeptualisierung mit Verschmelzung der allgemein-psychotherapeutischen und deliktpräventiven Arbeit hinweg, mit der anschließenden Manualisierung der Module, der Implementierung und Umsetzung der Inhalte im klinischen Alltag und der konkreten Planung der wissenschaftlichen Begleitung hervorragende Arbeit geleistet. Ihre Beharrlichkeit und Expertise mündete in der finalen fachlichen Ausarbeitung eines Therapieprogramms, das nun auch anderen Institutionen und Fachpersonen in Form eines Manuals zur Verfügung steht.

Dieses basiert auf einer spezifischen wissenschaftlichen Grundlage, ohne die pragmatisch-konkrete Ebene zu vernachlässigen, die erfahrene Praktiker:innen auszeichnet und im Umgang mit Jugendlichen, die grenzverletzendes Verhalten zeigen, erfolgsversprechend ist. Deswegen bin ich überzeugt, dass das vorliegende Manual einen Beitrag dazu leisten kann, dass jugendliche Sexualstraftäter nicht mehr einschlägig delinquieren. Damit lassen sich nicht nur ungünstige Delinquenzverläufe, sondern auch zukünftige Opfer verhindern, weshalb solche früh einsetzenden Therapien für die Gesellschaft von hohem gesellschaftlichen Interesse sind. Nicht zuletzt aus diesem Grund wünsche ich dem Manual eine angemessene Verbreitung und Erfolg auch in dem Sinne, dass die Leser:innen bei der Lektüre und der Arbeit mit dem Programm dazu stimuliert werden, über ihre Erfahrungen und mögliche Weiterentwicklungen nachzudenken und diese mit den Autor:innen zu diskutieren.

Prof. Dr. med. Elmar Habermeyer
Direktor der Klinik für Forensische Psychiatrie,
Psychiatrische Universitätsklinik Zürich

Inhaltsverzeichnis

Teil II Das Therapieprogramm

Anhang

Einleitung und Danksagung

Sexualität zu leben bzw. zu erleben hat für uns alle hohe Relevanz. Insbesondere aber bei Jugendlichen und jungen Erwachsenen steht dieses Thema ganz im Vordergrund, da es eine der prominenten Entwicklungsaufgaben von Jugendlichen und Heranwachsenden ist, sich mit ihren neu auftauchenden sexuellen Gefühlen, Impulsen und Gedanken auseinanderzusetzen und diese altersentsprechend in ihre Persönlichkeit zu integrieren. Jugendliche befinden sich in einem tiefgreifenden biopsychosozialen Umbruch. Vor dem Hintergrund dieses Entwicklungsprozesses müssen sie den Kompromiss zwischen dem, was sie sich wünschen, dem, was ein Gegenüber sich wünscht, und dem, was zugelassen ist, neu definieren. In diesem ohnehin herausfordernden Prozess kommt in den letzten Jahren der Einfluss der quantitativen Ausweitung sexueller Erlebnismöglichkeiten im Umgang mit den neuen Medien interferierend hinzu. Die Integration neu aufgetauchter sexueller Wünsche in sozial adäquate Umgangsformen und legale Rahmenstrukturen kann gerade für belastete und für selbstunsichere Jugendliche mit Defiziten in ihren sexuellen und sozialen Kompetenzen eine Überforderung darstellen (Bessler, 2012). Kommen weitere, spezifische Risikofaktoren hinzu, dann kann es gerade im Jugendalter zu sexuell grenzverletzendem Verhalten kommen.

Sexualstraftaten machen betroffen und stellen die Gesellschaft vor Herausforderungen im Umgang mit den Täter:innen und mit den Geschädigten. Gesellschaftlich gehören Sexualdelikte zu den am wenigsten akzeptierten Delikten, da sie einen Tabubereich tangieren und für Geschädigte schwere emotionale Belastungen zur Folge haben können. Wenn es sich bei den Täter:innen um Jugendliche handelt, löst dies Unsicherheit, gar Hilflosigkeit aus. Polemik, Schuldzuweisungen und der Ruf nach harter Bestrafung sind dabei erwiesenermaßen wenig hilfreich, zumal diese nicht in den gesellschaftlichen Auftrag von Unterstützung und Resozialisierung, vor allem von Jugendlichen passen. Die über diese Art von Delinquenz immer wieder heftig geführten Diskussionen sind ebenso dem Umstand geschuldet, dass zwischen grenzverletzendem und noch adäquatem sexuell-explorierendem Verhalten bei Jugendlichen nicht immer eindeutig unterschieden werden kann. Dennoch, sexuelle Interaktionen ohne gegenseitiges Einverständnis bei unterschiedlichen Machtverhältnissen und/oder unter Zwang werden üblicherweise zu Recht als Missbrauch bezeichnet und als Straftat geahndet. Übereinstimmung herrscht ebenso dahingehend, dass Jugendliche, die sexuell grenzverletzendes Verhalten zeigen, von einer klaren Reaktion der erwachsenen Umgebung profitieren können und dass es sinnvoll, richtig und wichtig ist, dabei vor allem präventiv einzuwirken; sei es primärpräventiv (im Sinne der Verhinderung einer Erstmanifestation solchen Verhaltens) als auch sekundärpräventiv (im Sinne der Verhinderung einer Wiederholung eines bereits erfolgten Verhaltens). Dramatisieren hilft dabei ebenso wenig wie bagatellisieren. Es braucht einen sachlichen und fachlichen Zugang. Fachpersonen müssen abstrahieren, objektiv und angemessen einordnen und den Fokus konsequent auf den präventiven Aspekt legen. Denn es sind unterschiedliche Faktoren, die dazu führen, dass Jugendliche Sexualstraftaten begehen. Pauschalurteile greifen zu kurz, es ist wichtig, genau hinzuschauen. Auch wenn Grenztestungen im Jugendalter zur Entwicklung dazugehören, sollte bei Grenzüberschreitungen aktiv auf die Jugendlichen zu- und eingegangen und entsprechende Angebote sollten bereitgestellt werden.

Das *Forensische Therapieprogramm für angemessenes Sexualverhalten (ThePaS)* bietet einen solchen Zugang auf Seite der Täter:innen. Es berücksichtigt dabei, dass im konkreten therapeutischen Umgang mit Jugendlichen und jungen Erwachsenen, die grenzverletzendes oder gar strafrechtlich relevantes Sexualverhalten gezeigt haben, sowohl delikt- und störungsspezifisch vorzugehen als auch ein kompetenz- und ressourcenorientierter Fokus zu verfolgen ist. Sofern dem grenzverletzenden Verhalten keine sexuelle Devianz oder eine andere schwere psychische Störung zugrunde liegt, hat es sich – gerade im Zwangskontext – zur Orientierung und Motivation aller Beteiligten als hilfreich erwiesen, solche Interventionen strukturiert durchzuführen, modular zu konzipieren und zeitlich zu begrenzen.

Das ThePaS ist pragmatisch kognitiv-verhaltenstherapeutisch ausgerichtet. Sein deklariertes und primäres Ziel ist die Verankerung von Verhaltensänderungen bei den Teilnehmenden im Sinne der Deliktprävention. In der Tradition solcher deliktpräventiven Programme und basierend auf den Resultaten der begleitenden Forschungsstudie, orientiert sich das ThePaS primär an einem *unangemessenen,* meist grenzverletzenden oder gar strafrechtlich aktenkundigen Sexualverhalten, welches bereits stattgefunden hat. Die Teilnehmenden sollen ihr früheres Verhalten verstehen und in der Auseinandersetzung damit lernen, wie sie solches künftig vermeiden können. Dabei ziehen sie entsprechend hilfreiche Schlüsse, stärken ihr Bewusstsein und die Wachsamkeit für ihr weiteres (Sexual-) Verhalten und erlernen konkrete *deliktvermeidende* und alternative Strategien. Damit wird ein direkt deliktpräventiver Effekt erzielt. Dass die Jugendlichen unangemessenes Verhalten nicht mehr zeigen, heißt allerdings noch nicht, dass sie wissen, wie sie sich *angemessen* verhalten sollen. Deshalb ist das ThePaS ebenfalls darauf ausgerichtet, Teilnehmende zu einem *regel- und sozialkonformen Sexualverhalten* zu befähigen. Hierzu wird relevantes *Wissen,* u.a. zur Sexualität, vermittelt und es wird schrittweise eingeübt, die Perspektive eines Gegenübers einzunehmen. Die Teilnehmenden sollen zudem Fähigkeiten an die Hand bekommen, die es ihnen ermöglichen, ihre Wünsche und Ziele im Leben auf eine für sie befriedigende, aber legale Weise zu verwirklichen. Es werden dabei nicht nur sexualitätsbezogene, sondern auch generelle wie auch individuell auf die Teilnehmenden zugeschnittene Handlungskompetenzen im Denken, Fühlen und Handeln gefördert. Durch diese Kompetenzerweiterung wird das psychosoziale Funktionsniveau der Betroffenen verbessert und damit die Wahrscheinlichkeit der Erreichung prosozialer Ziele erhöht. Mit der damit verbundenen (Re-)Integration der Betroffenen wird eine indirekte deliktpräventive Wirkung erzielt. Letztlich – und dies gilt es zu betonen – wird mit dem ThePaS ein wesentlicher Beitrag zu einem effektiven Opferschutz geleistet.

Erfahrungsgemäß unterziehen sich Jugendliche und junge Erwachsene selten freiwillig einem solchen therapeutischen Prozess, ist ein solcher doch mit der Auseinandersetzung mit dem eigenen Fehlverhalten verbunden, was zunächst einmal negative Gefühle auslöst. Zumeist erfolgt die Teilnahme auf äußeren Druck hin. Dabei ist es nicht immer eine juristische Behörde, die kraft ihres gesetzlichen Auftrags die Teilnahme an einem solchen Programm anordnet, sondern irgendeine Form von Instanz, die eine spezifische Intervention fordert. Dies können die Eltern, Lehrpersonen, Fachpersonen aus Sozialarbeit, Sozialpädagogik oder Heimarbeit oder eine zivilrechtliche Behörde sein. Die Durchführung von Therapien in einem solchen Zwangskontext, bei dem „therapiert werden muss" und der oftmals mit einer eingeschränkten intrinsischen Motivation der Teilnehmenden einhergeht, unterliegt einer besonderen Dynamik. Das Spannungsfeld, das dadurch erzeugt wird, muss in die Planung und Durchführung der Intervention aufgenommen und produktiv kanalisiert werden. Mit dieser Anforderung sieht sich nicht nur die deliktpräventiv tätige Fachperson konfrontiert, sondern auch die junge Person, die sich diesem therapeutischen Rahmen, der eigenen Regeln unterliegt, stellen muss.

Das ThePaS basiert auf jahrelanger klinischer Erfahrung mit der Zielklientel, aber ebenso – und das macht es besonders – auf einer kliniknahen Longitudinalstudie, die zur Überprüfung der Wirksamkeit des Programms durchgeführt wurde. Die differenzierten Resultate der Studie stimmen weitgehend mit den klinischen Eindrücken und der bisherigen Forschung im Feld überein. So konnte belegt werden, dass dank solcher therapeutischer Behandlungsprogramme, die auf einer differenzierten Täter:innen- und Tatdiagnostik beruhen, die Rückfallrate von jugendlichen (Sexual-)Straftäter:innen gesenkt, deren Kompetenzwissen gesteigert, deren psychopathologische Belastung gelindert und deren Entwicklung in prosozialer Weise unterstützt werden können. Auf der Basis der Resultate unserer eigenen Studie haben wir die Vorzüge einer deliktfokussierten und einer kompetenzorientierten Vorversion des ThePaS (vgl. hierzu Kap. 2) gewinnbringend in der vorliegenden Version des Therapieprogramms vereint.

Wir sind stolz, Ihnen im Folgenden das ThePaS präsentieren zu können, und sind überzeugt davon, dass dieses Ihnen und Ihren teilnehmenden Jugendlichen und jungen Erwachsenen nützlich und hilfreich sein wird. Wir wünschen Ihnen bei der Anwendung des Handbuchs viel Erfolg.

Danksagung

Die klinisch-praktische Entwicklung des vorliegenden Therapieprogramms, wie auch deren langjährige wissenschaftliche Begleitung, wären ohne die Beteiligung von zahlreichen Ermöglichenden, Unterstützenden und Mitarbeitenden rund um das Autor:innenteam nicht möglich gewesen. Sie alle haben zum Gelingen des „Dekadenprojekts ThePaS" beigetragen und damit letztlich – und dies ist die Hauptsache – einen wesentlichen Beitrag zur Deliktprävention beigetragen. Wir möchten daher die Gelegenheit nutzen, unseren Dank an folgende Personen auszusprechen:

An Frau Dr. med. Madleina Manetsch von der Abteilung Jugendforensik der Klinik für Forensik der Universitären Psychiatrischen Kliniken (UPK) Basel, welche als Mitarbeiterin des Zentrums für Kinder- und Jugendforensik (ZKJF) der Klinik für Forensische Psychiatrie Zürich wesentlich zur Konzipierung früherer Versionen des ThePaS beigetragen hat. An lic. phil. Eva Stieger vom Massnahmenzentrum Uitikon in Zürich, die ebenfalls als Mitarbeiterin des ZKJF wesentliche ThePaS-Entwicklungsarbeit leistete. Weiter gilt ein besonderer Dank den Therapeut:innen der Jugendforensik Basel sowie des ZKJF, die „an der Front" monate- und jahrelang beharrlich ThePaS um ThePaS durchführten und dabei in zusätzlichem Aufwand gewissenhaft die für die begleitende Studie notwendige Dokumentation durchführten. An die Institution *Berufslauf* in Zürich, welche die Bilder für das Beziehungsspiel gestaltete. An Herrn Dr. iur. Thierry Urwyler vom Amt für Justizvollzug und Wiedereingliederung des Kantons Zürich (JuWe), und Herrn Dr. med. Martin Fuchs von der Abteilung für Kinder- und Jugendpsychiatrie, Psychotherapie und Psychosomatik, Tirol Kliniken, Österreich, die die rechtlichen Inhalte betreffend Schweiz und Deutschland (T. Urwyler) und Österreich (M. Fuchs) kritisch gelesen, korrigiert und ergänzt haben. An Prof. Dr. phil. Jérôme Endrass und PD Dr. phil. Astrid Rossegger vom Amt für Justizvollzug und Wiedereingliederung (JuWe), welche bei der Erstellung des Manuals Unterstützung geboten haben. Intern und übergeordnet an Prof. Dr. med. Susanne Walitza, Direktorin der Klinik für Kinder- und Jugendpsychiatrie und -psychotherapie der Psychiatrischen Universitätsklinik Zürich (PUK), unter deren Schirmherrschaft das Projekt ursprünglich startete. An Prof. Dr. Elmar Habermeyer, Direktor der Klinik für Forensische Psychiatrie der Psychiatrischen Universitätsklinik (PUK) Zürich, unter dessen Schirmherrschaft die allermeisten der Teilnehmenden das Programm durchliefen. An die Oberjugendanwaltschaft des Kantons Zürich, namentlich insbesondere Herrn lic. iur. Marcel Riesen-Kupper, ohne dessen Placet es nicht möglich gewesen wäre, zu einer ausreichend großen Population an Teilnehmenden zu gelangen, welche uns durch die kantonalen Jugendanwaltschaften (spezifischer Dank!) geduldig und stoisch zugewiesen wurden.

Letztlich gilt der Dank allen anderen, die wie unsere fleißigen Studentinnen Léana Schaub und Seraina Schmed durch Korrekturarbeit oder auf sonstige Weise ihren Beitrag an diesem Manual geleistet haben.

Letztlich danken wir dem Hogrefe Verlag, mit welchem wir mit dem ThePaS in produktiver Kooperation – nach dem Forensischen Therapieprogramm für junge Straftäter (ForTiS) – nun bereits das zweite deliktpräventive Manual aus dem „Zürcher Haus" veröffentlichen können.

Zürich, Luzern und Uster,
im Herbst 2023

Leonardo Vertone,
Marcel Aebi,
Daniela Imbach,
Thomas Best
und *Cornelia Bessler*

Teil I
Theoretischer Hintergrund

Kapitel 1

Sexuell grenzverletzendes Verhalten bei Jugendlichen und jungen Erwachsenen[1]

1.1 Sexuelle Entwicklung bei Kindern, Jugendlichen und jungen Erwachsenen

1.1.1 Sexualität als Entwicklungsprozess über die Lebensspanne

Die sexuelle Entwicklung eines Menschen beginnt bereits während der Schwangerschaft und dauert an bis zum Tod. Die Sexualität selbst wandelt sich in ihren Ausdrucks- und Erscheinungsformen aber über die Lebensspanne hinweg. Bereits Säuglinge explorieren ihre Sinneswahrnehmungen, Kleinkinder haben Interesse an ihrem eigenen Körper und schon vor dem Schulalter untersuchen Kinder den Körper ihrer Spielkameraden. Forschungsergebnisse zeigen auf, dass 40 bis 85% der Kinder vor dem 13. Lebensjahr sexuelles Verhalten zeigen oder in sexuelle Spiele mit anderen Kindern involviert sind (DeGraaf, Mouthaan & van der Doef, 2014; Fortenberry, 2013). Die sexuellen Spiele und Erfahrungen werden meist positiv erinnert, insbesondere, wenn diese ausgeglichen und im gegenseitigen Einverständnis geschahen.

Die Adoleszenz ist allerdings eine spezifische Lebensphase, die durch eine neue, intensiv aufkeimende Sexualität geprägt wird. Neben den anatomischen, hormonellen und physiologischen Veränderungen rücken die Bewusstwerdung sexueller Erregung und die Entwicklung und Ausgestaltung von sexuellen Wünschen in den Vordergrund. Die meisten Jugendlichen experimentieren mit ihren für sie neuen sexuellen Gefühlen und Empfindungen. Sie sammeln zuerst Erfahrungen mit ihrem eigenen sich wandelnden Körper, bis sie es dann wagen, sich einem Partner zuzuwenden und intime Beziehungen auszuprobieren. Dabei testen sie Neuland und emotionale sowie körperliche Grenzen aus und erleben sich im Beziehungsaufbau und in der intimen Interaktion mit einem Gegenüber selbst wieder neu.

1.1.2 Befunde zum sexuellen Verhalten im Jugendalter

Im Rahmen einer umfassenden Umfrage in der Schweiz, an welcher sich 29350 Teilnehmende mit einer Alterspanne von 18 bis 54 Jahren beteiligten, wurde festgestellt, dass das angegebene Durchschnittsalter beim ersten Geschlechtsverkehr bei Frauen bei 17 Jahren und bei Männern bei 18 Jahren liegt (Hermann, Nowak, Bosshardt & Milic, 2016). 62% der weiblichen und 48% der männlichen Teilnehmenden gaben an, dass sie ihren ersten Geschlechtsverkehr vor dem 18. Lebensjahr und 23% der weiblichen und 19% der männlichen vor dem 16. Lebensjahr hatten. Fast alle Befragten gaben an, ihren ersten Geschlechtsverkehr vor dem 25. Lebensjahr gehabt zu haben.

In einer repräsentativen Studie aus Deutschland (Bode & Hessling, 2015) wurde festgestellt, dass ca. 95% der Teilnehmenden mit 18 Jahren in irgendeiner Form sexuell aktiv waren. Dabei wurde Küssen

1 Das vorliegende Kapitel basiert auf den Darstellungen in Aebi, Krause, Vertone und Bessler (2019; Schlussbericht zum Modellversuch ThePaS).

als erstaufgenommene sexuelle Aktivität benannt (ca. 75 % der 14- bis 17-Jährigen und über 95 % der 18- bis 25-Jährigen berichteten über Erfahrungen mit Küssen). Auch Petting wurde als frühe Form sexuellen Verhaltens benannt (40 bis 50 % der 14- bis 17-Jährigen und 70 bis 90 % der 18- bis 25-jährigen Teilnehmenden berichteten über solche Aktivitäten). 7 bis 12 % der teilnehmenden Mädchen und 4 bis 6 % der teilnehmenden Jungen berichteten zudem, während des letzten Jahres Kontakte mit gleichgeschlechtlichen Partner:innen gepflegt zu haben. Insgesamt bezeichneten sich 34 % der weiblichen Jugendlichen und 28 % der männlichen Jugendlichen zwischen 14 und 17 Jahren als derzeitig sexuell aktiv.

Eine repräsentative Studie aus den USA analysierte Selbstangaben von über 15.000 Schüler:innen der 9. bis 12. Klasse (Kann et al., 2016). Insgesamt berichteten 41 % der Teilnehmenden (39 % der Mädchen und 43 % der Jungen) über sexuelle Aktivitäten (definiert als mindestens einmaliger Geschlechtsverkehr in den letzten drei Monaten). Im Vergleich zu den Vorjahren fiel aber eine Abnahme der Raten auf. 2013 gaben 47 % der Schüler:innen der 9. bis 12. Klasse sexuelle Aktivitäten an, 1991 waren es noch 54 %. Auch die Rate der 13-Jährigen, die bereits einmal Geschlechtsverkehr hatten, hatte abgenommen. 1991 waren dies 10 %, 2013 6 % und 2015 noch 4 %. Auch die Rate der Jugendlichen mit derzeitiger sexueller Aktivität scheint geringer geworden zu sein. 1991 berichteten noch 38 %, 2013 noch 34 % und 2015 noch 30 % darüber, aktuell sexuell aktiv zu sein.

Im Kontrast zur festgestellten Abnahme der konkreten physischen sexuellen Aktivitäten Jugendlicher weisen neuere Studien hingegen auf ein sexuelles Verhalten Adoleszenter im Internet hin, was das Herstellen, das Konsumieren und den Austausch von explizit sexuellen Bildern und/oder Videos sowie auch die sexuell motivierte Unterhaltung betrifft (Ashurst & McAlinden, 2015; Mohler-Kuo et al., 2014; Wolak & Finkelhor, 2011). In der JAMES-Studie (Bernath et al., 2020), einer regelmäßigen und repräsentativen Befragung von Kindern und Jugendlichen in der Schweiz zu Aktivitäten und Mediennutzung, ergab sich, dass ca. 10 % der 12- bis 13-jährigen Kinder angaben, pornografische Inhalte angeschaut zu haben, während bei den 18- bis 19-Jährigen ca. die Hälfte Erfahrungen mit pornografischen Inhalten hatte. Jungen hatten häufiger Pornofilme auf dem Handy oder Computer angeschaut als Mädchen (57 % vs. 27 %). Demgegenüber erhielten Mädchen häufiger erotische oder aufreizende Fotos bzw. Videos von anderen als Jungen (44 % vs. 28 %) und Mädchen hatten solche Fotos bzw. Videos auch häufiger von sich selbst erstellt im Vergleich zu Jungen (14 % vs. 7 %). Dass sich Kinder und Jugendliche durch das Erstellen und Verschicken von sexuell expliziten Inhalten strafbar machen können, scheint dabei den meisten von ihnen nicht bewusst zu sein (Aebi, Plattner, Ernest, Kaszynski & Bessler, 2014; Boonmann, Grudzinskas Jr. & Aebi, 2014). Hill (2011) weist zudem darauf hin, dass der Pornografiekonsum im Jugendalter ungünstige Auswirkungen hat und das Auftreten von sexuell auffälligem und übergriffigem Verhalten begünstigen kann. Die Ergebnisse seiner Längsschnittstudie implizieren, dass durch den Konsum von Pornografie die individuellen sexuellen Skripte und Verhaltensweisen beeinflusst werden und dass dies Sensation-Seeking, sexuelle Permissivität und sexuelle Aggressionsbereitschaft erhöht.

1.2 Sexuelle Übergriffe im Jugendalter

1.2.1 Jugendalter als Risikophase

Es ist eine der prominenten Entwicklungsaufgaben der heranwachsenden Jugendlichen, dass sie sich mit ihren neu auftauchenden sexuellen Empfindungen und Impulsen auseinandersetzen, mit ihnen umgehen lernen und diese in ihre Persönlichkeit integrieren müssen. Sie müssen in dieser Phase ein neues Verhältnis zu ihrem Körper, ihren Gefühlen und ihren neu auftauchenden Gedanken finden. Sie erleben ihr soziales Umfeld in einer neuen Art und Weise und lösen auch andere Reaktionen aus. Die Jugendlichen befinden sich in dieser Lebensphase in einem tiefgreifenden biopsychosozialen Umbruch. Die heranwachsenden jungen Menschen müssen vor dem Hintergrund dieses Entwicklungsprozesses den Kompromiss zwischen dem, was sie sich wünschen, dem, was ein Gegenüber sich wünscht, und dem, was zugelassen ist, neu definieren. Die dafür nötige Selbstsicherheit und das nötige Selbstvertrauen fehlen aber vielen jungen Menschen. Die Jugendlichen verfügen noch über kein gefestigtes sexuelles Selbstkonzept. Die Integration der neu aufgetauchten sexuellen Wünsche in sozial adäquate Umgangsformen und in die Rahmenstrukturen, welches Verhalten als legal gilt und welches unter Strafe steht, können gerade für selbstunsichere Jugendliche mit Defiziten in ihren sexuellen und sozialen Kompetenzen eine Überforderung darstellen (Bessler, 2017). Schließlich orientieren sich Jugendliche in ihrem Verhalten stark an gleichaltrigen Peers. Sexuelle Übergriffe werden teilweise auch von mehreren Jugendlichen gemeinsam begangen und sind häufig auch durch eine ungünstige Gruppendynamik mitbedingt (Bijleveld & Hendriks, 2003; gegenseitiges Anstiften, Wunsch, von den anderen Jugendlichen bewundert zu werden). Die Adoleszenz stellt daher gesamthaft eine Entwicklungsphase dar, welche mit einem erhöhten Risiko einhergeht, dass es auch zu sexuell unangemessenem bis missbräuchlichem Verhalten kommen kann.

1.2.2 Häufigkeiten von sexuellen Übergriffen aus der Perspektive der Geschädigten

Kinder und Jugendliche berichten relativ häufig über erlebte sexuelle Übergriffe. Im Rahmen der Studie von Mohler-Kuo et al. (2014) wurde in der Schweiz eine repräsentative Stichprobe von mehr als 6700 Schüler:innen der 9. Klasse (Mittelwert des Alters: 15,5 Jahre) befragt. 40 % der Mädchen und 17 % der Jungen berichteten über erlebte Opfererfahrungen von Sexualstraftaten (im direkten Kontakt oder im Internet). So gaben 35 % der Mädchen und 15 % der Jungen Opfererfahrungen ohne Körperkontakt an, 15 % der Mädchen und 5 % der Jungen berichteten über Opfererfahrungen ohne Geschlechtsverkehr und 3 % der Mädchen und 1 % der Jungen über Opfererfahrungen mit Penetration. Dabei war ein beträchtlicher Anteil der Täter:innen unter 18 Jahre alt und die Geschädigten kannten meist die Täter:innen. Dies waren meist Bekannte oder (frühere) Intimpartner:innen.

1.2.3 Häufigkeiten von sexuellen Übergriffen aus Täterperspektive

Basierend auf einer repräsentativen Befragung in der Schweiz stellten Aebi et al. (2015) fest, dass insgesamt 4 % (1 % Mädchen, 7 % Jungen) der damals 16-jährigen Teilnehmenden darüber berichteten, auch selbst einmal jemanden zu sexuellen Handlungen mit Körperkontakt genötigt zu haben. Wenn man die behördlichen Angaben in Form von polizeilichen Anzeigen oder Urteilen analysiert, bestätigt sich, dass ein relevanter Anteil von Sexualdelikten von noch sehr jungen Personen begangen wird. Gemäß der polizeilichen Kriminalstatistik in Deutschland waren im Jahr 2021 von insgesamt 81545 Tatbeschuldigten 28868 (35 %) unter 21 Jahre alt. 18 % der Tatbeschuldigten waren Jugendliche zwischen 14 und 18 Jahren, und 9 % der Tatbeschuldigten waren Kinder unter 14 Jahren, welche nach dem deutschen Strafgesetz noch nicht schuldfähig waren (Bundeskriminalamt Deutschland, 2022). Ein ähnliches Bild ergibt sich, wenn man die Anzahl der Verurteilungen in Deutschland betrachtet: Von den im Jahre 2019 abgeurteilten Sexualdelikten betrafen 18 % Minderjährige (14 bis 18 Jahre) oder Heranwachsende (18 bis 21 Jahre). In den letzten Jahren zeigt sich eine Zunahme von Straftaten gegen die sexuelle Selbstbestimmung. Im Pressebericht des Bundeskriminalamts von 2020 wurde ein Anstieg von sexuellem Missbrauch an Kindern um 7 % und ein Anstieg von 53 % an sexuellen Missbrauchsabbildungen (Kinderpornografie) gegenüber dem Vorjahr festgestellt. Die starke Zunahme bei der Verbreitung von Missbrauchsabbildungen durch Minderjährige wurde als besorgniserregend beurteilt: Gemäß der polizeilichen Kriminalstatistik Deutschland hat sich die Zahl der Kinder und Jugendlichen, die Missbrauchsabbildungen – insbesondere in sozialen Medien – weiterverbreiteten, erwarben, besaßen oder herstellten, in Deutschland seit 2018 mehr als verfünffacht – von damals 1373 auf 7643 angezeigte Fälle im Jahr 2021 (Bundeskriminalamt Deutschland, 2021). Die Zahlen aus anderen Ländern weisen trotz Unterschieden in den Strafgesetzen in Bezug auf die sexuelle Selbstbestimmung bzw. sexuelle Integrität große Ähnlichkeiten auf: Das Risiko, ein Sexualdelikt zu begehen, ist im Jugendalter am höchsten und nimmt mit zunehmendem Alter kontinuierlich ab (Bouchard & Lussier, 2015). In der Schweiz war der Verlauf bezüglich der Anzahl der Verurteilungen wegen Straftaten gegen die sexuelle Integrität, wie sexuelle Handlungen mit Kindern, sexuelle Nötigung, Vergewaltigung, Schändung, Ausnutzen der Notlage, Exhibitionismus, Förderung der Prostitution und sexuelle Belästigungen, bis 2018 relativ konstant (127 bis 434 Verurteilungen pro Jahr), ist aber ab 2019 deutlich angestiegen (708 bis 856 Verurteilungen pro Jahr; Schweizerische Eidgenossenschaft, 2022). Dies ist überwiegend durch die zunehmenden Verurteilungen wegen Pornografie in den letzten Jahren bedingt. Dabei ist zu beachten, dass insgesamt (alle Delikte) seit 2009 die Kriminalitätsraten bei Jugendlichen bis 2015 um ca. 32 % gesunken und erst in den letzten Jahren wieder leicht angestiegen sind (Schweizerische Eidgenossenschaft, 2022).

Ein großer Teil der Forschungsbefunde zu Jugendlichen, welche sexuelle Grenzüberschreitungen begangen haben (JS), stammt aus dem angloamerikanischen Raum. In Europa sind die Niederlande mit ihrer Forschung zum Thema führend. Obschon die Gesetzgebung und das strafprozessuale Vorgehen über die(se) Länder hinweg sehr unterschiedlich sind, weisen die Häufigkeiten von JS Ähnlichkeiten zu den Befunden in Deutschland, Österreich und der Schweiz auf. In den Vereinigten Staaten waren im Jahr 2015 ca. 17% aller wegen einer Vergewaltigung oder einer anderen Sexualstraftat (außer Prostitution) Inhaftierten minderjährig (Federal Bureau Of Investigation, 2016). Finkelhor, Ormrod und Chaffin (2009) stellten fest, dass Jugendliche ein Drittel (36%) der Sexualstraftäter:innen ausmachen, die an Minderjährigen sexuelle Handlungen ausführen. In den Niederlanden waren 25% aller Sexualstraftäter:innen Jugendliche, wobei es sich vor allem um männliche Jugendliche handelt (98%), die ihr Opfer kannten (75%; Nationaal Rapporteur, 2014).

Es bleibt darüber hinaus darauf hinzuweisen, dass anhand der offiziellen Kriminalstatistiken als Referenzbasis die Häufigkeit der sexuellen Straftaten generell unterschätzt wird, weil auch oder gerade bei dieser Deliktkategorie nur wenige der Opfer Anzeige erstatten. Viele Opfer vermeiden eine Offenlegung ihrer Erfahrungen und es kommt daher nur selten zu einem strafrechtlichen Verfahren (Maier, Mohler-Kuo, Landolt, Schnyder & Jud, 2013). So stellten in ihrer Studie Bode und Hessling (2015) fest, dass nur ca. ein Viertel der Frauen, die Opfer einer sexuellen Nötigung wurden, dies jemandem erzählten. Wenn sie darüber sprachen, taten sie dies gegenüber Gleichaltrigen oder den Eltern und nur sehr selten suchten sie den Rat bei professionellen Fachpersonen. Auch Mohler-Kuo et al. (2014) stellten fest, dass nur ungefähr die Hälfte der weiblichen Opfer und eine Minderheit der männlichen Opfer mit jemandem über ihre Erfahrungen sprach. Die Polizei sei nur in 10% der Fälle involviert gewesen. Das bedeutet, dass die offiziellen Polizeistatistiken nur einen kleinen Teil der verübten Sexualdelikte widerspiegeln. Noch prägnanter fällt dies bei den Strafurteilen ins Gewicht, da es oft zu keiner Verurteilung kommt. Es muss also von einer viel höheren Zahl an Sexualdelikten im Dunkelfeld ausgegangen werden (Cunneen & White, 2011; Wittebrood, 2006).

1.2.4 Gesellschaftliche Reaktion auf sexuelle Grenzverletzungen Jugendlicher

Die Erkenntnis, dass Sexualstraftaten auch von Kindern und Jugendlichen begangen werden, führt in der öffentlichen Diskussion immer wieder zu Kontroversen. Über die Erscheinungsformen, die Häufigkeit und die Ursachen und Hintergründe solcher Vergehen wird oft heftig gestritten. Einige beurteilen Sexualstraftaten von Minderjährigen als Anzeichen einer schwerwiegenden Fehlentwicklung der jeweiligen Täter:innen, andere schätzen diese Delikte als vernachlässigbare „Ausrutscher" im Rahmen eines normalen sexuellen Explorierverhaltens ein. In den Medien wird oftmals mit Nachdruck darauf hingewiesen, dass die Anzahl der von Minderjährigen begangenen Sexualstraftaten auch aufgrund des freizügigen medialen Umgangs mit dem Thema Sexualität und der neuen Zugriffs- und Kommunikationsmöglichkeiten im Internet angestiegen sei. Auf der anderen Seite wird vermutet, dass eine mögliche Zunahme der registrierten Sexualstraftaten durch die erhöhte Anzeigebereitschaft der Bevölkerung zu erklären sei. Vor dem Hintergrund der mit dem Thema verbundenen Emotionen driften demzufolge die Meinungen, welche juristischen Konsequenzen demnach bei Jugendlichen angebracht sind, oft weit auseinander. Es herrscht eine große Verunsicherung, wie man mit JS umgehen soll, welche Risiken von ihnen ausgehen und welche Maßnahmen die geeignetsten sind, um weitere Delikte zu verhindern und um eine gesunde sexuelle und die allgemeine Entwicklung dieser Jugendlichen zu fördern. Der häufig geäußerten Forderung nach härteren Strafen liegen ein emotional starkes Bedürfnis nach Sühne sowie die Hoffnung, dass damit das Problem besser in den Griff zu bekommen ist und weitere erneute Delikte vermeiden werden können, zugrunde. Die Forschung zum Thema JS in den letzten 20 Jahren und einige groß angelegte Untersuchungen können zu den Fragen betreffs der Erscheinungsformen, der Typen von Jugendlichen und deren Risiken auf sachlicherer Ebene valide Antworten geben.

1.3 Merkmale Jugendlicher, die sexuell grenzverletzendes Verhalten zeigen

1.3.1 Charakteristiken von Jugendlichen mit sexuell grenzverletzendem Verhalten

Die überwiegende Anzahl von JS ist männlich. Es sind ganz wenige Fälle bekannt, bei denen weibliche Jugendliche sexuelle Straftaten begehen, wobei sie dann teilweise auch als Mittäterinnen und Gehilfinnen tätig waren (Siegel & Fix, 2020). Im Vergleich zu Jugendlichen mit anderen Straftaten sind JS häufig jünger und die Taten sind weniger ausschließlich mit einen dissozialen Verhaltensstil bzw. entsprechenden aggressiven Verhaltensproblemen assoziiert (Aebi & Bessler, 2012; Seto & Lalumière, 2010). Ansonsten erweist sich die Gruppe der JS als heterogen und lässt nicht auf einen bestimmten Tätertypus eingrenzen. Mehrere Studien zeigen, dass JS in Bezug auf ihr Tatverhalten, ihre soziale Einbettung bzw. familiäre Situation, ihre Persönlichkeit und die bei ihnen vorhandene psychischen Störungsbilder keine einheitliche Gruppe darstellen (Aebi, Vogt, Plattner, Steinhausen & Bessler, 2012; Righthand & Welch, 2004). Es wurde versucht, verschiedene Subgruppen von JS zu identifizieren, um damit ein besseres Verständnis von jugendlicher Sexualdelinquenz zu erhalten. Am besten etabliert ist die Unterscheidung von JS, welche sexuelle Übergriffe gegenüber jüngeren Kindern zeigen, gegenüber JS, welche Delikte gegen gleichaltrige oder ältere Personen begangen haben. Diese Unterscheidung entspricht auch der gängigen Typologie bei erwachsenen Personen (Robertiello & Terry, 2007), die Personen, welche Kinder sexuell missbrauchen („child molesters"), von Personen, welche andere Erwachsene zu sexuellen Handlungen zwingen („rapists"), unterscheidet. Die Unterscheidung erweist sich sicherlich in Bezug auf unterschiedliche Risikoprofile und damit einhergehende Behandlungsbedürfnisse als sinnvoll. Auch wenn sich Befunde von Erwachsenen nicht einfach auf Minderjährige übertragen lassen, zeigen Studien über Jugendliche, dass es dennoch Sinn macht, diese beiden Gruppen zu unterscheiden: JS mit Delikten gegenüber jüngeren Kindern (meist definiert als drei und mehr Jahre Altersunterschied) zeigen im Vergleich zu JS mit gleichaltrigen oder älteren Opfern häufiger Übergriffe gegenüber männlichen und verwandten Opfern, jedoch weniger häufig einen psychischen Gewalteinsatz, Waffengebrauch und einen vorhergehenden Alkohol- oder Drogenkonsum (Leroux, Pullman, Motayne & Seto, 2016; Stevens, Hutchin, French & Craissati, 2013). Erstere weisen zudem mehr internalisierende Störungsbilder und Selbstwertprobleme auf, während bei Letzteren häufiger externalisierende Störungen bestehen (Aebi et al., 2014; Ueda, 2017). JS, die sexuelle Übergriffe gegenüber Jüngeren begehen, zeigen mehr soziale Probleme (soziale Kompetenzdefizite, Einsamkeit, Mobbingerfahrungen).

Die Interaktionen mit gleichaltrigen Peers spielen auch bei der Begehung von sexuellen Übergriffen eine große Rolle. Jugendliche orientieren sich in ihren Werten und in ihrem Verhalten vorwiegend an anderen gleichaltrigen Jugendlichen und lehnen vielfach Haltungen der Eltern oder von anderen erwachsenen Autoritätspersonen ab. Bei der Deliktbegehung spielen häufig implizite Peergruppenprozesse (Wunsch nach Anerkennung von anderen Jugendlichen) und negative Interaktionen unter Jugendlichen (z. B. in Form von gegenseitigen Anstiftungen) sowie Ausschluss und Mobbingerfahrungen eine entscheidende Rolle (Aebi, Barra & Bessler, 2021).

Die Heterogenität von JS ist eine Herausforderung für die Erstellung von Risikoprognosen (Krause, Roth, Landolt, Bessler & Aebi, 2021) und adäquaten Behandlungsansätzen (Joyal, Carpentier & Martin, 2016; Ueda, 2017). Die unspezifische Behandlung aller JS als eine Gruppe kann deshalb fehlerbehaftet sein. Für die Behandlung sollte deshalb auf die individuellen (Therapie-)Bedürfnisse von JS eingegangen werden. Therapieprogramme sollten daher eine Flexibilität ermöglichen, um sie im Einzelfall einem jeweiligen JS anzupassen.

1.3.2 Sexuelle Opfererfahrungen und psychosoziale Belastungsfaktoren

In Bezug auf eigene Opfererfahrungen berichtet die umfassende Übersichtsarbeit von Seto und Lalumière (2010) darüber, dass JS fünfmal häufiger sexuelle Opfererfahrungen aufweisen als Jugendliche, die andere, nicht sexuelle Straftaten begangen haben. Diese Ergebnisse stützen die Theorie, dass in der Entwicklung von JS der selbst erlebte sexuelle Missbrauch eine bedeutsame Rolle spielt (Aebi et al., 2015). Barra, Bessler, Landolt und Aebi (2018) untersuchten bei JS die Muster der erlebten Belastungen in Form von familiärem emotionalen, physischen und sexuellen Missbrauch und Vernachlässigung, Mobbingerfahrungen durch Peers und Bezeugungen von Gewalthandlungen. Die Ergebnisse zeigen, dass verschiedene Typen von Missbrauchserlebnissen unterschiedlich mit den Tatcharakteristika und der Opferwahl bei den ausgeführten sexuellen Übergriffen zusammenhängen. Insgesamt zeigt die Forschung, dass die Kumulation von belastenden Kindheitserfahrungen weitreichende negative Folgen (neurobiologisch, psychologisch, sozial) auf die spätere Entwicklung hat (Ballard et al., 2015; Felitti, 1998; Finkelhor, Shattuck, Turner & Hamby, 2015; Teicher & Samson, 2016). Das Vorkommen von sexuellen Missbrauchserlebnissen und psychosozialen Belastungen scheint daher auch für die Therapie von Bedeutung zu sein.

1.4 Interventionen

1.4.1 Problematische Interventionen

Interventionen bei JS sind immer wieder geprägt von Vorurteilen. Chaffin (2008) beschrieb in seinem Artikel einige der meistverbreiteten Fehlannahmen: So werde meist davon ausgegangen, dass es sich bei JS um eine homogene Gruppe handele und dass die verübten Delikte Anzeichen einer schwerwiegenden Fehlentwicklung seien. JS würden daher als sehr gefährliche Straftäter:innen eingeschätzt, von denen eine hohe Gefahr für Rückfälle ausgehe, und welche durch Interventionen nur schwer zu beeinflussen seien. Auch wenn es zwar wenige, aber sehr wohl sehr gefährliche, rückfallgefährdete JS gibt, prägten generelle Vorurteile gegenüber allen JS die öffentliche Meinung und die Politik, was dazu führe, dass (insbesondere in den USA) ungeeignete Maßnahmen eingesetzt wurden und werden (wie z. B. öffentliche Ausschreibungen, Straftäter:innen-Registrierungen oder inadäquat einschneidende freiheitseinschränkenden Sicherheitsmaßnahmen und Unterbringungen). Solch ungeeignete, meist kostenintensive Interventionen beeinträchtigten das Selbstbewusstsein und das Selbstwerterleben der Jugendlichen und ihre weitere Entwicklung, was ihre Integration in unsere Gesellschaft erschwert. Eine Ausgrenzung dieser Jugendlichen führe daher kontraproduktiv erst recht zu deren Fehlentwicklung und eher zu einem Ansteigen des Rückfallrisikos, anstatt dass die Gesellschaft vor weiteren Straftaten geschützt und die öffentliche Sicherheit garantiert werde (Chaffin, 2008; Harper, Hogue & Bartels, 2017).

In den USA haben zahlreiche Fachleute den aktuell offiziellen Umgang mit JS kritisiert (Übersicht über die Entwicklung der Kritik gegen die einschlägige Politik in den USA siehe Harris & Socia, 2016; Lehrer, Letourneau, Pittman, Rumenap & Leversee, 2016; Zgoba & Ragbir, 2016). Erhebliche Bedenken wurden vor allem gegenüber dem in den USA im Jahr 2006 beschlossenen Adam Walsh Child Protection and Safety Act geäußert, speziell mit der darin aufgenommenen öffentlichen Anzeige- und Registrierungspflicht der Sexualstraftäter:innen (SORNA). Gemäß dieser Politik werden Personen (inklusive Jugendliche), die Sexualstraftaten begangen haben, unabhängig von der Schwere des begangenen Delikts, der Gruppe der gefährlichen Straftäter:innen zugeordnet und als solche registriert. Zudem können Informationen über diese als Sexualstraftäter:innen gekennzeichnete Personen (je nach Staat in unterschiedlichem Ausmaß) via Internet öffentlich eingesehen werden (für Details siehe bspw. Zgoba & Ragbir, 2016). Der öffentliche Zugang zu persönlichen Daten über Sexualstraftäter:innen führt aber zu einer Verschärfung ihrer Stigmatisierung und behindert diese im Aufbau von unterstützenden sozialen Beziehungen und einer angemessenen gesellschaftlichen Integration, was das Risiko vor weiteren von ihnen ausgehenden Straftaten reduzieren würde. Die öffentliche Registrierung der Sexualstraftäter:innen geht daher mit einer negativen Wirkung auf die Entwicklung der Straftäter:innen einher, verschärft das Rückfallrisiko und verfehlt dadurch ihre Zielsetzung, die öffentliche Sicherheit zu wahren.

1.4.2 Grundlagen von geeigneten Interventionen

Sexuell grenzverletzendes Verhalten Jugendlicher wurde in den 1970er Jahren im Rahmen der (sozialen) Lerntheorien (Bandura, 1977; Pavlov, 1927; Skinner, 1974) als erlerntes Verhalten beurteilt. Daher ging man konsequenterweise auch davon aus, dass dieses auch wieder durch adäquate Interventionen und prosoziale Einflussnahme verlernt werden kann. Tatsächlich unterstützen auch neuere Forschungsergebnisse einen möglichen Lernaspekt insofern, als dass Jugendliche, die sich ein Sexualdelikt zuschulden kommen ließen, häufiger mit Pornografie in Kontakt kamen und im familiären Rahmen häufiger mit sexueller Gewalt konfrontiert waren (Awad & Saunders, 1991; Grabell & Knight, 2009; Veneziano, Veneziano & LeGrand, 2000). Auch gibt es Hinweise darauf, dass die Jugendlichen selbst häufiger sexuell missbraucht wurden als anderweitig straffällige und nicht straffällige Jugendliche (vgl. Abschnitt 1.3.2). Die Umsetzung aversiver Konsequenzen auf inadäquates Sexualverhalten und auf abnormes Arousal (in Form von Gegenkonditionierungen) und die Unterstützung und Förderung von adäquatem Sexualverhalten wurden daher zu den regelmäßig angewendeten korrektiven Basisinterventionen bei Minderjährigen, die ein Sexualdelikt verübt hatten.

Die Entwicklungstheorien (Eriksson, 1968; Freud, 1965; Piaget, 1928) stellen ganz allgemein dysfunktionales Verhalten von Jugendlichen in Zusammenhang mit aversiven Erlebnissen im frühen Kindesalter. Diese frühen negativen Kindheitserfahrungen unterstützen aber nicht nur die Entwicklung von dysfunktionalem Verhalten, so wie das die Lerntheorie annimmt, sondern führen zu tiefgreifenden Entwicklungsverzögerungen. Man geht davon aus, dass diese Entwicklungsverzögerungen Auswirkungen auf die individuelle Fähigkeit haben, komplexen Aufgaben gerecht zu werden, wie z. B. sich auf eine intime Beziehung einzulassen und diese fortzuführen. Aus diesem Grund werden egozentrisches, verletzendes Sexualverhalten und fehlende Empathie in der Adoleszenz auch als Resultat einer Fehlentwicklung und als Folge eines gravierenden Defizits in den sozio-emotionalen Kompetenzen beurteilt (Baarsma et al., 2016; Veneziano &

Veneziano, 2002). Daher sollte in der Behandlung von JS die Aneignung altersadäquater sozio-emotionaler Fähigkeiten trainiert werden und einen festen Behandlungsbestandteil ausmachen.

Gemäß der Bindungstheorie von Ainsworth (1989) und Bowlby (1966, 1991) werden die ersten Beziehungserfahrungen in Form von inneren Mustern (kognitive und affektive Repräsentationen) im psychischen Erleben nachhaltig abgelegt, welche dann im späteren Leben das Selbstbild, das Selbstwertgefühl und die gegenseitigen Erwartungen prägen. Bei einem frühen Trauma wird im Rahmen der Bindungstheorie aufgezeigt, welche dysfunktionalen Mechanismen zum Tragen kommen, sodass sich rigide zwischenmenschliche Verhaltensmuster entwickeln und tiefgreifende Defizite in der zwischenmenschlichen Beziehungsgestaltung entstehen. Basierend auf diesem Ansatz wird davon ausgegangen, dass selbstbezogene, übergriffige und verletzende Interaktionsmuster sich dann entwickeln, wenn kindliche Grundbedürfnisse nicht befriedigt oder verletzt wurden (Hoeve et al., 2012). In der psychotherapeutischen Behandlung, die sich auf die Bindungstheorie bezieht, wird daher Gewicht auf die Wiedergewinnung des Vertrauens, etwa durch die therapeutische Allianz, gelegt. Dadurch soll in der psychotherapeutischen Behandlung das Defizit im Selbstbild und im Selbstwertgefühl des:der Jugendlichen behoben und die rigiden Interaktionsmuster bearbeitet werden. Die Forschungsarbeiten von Miner et al. (2010), Miner, Swinburne Romine, Robinson, Berg und Knight (2016) sowie Miner und Clarke-Stewart (2008) hinsichtlich Bindungsstilen von JS zeigen, dass ängstliche Bindungsstile vermehrt auftreten und diese – wenn auch indirekt – in Zusammenhang mit grenzverletzendem Sexualverhalten von Jugendlichen gegenüber Kindern stehen. JS haben zudem, wie bereits erwähnt, selbst auch häufiger Missbrauch und Vernachlässigung (Prädiktoren für Bindungsprobleme) erfahren und beschreiben häufiger (soziale) Ängste als delinquente Jugendliche ohne grenzverletzendes Sexualverhalten (Aebi et al., 2015; Barra, Bessler, Landolt & Aebi, 2017a, b; Leibowitz, Burton & Howard, 2012; Seto & Lalumière, 2010; Teicher & Samson, 2016). Daher kann festgehalten werden, dass bei JS, die Opfer von (sexuellem) Missbrauch oder Vernachlässigung geworden sind, die Wiederherstellung von Vertrauen und Nähe im Rahmen einer therapeutischen Beziehung die Grundvoraussetzung für eine erfolgreiche Zielerreichung der forensischen Therapie ist.

1.4.3 Kognitiv-verhaltenstherapeutische Therapieansätze

Die kognitiven Theorien (Yochelson & Samenow, 1976) prägten die Ansätze der forensischen Behandlung entscheidend, insbesondere die spezifischen Therapieansätze für Personen, welche Sexualdelikte begangen haben. Die kognitiven Theorien gehen davon aus, dass Denkfehler und Verzerrungen bei der Ausübung und Aufrechterhaltung von übergriffigem Verhalten eine wichtige Rolle spielen. Diese Denkfehler und Verzerrungen lassen problematisches Verhalten als akzeptabel, gerechtfertigt bzw. als harmlos erscheinen und dienen dazu, die Hemmung bezüglich dieses Verhaltens zu senken und dieses Verhalten aufrechtzuerhalten. Abel et al. (1989) konnten zeigen, dass sexuellem Kindesmissbrauch diese Denkmuster und Verzerrungen zugrunde liegen. Die Identifizierung, die Konfrontation und die Umstrukturierung dieser falschen Denkmuster und kognitiven Verzerrungen sind daher Basiselemente der kognitiven deliktorientierten Verhaltenstherapie bei JS. Gemäß Ward, Polaschek und Beech (2006) resultiert grenzverletzendes Sexualverhalten aus dem Zusammenspiel von biologischen, emotionalen, kognitiven und verhaltensbedingten Faktoren. Im Rahmen der kognitiven Verhaltenstherapie wird das grenzverletzende Sexualverhalten Jugendlicher als ein unter biologischen, aber auch lebensgeschichtlichen Einflussfaktoren gestörtes Sozialverhalten beurteilt, das durch das soziale Umfeld geprägt und durch dieses aufrechterhalten wird. Die kognitive Verhaltenstherapie umfasst daher mehrere Therapieverfahren, die einerseits auf die individuellen Bedürfnisse der Jugendlichen eingehen, andererseits aber auch deren spezifischen sozialen Kontext berücksichtigen.

Suchtbezogene Theorien weisen darauf hin, dass aus dem angeborenen Streben, körperliche Bedürfnisse zu befriedigen (Erregung, Orgasmus und Spannungsreduktion), sich auch ein zwanghaftes, ritualisiertes Verhalten entwickeln kann. Ein solches zwanghaftes Verhalten kann sich dann z. B. auch im Rahmen einer sogenannten Hypersexualität manifestieren (Carnes, 1983). Neben der Förderung von sexuellen und sozialen Kompetenzen beinhalten einige der kognitiv-verhaltenstherapeutischen Therapieansätze weiter häufig eine „Deliktorientierung", also eine Fokussierung auf die begangenen eigenen Straftaten. Dabei werden im Rahmen der Therapie die sexuellen Delikte „aufgearbeitet", in dem Sinne, dass der:die Täter:in das eigene Deliktverhalten reflektiert und analysiert, Verantwortung für die Taten übernimmt und (mehr) Opferempathie entwickelt. Konkret werden meist die Motivation und die auslösenden bzw. aufrechterhaltenden Faktoren des Delikts unter verschiedenen Perspektiven angeschaut und entsprechende Risikofaktoren für weitere Delikte identifiziert. Schließlich werden Handlungspläne erarbeitet, welche dem Jugendlichen ermöglichen, besser mit den festgestellten Risikofaktoren umzugehen, um damit weitere Delikte zu vermeiden.

1.4.4 Multisystemische Therapieansätze

Der multisystemische Therapieansatz beruht auf sozial-ökonomischen Theorien (Bronfenbrenner, 1979). Es wird bei JS das Umfeld der Jugendlichen, in welchem diese eingebettet sind, in den Mittelpunkt der Aufmerksamkeit gestellt (z. B. Schule/Arbeit/Peergruppe, Familie). Bronfenbrenner (1979) betont, dass es wichtig ist, dass das Umfeld der jugendlichen Sexualdelinquenten in die Behandlung miteinbezogen wird und der Fokus der Therapie nicht nur auf die Veränderung bei dem Jugendlichen selbst eingeschränkt bleibt. Daher wurden bei JS auch Behandlungsansätze unter Einbezug des gesamten sozialen Kontextes entwickelt. Die multisystemische Therapie für Jugendliche mit problematischem Sexualverhalten (Multisystemic Therapy – Problem Sexual Behavior: MST-PSB; Borduin et al., 2017) ist ein sehr intensives familien- und umfeldbasiertes Interventionsprogramm, welches multiple Ursachen von schwerwiegendem, antisozialem Verhalten aufgreift, welche im Umfeld des Jugendlichen verankert sind (Familie, Peers, Schule, Nachbarschaft). Die spezifische Variante für JS fokussiert zudem auf die bei dem Jugendlichen vorhandenen dysfunktionalen sexuellen Problemverhaltensweisen, auf die Verleugnung des Sexualdelikts und deren Folgen und auf die Verhaltensweisen, die zum sexuell übergriffigen Verhalten beigetragen haben. Zudem werden der Aufbau von Freundschaften gefördert, die sozialen Kompetenzen gestärkt, prosoziale Einstellungen verbessert und die Fähigkeit zur Perspektivenübernahme ausgebaut. Die Therapie erfolgt im Umfeld des Jugendlichen, wobei über die Zeitdauer der Behandlung hinweg 24 Stunden und sieben Tage pro Woche ein Coach verfügbar ist.

1.4.5 Das Risk-Need-Responsivity-Prinzip

Andrews et al. (1990) sowie Andrews und Bonta (2010) zeigten auf, dass die Effekte, d. h. die Reduzierung der Rückfallraten, durch spezifische Behandlung davon abhängig sind, ob den RNR-Prinzipien, also dem Risikoprinzip (Risk), dem Bedarfsprinzip (Need) und dem Ansprechbarkeitsprinzip (Reponsivity) Rechnung getragen wird. Das *Risikoprinzip* (Risk) fordert, dass die Intensität der psychosozialen Intervention sorgfältig auf die Höhe des Rückfallrisikos, welches von dem:der Straftäter:in ausgeht, abgestimmt wird bzw. sollte der Beeinträchtigung durch die eventuell vorliegende psychische Störung der betreffenden Person, die die Höhe des Rückfallrisikos mitbedingt, Rechnung getragen werden. Je höher das Rückfallrisiko bzw. der Grad der Erkrankung beurteilt wird, desto intensiver sollte die Betreuung bzw. Behandlung sein, um rückfallpräventiv zu wirken. Das *Bedarfsprinzip* (Need) impliziert, dass die inhaltliche Arbeit mit den Straffälligen im Rahmen der Behandlung auf die jeweilig vorliegenden spezifischen kriminogenen (deliktbegünstigenden) Faktoren abzielen sollte. Das heißt, dass der Behandlungsansatz die individuellen psychosozialen Ursachen für straffälliges Verhalten beeinflussen muss, um rückfallpräventiv zu wirken. Das *Ansprechbarkeitsprinzip* (Responsivity) sagt aus, dass einerseits die Wirksamkeit der zum Zuge kommenden Interventionsform belegt sein muss, andererseits aber auch dem konkreten Denk- und Lernstil der jugendlichen Person sowie deren persönlichen Eigenarten entsprechen muss (Andrews & Bonta, 2010; McGuire, Mason & O'Kane, 2000).

1.4.6 Good Lives Model und Ressourcenaktivierung

Ein weiteres Prinzip, das in der Behandlung von JS von Bedeutung ist, ist das Good Lives Model of Offender Rehabilitation (deutsch: ein gutes Lebensmodell; Ward, 2002a), welches auf der Positiven Psychologie basiert. Grundlegendes Ziel und die dabei angewendete therapeutische Haltung ist – vereinfacht gesagt – die Befähigung des:der Straftäter:in, ein gutes Leben führen zu können. Das Good Lives Model greift vorwiegend den Punkt auf, dass Straftäter:innen im Hinblick auf eine bessere Lebensführung angesprochen werden. Gerade dieser Fokus wurde auch entsprechend kritisiert: Das verübte Delikt und die kriminogenen Faktoren würden zu wenig Beachtung finden (Andrews, Bonta & Wormith, 2011). Es ist aber darauf hinzuweisen, dass eine ressourcenorientierte Fokussierung auf eigene Stärken mit dem Ziel, das eigene Wohlergehen zu verbessern, von zentraler Bedeutung ist, damit (jugendliche Sexual-)Straftäter:innen sich überhaupt auf eine Therapie einlassen können. Eine konsequente Fokussierung auf positive Lebensziele in der Therapie sollte daher ebenfalls bei JS Berücksichtigung finden, sehen diese sich im Rahmen des

Strafverfahrens doch vielen aversiven Konsequenzen gegenüber. Gerade bei Jugendlichen ist der Aufbau einer zuversichtlichen Perspektive von zentraler Bedeutung. Dies gilt für eine allgemeine Stärkung des Selbstvertrauens in den verschiedenen Lebensbereichen, aber auch im Spezifischen auf die Sexualität bezogen: Häufig wird sexuell grenzverletzendes Verhalten von Jugendlichen aus dem Grund begangen, dass sie ihre Wünsche nach einer sexuellen bzw. intimen Beziehung mit ihren bisherigen Mitteln nicht erfüllen konnten. Das Aufzeigen von neuen, angemessenen bzw. deliktfernen Möglichkeiten, wie der JS dieses Ziel erreichen kann, kann daher für die Therapiemotivation und damit in der Folge für die Gestaltung eines zukünftig deliktfreien Lebens entscheidend sein.

1.5 Wirksamkeit von Interventionen

1.5.1 Allgemeine Wirksamkeit von forensischen Therapien

In den USA wollte man in den 1950er und 1960er Jahren den Strafvollzug in einen Resozialisierungsvollzug umgestalten. Damit einhergehend entwickelte sich eine große Bandbreite von unterschiedlichsten Behandlungsexperimenten. Mit der Einstellung „everything works" bemühte man sich um straffällig gewordene Erwachsene und Jugendliche. Der Strafvollzug sollte sodann aber evidenzbasiert reformiert werden. Der Bundesstaat New York beauftragte R. Martinson, den damaligen Dekan der soziologischen Abteilung der Universität von New York damit, die Wirksamkeit der verschieden Straftäterbehandlungen zu überprüfen. Er und seine Mitarbeitenden erarbeiteten die bis dahin wohl gründlichste Sekundäranalyse über alle verfügbaren englischsprachig dokumentierten Behandlungsexperimente inner- und außerhalb des Strafvollzugs. Den durch die Forschergruppe um Martinson (Martinson, Lipton & Wilks, 1974) geforderten methodischen Anforderungen genügten aber nur die wenigsten der publizierten Studien. Von den verbleibenden Studien zeigten nur wenige die erwarteten positiven Effekte. Die Behandlungsansätze, mit denen methodisch abgesicherte Erfolge erzielt worden waren, waren „few and isolated exceptions". Aber in der Rezeption des Berichts der Forschergruppe um Martinson (Martinson, Lipton & Wilks, 1974) wurde, ausgehend von der Frage „what works", das „everything works" durch den plakativen negativen Slogan „nothing works" ersetzt, der den Umgang mit den Straffälligen nicht nur in den USA nachhaltig prägte und eine einseitige Strafbezogenheit zur Folge hatte. Die Forderung der Forschergruppe um Martinson, dass aufgrund der wenigen systematisch durchdachten Behandlungskonzepte und Studien mehr methodisch aussagekräftige Evaluationen nötig seien, wurde jedoch seitens der Politik überhört.

Die fundierte Sekundäranalyse von Martinson et al. (1974) wurde aber dennoch zum Vorbild einer ganzen Reihe von methodisch verfeinerten Sekundäranalysen der inzwischen stark angewachsenen Zahl von Straftäterbehandlungen. So haben Lösel und Schmucker (2014) die Befunde aus einer sekundäranalytischen Auswertung von mehr als 1600 Einzelstudien zusammengestellt. Die Effektstärken lagen im Mittel in einem Bereich von etwa .20, was bedeutet, dass aus einer großen Zahl von Studien mit kleinen Fallzahlen, abhängig von der jeweiligen Basisrate (Rückfallrate) im Vergleich zu einer unbehandelten Gruppe, eine Reduzierung der Rückfallrate um etwa ein Fünftel erreicht wurde. Das sind keine spektakulären Effekte, aber sie widerlegten jedenfalls den therapeutischen Nihilismus des „nothing works" der 1970er und 1980er Jahre. Es zeigte sich, insbesondere bei den Risikogruppen von Gewalt- und Sexualstraftäter:innen, dass es durchaus eine Rolle spielt, ob behandelt oder einfach nur weggesperrt wird. Zudem ist es nicht einerlei, wer behandelt wird, denn interessanterweise fanden sich günstigere Effekte bei Gruppen mit mittleren bis hohen Risikoausprägungen und nicht etwa bei Täter:innen mit geringem Risiko, d. h. es wurden bessere Ergebnisse erzielt, wenn die Behandlungen durch Risikomarker indiziert waren. Es spielt ebenfalls eine Rolle, wie behandelt wird. Für die wenig strukturierten Behandlungen ohne ein definiertes Behandlungskonzept fand sich überwiegend kein positiver Effekt. Rein punitive, sanktionierende Interventionen gingen sogar mit einer Erhöhung der Rückfallraten einher.

1.5.2 Wirksamkeit von spezifischen Therapien für Jugendliche mit Sexualdelikten

Trotz der insgesamt optimistischeren Ausgangslage für die generelle Wirksamkeit von deliktpräventiven Therapien sind aktuell die wenigsten Behandlungsprogramme für JS im ambulanten oder stationären Rahmen wissenschaftlich evaluiert (Dopp, Borduin & Brown, 2015; Letourneau & Borduin, 2008; Ter Beek et al., 2018). Dies stellt ein ethisches Problem dar, da die Therapien meist in einem Zwangskontext stattfinden, welchem sich die Jugendlichen nicht entziehen können (Chaffin & Bonner, 1998; Letourneau & Borduin, 2008). Die im deutschsprachigen Raum verfügbaren Therapieprogramme, wie z.B. das von Mielke (2009) herausgegebene „Behandlungsmanual für die Arbeit mit jugendlichen Sexualstraftätern" (BMJS), basieren zwar wie auch das ThePaS auf theoretisch fundierten und etablierten Behandlungsansätzen, verfügen aber bisher über keinen Wirkungsnachweis bezüglich der Verhinderung weiterer (sexueller) Straftaten.

Es gibt mehrere Metaanalysen, welche spezifisch die Fragestellung der Wirksamkeit von psychotherapeutischen Interventionen bei JS untersuchen (Hanson, Bourgon, Helmus & Hodgson, 2009; Hanson et al., 2002; Kettrey & Lipsey, 2018; Lösel & Schmucker, 2005; Reitzel & Carbonell, 2006a; Schmucker & Lösel, 2015; Ter Beek et al., 2018; Walker, McGovern, Poey & Otis, 2004; Winokur, Rozen, Batchelder & Valentine, 2006). Einige der Metaanalysen fanden geringe bis moderate Behandlungseffekte für sexuelle Rückfälle und höhere Effekte für die Verminderung von allgemeinen Rückfällen (Reitzel & Carbonell, 2006b; Schmucker & Lösel, 2015; Ter Beek et al., 2018). Die neueste Metaanalyse (Kettrey & Lipsey, 2018) basiert auf einer sehr beschränkten Datenlage von acht wissenschaftlich als ausreichend eingestuften Studien und fand keine signifikanten Behandlungseffekte von spezialisierten Behandlungsprogrammen auf sexuelle Rückfälle von JS. Andere Metaanalysen fokussierten nicht nur auf kriminelle Rückfälle, sondern auf eine Verbesserung des psychosozialen Funktionsniveaus von JS (Ter Beek et al., 2018) und fanden erfolgversprechende Ergebnisse. Kettrey und Lipsey (2018) weisen aber auch darauf hin, dass die Studienlage sehr dünn ist und es an methodisch gut kontrollierten Studien mangelt. Insbesondere fehlen randomisiert-kontrollierte Untersuchungen, also Studiendesigns, welche die Teilnehmenden nach Zufallskriterium einer Interventionsgruppe oder einer Kontrollgruppe zuweisen. Damit können einer systematischen Verzerrung entgegengewirkt und wirklich vergleichbare Gruppen geschaffen werden (Letourneau & Borduin, 2008).

Zusammenfassend ist die Wirkung von spezifischen therapeutischen Behandlungsansätzen für JS auf sexuelle Rückfälle derzeit noch ungenügend erforscht. Verschiedene Behandlungsansätze, welche für JS eingesetzt wurden, erwiesen sich aber auch schon in anderen Kontexten als sinnvoll (z.B. bei der Behandlung von straffälligen Erwachsenen; Ryan & Lane, 1997, oder im Rahmen von Kompetenztrainings bei nicht sexuell straffällig gewordenen Jugendlichen; Best, Aebi & Bessler, 2015; Petermann & Petermann, 2017). Das vorliegende Therapieprogramm für angemessenes Sexualverhalten (ThePaS) beinhaltet Elemente aus verschiedenen Therapieansätzen, wobei insbesondere Ansätze aus dem kognitiv-verhaltenstherapeutischen Bereich (vgl. Abschnitt 1.4.3) sowie Ansätze aus dem ressourcenorientierten und kompetenzfördernden Bereich (vgl. Abschnitt 1.4.6) Eingang fanden. In einer großangelegten Evaluationsstudie wurde zwei verschiedene Varianten des ThePaS mit unterschiedlichen Schwerpunkten überprüft. Die Ergebnisse dieser Studie dienten als Grundlage für die in diesem Buch vorgestellte, weiterentwickelte Variante des ThePaS. Auf die Evaluation und das sich daraus ergebende Konzept wird im nächsten Kapitel eingegangen.

Kapitel 2
Entwicklung und Evaluation des ThePaS-Behandlungskonzepts

2.1 Erste Entwicklung eines Behandlungsprogramms für Jugendliche mit Sexualdelikten

Eine erste Version des in diesem Manual dargestellten ThePaS wurde im Jahr 2007 am Zentrum für Kinder- und Jugendforensik Zürich (ZKJF) entwickelt. Neben der Behandlung von psychischen Störungen, welche im Zusammenhang mit strafrechtlich relevanten Verhalten stehen, ging es darum, Interventionen zu entwickeln, welche dazu beitragen, kriminelle Rückfälle zu verhindern. Es wurden verschiedene Einzel- und Gruppentherapieprogramme entwickelt, welche spezifisch auf das vom Jugendlichen gezeigte Deliktverhalten ausgerichtet waren und das primäre Ziel verfolgten, weitere Delikte allgemein bzw. einschlägige kriminelle Rückfälle zu vermeiden (siehe z. B. Best, Aebi & Bessler, 2015).

Der Ansatz der ursprünglichen ThePaS-Version war vorwiegend kognitiv-verhaltenstherapeutisch sowie deliktpräventiv ausgerichtet und beinhaltete zudem pädagogische, systemische und supportive Elemente. Bereits etablierte Interventionsprogramme für erwachsene Sexualstraftäter:innen (Beech & Mann, 2002) mit klassischen Elementen einer deliktorientierten, rückfallprophylaktischen Sexualstraftätertherapie sowie angloamerikanische Therapieprogramme für JS, welche sich in früheren Studien als wirksam erwiesen haben (Shaw, 1999; Walker, McGovern, Poey & Otis, 2004; Worling & Curwen, 2000), dienten als Grundlage. Es wurden themenspezifische Module entwickelt, anhand derer eine Auseinandersetzung mit der eigenen Sexualität, mit den eigenen Wertvorstellungen, der eigenen Persönlichkeit und dem Delikt bzw. den damit verbundenen Verhaltensmustern erfolgen kann. Dabei sollte durch Erkennen des problematischen Verhaltens und durch das Einüben neuer Verhaltensstrategien auch eine Etablierung von prosozialen Haltungen und deliktfreien Verhaltensbereitschaften erfolgen. Der:die Jugendliche sollte sich im Sinne des Erkenntnisgewinns vertieft mit Themen auseinandersetzen, die mit dem gezeigten problematischen Sexualverhalten in Verbindung stehen. Zur Risikoverminderung wurden die Deliktanalyse mit dazugehöriger Markierung deliktbegünstigender Faktoren und Situationen, das Aufdecken von Verhaltensdefiziten, das Trainieren von Problemlösestrategien und das Entwickeln von Verhaltensplänen zur Rückfallvermeidung in das Programm aufgenommen. Andererseits wurden Module zu sozialen Kompetenzen, zur eigenen Sexualität, zum eigenen Fehlverhalten, aber auch zur Wissensvermittlung relevanter strafrechtlicher Bestimmungen ausgearbeitet. Die Abbildung 1 zeigt die zentralen Therapieelemente im Hinblick auf das primäre Ziel, nämlich der Verminderung weiterer Sexualdelikte.

Die zentralen Therapieelemente wurden dabei folgendermaßen umschrieben:

- *Kenntnisse der Gesetzgebung bezüglich Sexualdelikte.* Durch die Thematisierung der relevanten Gesetzgebung wird den Jugendlichen auf eine altersgemäße Art Wissen vermittelt, welches ihnen im Umgang mit ihrer neu aufkeimenden Sexualität Hilfestellung bietet. Das Wissen über die gültigen Gesetze und Regeln im zwischenmenschlichen Umgang ist somit ein wichtiger Faktor, welcher sich günstig auf die Wahrscheinlichkeit zukünftiger Sexualdelikte auswirken sollte.
- *Sexualaufklärung.* Die Aufklärung über die biologischen, kognitiven und psychologischen Verän-

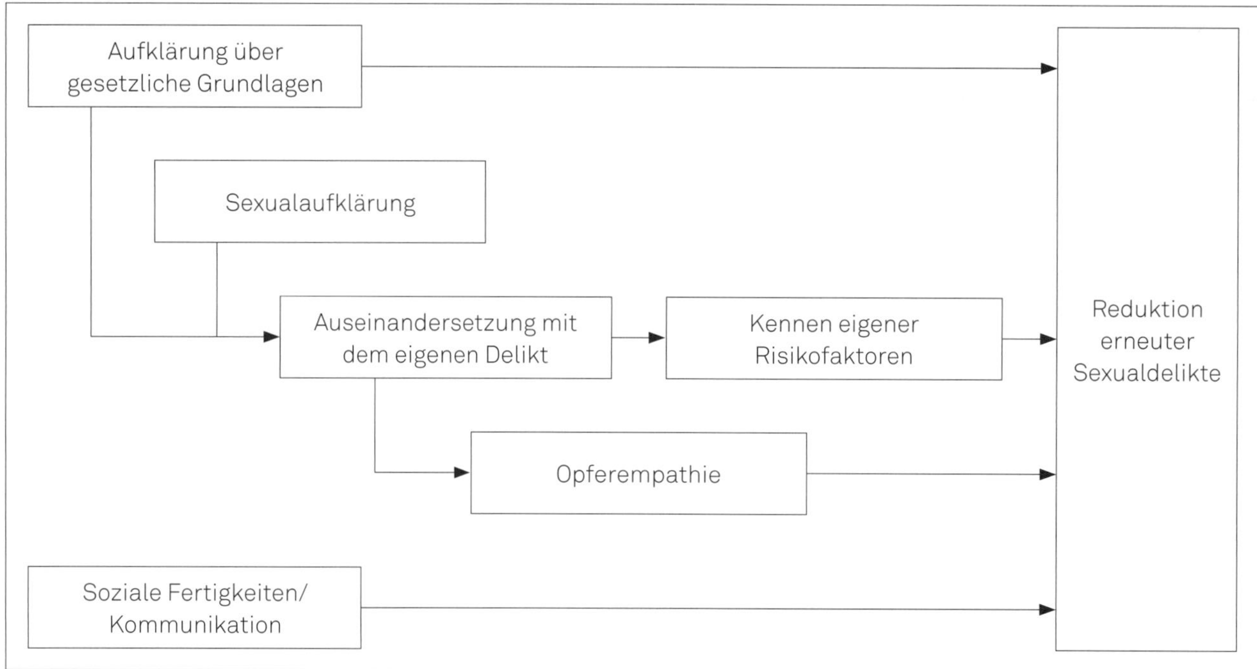

Abbildung 1: Therapieelemente der ursprünglichen ThePaS-Version und dazugehörige Wirksamkeitserwartungen

derungen während der Pubertät und die Aneignung von Wissen über körperliche und psychische Vorgänge im Zusammenhang mit der Sexualität ist eine grundlegende Voraussetzung für den Aufbau eines angemessenen Sexualverhaltens (Shaw, 1999). Viele JS besitzen lediglich rudimentäres Wissen über sexuelle Vorgänge (Whittaker, Brown, Beckett & Gerhold, 2006). Meist haben die Jugendlichen aus kulturellen oder anderen Gründen keine angemessene Sexualaufklärung erhalten, und in der Schule werden vorwiegend biologische Zusammenhänge erörtert, die sozialen und psychologischen Aspekte der Sexualität jedoch werden oft vernachlässigt (Schepker et al., 2006). Durch die Wissensvermittlung zur Sexualität wird im ThePaS auch eine adäquate Auseinandersetzung mit der eigenen Sexualität eingeleitet. Auch wenn durch die Vermittlung von Sexualwissen bisher kein direkter Einfluss auf zukünftige Sexualdelikte nachgewiesen werden konnte (Fanniff & Becker, 2006), so ist doch von einer indirekten Wirkung über die Verbesserung des Selbstwertgefühls auszugehen. Weiter weisen insbesondere Jugendliche, welche sexuelle Handlungen mit Kindern begehen, Defizite in ihrer psychosexuellen Entwicklung auf ('t Hart-Kerkhoffs, Doreleijers, Jansen, Van Wijk & Bullens, 2009).

- *Auseinandersetzung mit dem eigenen Sexualdelikt/ Kennen eigener Risikofaktoren.* Die systematische Auseinandersetzung mit dem eigenen Delikt ist eine häufig durchgeführte, aber bisher wenig evaluierte Technik bei forensischen Therapien (Suhling & Endres, 2016). Verhalten, Gedanken und Gefühle des:der Täter:in werden vor, während und nach der Tat basierend auf verhaltenstherapeutischen Grundsätzen herausgearbeitet. Dabei werden dem:der Klient:in die Zusammenhänge zwischen Verhalten, Gedanken und Gefühlen aufgezeigt und systematisch Risikofaktoren erarbeitet, welche mit dem Tatverhalten zusammenhängen. Die deliktorientierte Arbeit verfolgt verschiedene Ziele. Für eine umfassende Darstellung wird auf die vorhandene Fachliteratur verwiesen (z. B. Nedopil, 2007). Im Hinblick auf die vorliegende Studie wird davon ausgegangen, dass die Jugendlichen durch die Auseinandersetzung mit ihrem eigenen Sexualdelikt bessere Kenntnisse über ihre individuellen Risikofaktoren erhalten, d. h. Situationen, welche ein erneutes Sexualdelikt begünstigen, besser ausweichen können. Mögliche deliktrelevante Risikofaktoren wären z. B. eine erlebte Zurückweisung, der Gedanke, „ein:e Versager:in" zu sein, Alkoholkonsum oder das Zusammensein mit delinquenten Peers. In der Literatur mit Bezug auf erwachsene Sexualstraftäter:innen hat sich die Kenntnis über Risikofaktoren, Tatverhalten und die erlebten Konsequenzen („ABC-Schema": Antecedents, Behaviors, Consequences) und deren Zusammenhang als wirksam bezüglich erneuter Sexualdelikte erwiesen (Beech, Fisher & Thornton, 2003). Bei der Behandlung von JS sind die deliktrelevanten Therapieprozesse in Bezug auf ihre Wirksamkeit zur Verhinderung erneuter Sexualstraftaten noch wenig erforscht (Worling & Curwen, 2000).

- *Opferempathie.* Die Einnahme der Opferperspektive und die Erfassung der Auswirkung ihrer Delikte beim Opfer sollen im Rahmen des ThePaS bei den Jugendlichen verbessert werden. Aus der Literatur ist für erwachsene Sexualstraftäter:innen bekannt, dass diese sich nur ungenügend in ihre Opfer einfühlen können (Carich, Metzger, Baig & Harper, 2003; Fernandez & Marshall, 2003). Auch bei JS wird davon ausgegangen, dass eine Steigerung der Opferempathie dazu beiträgt, sich in erneuten deliktnahen Situationen nicht oder weniger übergriffig zu verhalten, da sich der:die Betreffende besser in das Gegenüber einfühlen kann und Zurückhaltung verspürt, Handlungen gegen den Willen eines anderen durchzuführen (Varker, Devilly, Ward & Beech, 2008).
- *Verbesserung der sozialen Fertigkeiten im Kontaktverhalten.* JS weisen häufig Defizite in ihren sozialen Fertigkeiten auf (Barbaree, Marshall & McCormick, 1998; Van Wijk et al., 2006; Van Wijk, Vreugdenhil, Van Horn, Vermeiren & Doreleijers, 2007). Weiter sind autistische Symptome und andere eingeschränkte kommunikative und soziale Fertigkeiten vermehrt bei JS zu finden ('t Hart-Kerkhoffs et al., 2009). Jugendliche, welche Sexualdelikte an Kindern verübt haben, weisen zudem häufig emotionale Probleme auf und sind sozial isoliert (Miner & Munns, 2005). Das ThePaS beinhaltet die Förderung sozialer Kompetenzen; dabei lernen die Jugendlichen ein angemessenes Kontaktverhalten aufzubauen und soziale Signale adäquat zu deuten. Weiter werden gängige Stereotypen von männlichem und weiblichem Rollenverständnis hinterfragt und ein sozial adäquates Frauenbild eingeführt.

2.2 Entwicklung zweier Therapievarianten und Evaluation – Modellversuch ThePaS

Ausgehend von dieser Vorversion wurde im Rahmen eines Modellversuchs beim Bundesamt für Justiz der Schweiz eine Weiterentwicklung des ThePaS vorgenommen (Aebi, Krause, Vertone & Bessler, 2019). Dabei wurden im Jahre 2011 zwei Therapievarianten des ThePaS mit unterschiedlichen Schwerpunkten konzipiert, um die spezifische Wirkung einzelner Wirkfaktoren der Therapie zu erfassen. Eine Variante fokussierte schwerpunktmäßig auf die Auseinandersetzung mit dem eigenen Delikt (deliktfokussierte[2] Variante), während die andere Variante den Schwerpunkt auf die Verbesserung sozialer und emotionaler Fertigkeiten legte. Basierend auf den Ergebnissen des Modellversuchs, welcher im Folgenden beschrieben wird, entstand die vorliegende Version des ThePaS.

2.2.1 Beschreibung der Studie

Im Rahmen des vom Bundesamt für Justiz finanzierten Modellversuchs wurde die Wirksamkeit des ThePaS bzw. einzelner ThePaS-Komponenten im Umgang mit JS überprüft. So wurden im Rahmen des Modellversuchs einerseits eine aktenbasierte Studie vorgenommen und andererseits eine prospektive Interventionsstudie mit zwei Therapievarianten und schriftlichen Befragungen der Teilnehmenden und der Therapeut:innen durchgeführt. Damit konnten umfangreiche Daten zur Wirksamkeit erhoben werden. Der Modellversuch wurde 2011 gestartet und konnte 2019 erfolgreich abgeschlossen werden. Es sei dafür an dieser Stelle auf die weiterführenden Publikationen verwiesen (Aebi et al., 2022; Aebi et al., 2019). Im Rahmen des Modellversuchs wurden zudem weitere Publikationen zur Typologie von JS (Barra, Mokros, Landolt, Bessler & Aebi, 2021), belastenden Kindheitserfahrungen (Barra, Bessler, Landolt & Aebi, 2017a, 2017b), sexualisiertem Verhalten (Krause, Barra, Landolt, Bessler & Aebi, 2022) sowie der Validität von Risikobeurteilungsinstrumenten (Barra, Bessler, Landolt & Aebi, 2018; Krause, Roth, Landolt, Bessler & Aebi, 2021) erstellt. Im Folgenden werden nun das konzeptuelle Design und die wichtigsten Ergebnisse der Studie zusammengefasst.

2.2.2 Design der Studie

Im Modellversuch wurden mittels zweier Teilstudien die allgemeinen und spezifischen Wirkmechanismen untersucht:

- *Teilstudie 1 – „Allgemeine Wirksamkeit“.* Ziel der Teilstudie 1 war ein Vergleich von sexueller und

2 Im Rahmen der Neukonzipierung der hier beschriebenen zwei Varianten wurde das ursprünglich gesamtheitlich *deliktorientiert* konzipierte ThePaS in eine *deliktfokussierte* und eine *kompetenzorientierte* Variante aufgeteilt. Der Begriff *deliktfokussiert* ist bezüglich der entsprechenden Variante treffender, weil er direkter den Fokus auf das grenzüberschreitende Verhalten der entsprechenden Module betont. Der Begriff *deliktorientiert* hingegen beschreibt weniger exakt das Konzept der weiterentwickelten ThePaS-Variante – er ist breiter konzipiert und historisch auf eine bestimmte Methodik und Zeitperiode bezogen. Unabhängig von der Terminologie zielen beide Varianten des ThePaS sowie vergleichbare Interventionen darauf ab, deliktpräventiv zu wirken.

generelller Rückfälligkeit der ThePaS-Teilnehmenden im Vergleich zu einer parallelisierten Aktenstichprobe. Dazu wurden für die Aktenkontrollgruppe das Auftreten und der Verlauf von erneuten Straftaten innerhalb von 365 Tagen nach der Therapie bzw. in einem äquivalenten Zeitraum untersucht. Es konnten jeweils 65 Teilnehmende, die das ThePaS absolvierten, und 65 Probanden der Aktenkontrollgruppe in die Studie eingeschlossen werden. Die beiden Stichproben wurden auf der Basis der Akteninformationen so parallelisiert, dass sie bezüglich Alter und Deliktrisiko vergleichbar waren.
- *Teilstudie 2 – „Spezifische Wirksamkeit“.* Ziel der Teilstudie 2 war der Vergleich zweier ThePaS-Varianten in Bezug auf die Veränderungen vor der Therapie, nach der Therapie und 12 Monate nachdem die Therapie abgeschlossen wurde für selbst- und fremdberichtete Indikatoren und in Bezug auf die kriminelle Rückfälligkeit. Es wurde einer deliktfokussierten Variante des ThePaS eine kompetenzorientierte Variante des ThePaS gegenübergestellt. Dadurch war es möglich, spezifische Aussagen zur Wirksamkeit eines deliktbearbeitenden Ansatzes (Erarbeitung individueller Risikofaktoren und Handlungspläne) im Vergleich zu einem kompetenzorientierten Ansatz (Erlernen von sozialen und emotionalen Fertigkeiten) zu machen. Die Teilstudie basierte auf einem wissenschaftlich fundierten Ansatz (randomisiert-kontrollierte Zuteilung, Intention-to-Treat-Ansatz (Gupta, 2011)). Untersucht wurden (1) Behandlungszufriedenheit (Mattejat & Remschmidt, 1993; Mattejat & Remschmidt, 1999), (2) psychische Auffälligkeiten (*Youth Self Report;* Steinhausen, Winkler Metzke & Kannenberg, 1999), Wissen über Sexualität (*Multiphasic Sex Inventory für Jugendliche* – MSI-J; Gruber, Waschlewski & Deegener, 2003; *Math Tech Sex Education Test* – MsTSE; Kirby, 1998), sexuelle Auffälligkeiten (MSI-J; Gruber et al., 2003), Opferempathie (kurz- und langfristige Auswirkungen des eigenen Delikts auf das Opfer: OEF-JS; Eckhardt & Hosser, 2005) und kriminelle Rückfälle (Selbstberichte, Registerdaten und Analyse der Verlaufsakten). Es konnten 29 Teilnehmende der kompetenzorientierten und 35 Teilnehmende der deliktfokussierten Behandlungsvariante in die Analysen eingeschlossen werden.

2.2.3 Ein- und Ausschlusskriterien der Stichproben für beide Teilstudien

Eingeschlossen wurden alle Probanden, welche wegen eines Delikts gegen die sexuelle Integrität im Alter von 10 bis 18 Jahren (Ausnahme: Verstöße gegen StGB Art. 197 Pornografie) im Zeitraum zwischen dem 01.10.2011 und 30.09.2017 seitens der Behörden zur Therapie in Zürich (ZKJF), Basel (Universitäre Psychiatrische Kliniken, Klinik für Forensik) und Luzern (Institut für Forensische Psychologie Zentralschweiz) überwiesen wurden (Interventionsgruppe) und andererseits wegen eines Deliktes gegen die sexuelle Integrität (Ausnahme: Verstoß gegen StGB Art. 197 Pornografie) in einem deutschschweizer Kanton im Zeitraum zwischen dem 01.01.2007 und 30.09.2014 verurteilt wurden (Aktenkontrollgruppe). Ausschlussgründe waren Hinweise auf eine Intelligenzminderung (IQ<70), Hinweise auf fehlende Deutschkenntnisse, Hinweise auf weitere schwere Delikte (Tötungsdelikte, schwere Körperverletzung oder andere schwere Delikte gemäß StGB), Hinweise auf eine substanzgebundene Abhängigkeit (außer Nikotin/Tabak), Hinweise auf eine schizophrene Störung, Hinweise auf eine schwere Depression/Suizidalität, Hinweise auf eine Störung der Sexualpräferenz, Hinweise auf eine neurologische Erkrankung und eine vorhergehende Absolvierung des ThePaS (oder Teile davon) vor der aktuellen Studie.

2.2.4 Ergebnisse der Teilstudie 1 – Allgemeine Wirksamkeit

Für die Analysen zur allgemeinen Wirksamkeit wurden Informationen zu sexuellen und generellen Rückfällen basierend auf offiziellen Registerdaten und der Analyse der Verlaufsakten erhoben und ausgewertet. Es fanden sich keine signifikanten Unterschiede bezüglich sexueller und genereller Rückfälligkeit in den 365 Tagen nach der Therapie bzw. im vergleichbaren Rückfallzeitraum in der Kontrollgruppe (vgl. Abb. 2). In beiden Gruppen zeigten 12.3% einen sexuellen Rückfall. In der Interventionsgruppe zeigten 30.8%, in der Kontrollgruppe 38.8% einen generellen Rückfall. Dieser Unterschied war statistisch nicht signifikant. Es wurden methodische Schwierigkeiten im Vergleich der beiden Gruppen deutlich. Während die Verlaufsakten der Interventionsgruppen gut dokumentiert waren und auch Hinweise auf weitere problematische sexuelle Auffälligkeiten bzw. weitere Delikte beinhalten, war dies bei den Verlaufsakten der Kontrollgruppe nicht der Fall. Die Vergleichbarkeit war in Bezug auf die dokumentierten sexuellen und generellen Delikte daher nicht gegeben. Die nicht vorhandenen Unterschiede in der kriminellen Rückfälligkeit können demgemäß nicht einfach als fehlende bessere Wirksamkeit des ThePaS gegenüber anderweitigen Therapien beurteilt werden.

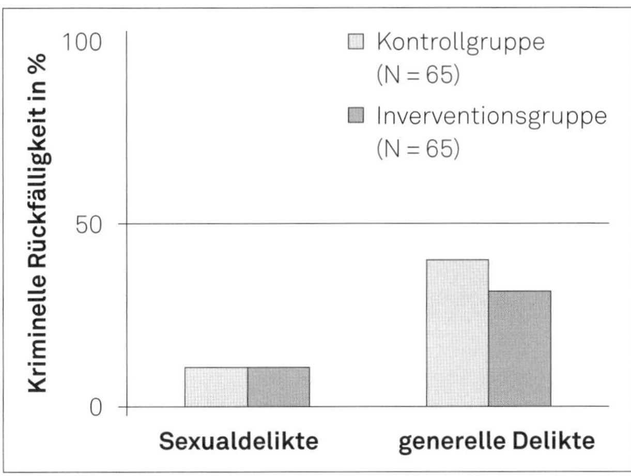

Abbildung 2: Häufigkeiten von Sexualdelikten und generellen Delikten in den 365 Tagen nach der Therapie in der Gruppe der ThePaS-Teilnehmenden (Interventionsgruppe) bzw. in einem vergleichbaren Rückfallzeitraum in der Aktenkontrollgruppe

2.2.5 Ergebnisse der Teilstudie 2 – Spezifische Wirksamkeit

Die Methoden und Ergebnisse der Interventionsstudie mit den beiden Varianten des ThePaS (Variante 1: Auseinandersetzung mit dem eigenen Delikt=deliktfokussierte Variante; Variante 2: Verbesserung sozialer und emotionaler Fertigkeiten=kompetenzorientierte Variante) wurden im Rahmen des Schlussberichts (Aebi et al., 2019) und in einer internationalen Fachzeitschrift publiziert (Aebi et al., 2022). Im Folgenden werden die wichtigsten Ergebnisse zusammengefasst, ohne auf die Methodik und die verwendeten Instrumente genauer einzugehen; hierfür sei auf die oben genannten Publikationen verwiesen.

- *Durchführbarkeit und Zielerreichung der Therapiemodule* (Beurteilung durch die Therapeut:innen): Beide Therapieversionen wurden bezüglich ihrer Module als gut durchführbar und zielführend beurteilt. Die Ergebnisse lassen darauf schließen, dass die Therapeut:innen die deliktfokussierte Version als besser durchführbar und umsetzbar als die kompetenzorientierte Version beurteilten.
- *Behandlungszufriedenheit nach der Therapie* (Beurteilung durch die Teilnehmenden): Die Behandlungszufriedenheit in Form der Zufriedenheit mit der Behandlung, dem Behandlungserfolg und den Rahmenbedingungen der Behandlung wurde von den Teilnehmenden durchschnittlich als „überwiegend positiv" eingeschätzt. Der Behandlungserfolg wurde zudem in der kompetenzorientierten Form signifikant besser beurteilt als in der deliktfokussierten Version.
- *Psychische Auffälligkeiten* (Beurteilung durch die Teilnehmenden): Im Verlauf der Behandlung verbesserten sich die psychischen Auffälligkeiten in beiden Therapiebedingungen. In der deliktfokussierten Therapievariante zeigte sich im Unterschied zur kompetenzorientierten Variante eine geringere Abnahme von psychischen Auffälligkeiten, insbesondere von externalisierenden Problemen, im Behandlungszeitraum. Sechs Monate nach der Therapie zeigten sich keine Unterschiede mehr zwischen den Therapievarianten.
- *Wissen über Sexualität und Strafgesetze* (Beurteilung durch die Teilnehmenden): Es zeigt sich in beiden Therapievarianten im Therapieverlauf eine Zunahme des Wissens zu Sexualität. Das Wissen zu Strafgesetzen veränderte sich nicht signifikant (es war bereits zu Beginn der Behandlung hoch).
- *Sexuelle Auffälligkeiten und Vertrauen in die eigene sexuelle Beziehungsfähigkeit* (Beurteilung durch die Teilnehmenden): Es zeigt sich in beiden Therapievarianten eine Abnahme von sexuellen Auffälligkeiten (sexueller Missbrauch bzw. Kinderfantasien, Vergewaltigungsfantasien) und eine Abnahme der Probleme bezüglich „Vertrauen in die eigene sexuelle Beziehungsfähigkeit" im Behandlungszeitraum.
- *Opferempathie* (Beurteilung durch die Teilnehmenden): Die kurz- und langfristigen Folgen der sexuellen Übergriffe auf die Geschädigten (bzw. Gefühle und Verhaltensänderungen) wurden in beiden Therapievarianten im Verlauf der Behandlung als schwerwiegender beurteilt.
- *Risikobeurteilung* (Beurteilung durch Therapeut:innen): Es zeige sich in beiden Therapievarianten eine Abnahme des Risikos weiterer Sexualdelikte im Behandlungsverlauf.
- *Kriminelle Rückfälle* (Registerdaten, Auswertung von Verlaufsakten): Von den gesamten Teilnehmenden begingen 18.8 % ein erneutes Sexualdelikt (inkl. Pornografiedelikte) und 51.6 % ein erneutes generelles Delikt nach dem Ende des ThePaS (durchschnittlicher Rückfallszeitraum ca. vier Jahre). Teilnehmende in der kompetenzorientierten Variante zeigten signifikant häufiger ein erneutes Sexualdelikt als Teilnehmende der deliktfokussierten Variante (31,0 % vs. 8,6 %; $p<.028$). In Bezug auf generelle Delikte zeigten sich keine Unterschiede zwischen den Therapievarianten. Die Analyse der zeitlichen Verläufe (vgl. Abb. 3) ergaben, dass die Teilnehmenden der kompetenzorientierten Therapievariante häufiger und schneller einen Rückfall mit einem Sexualdelikt aufwiesen als die Teilnehmenden der deliktfokussierten Therapievariante.

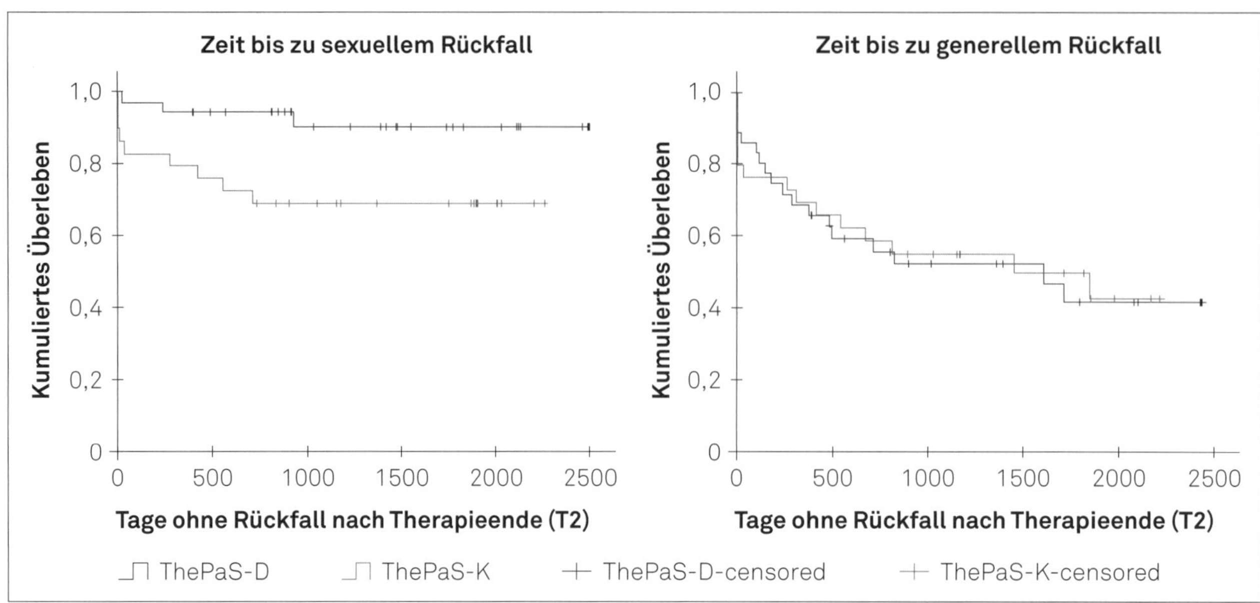

Abbildung 3: „Überlebensgrafiken" bezüglich sexueller und genereller Rückfälle: Kumuliertes Überleben mit der Zeit (Tage) bis zu einem sexuellen Rückfall und einem generellen Rückfall für die beiden Behandlungsbedingungen ThePaS-D (deliktfokussierte Variante) und ThePaS-K (kompetenzorientierte Variante). Die Verläufe zeigen den Anteil der Probanden in den jeweiligen Behandlungsbedingungen, welche in der Zeit zwischen 0 bis 2500 Tagen nach Therapieende (noch) keinen Rückfall aufwiesen. Die Markierungen auf den Verlaufslinien (ThePaS-D-censored und ThePaS-K-censored) weisen auf die zensierten Fälle bzw. auf das jeweilige Ende des Beobachtungszeitraums für entsprechende Probanden hin.

2.2.6 Fazit aus dem Modellversuch

Die Ergebnisse der Teilstudie 1 lassen aufgrund methodischer Probleme keine Aussage zur allgemeinen Wirksamkeit des ThePaS im Vergleich zu anderen Therapien zu. Die Ergebnisse der Teilstudie 2 weisen auf den Sinn und die Zweckmäßigkeit von spezialisierten Psychotherapien bei JS hin. So fanden sich bei den Probanden insgesamt günstige Veränderungen in mehreren relevanten Bereichen (psychische Auffälligkeiten, Wissen, Opferempathie, sexuelle Auffälligkeiten), welche als Risikofaktoren für weitere sexuelle Rückfälle beurteilt werden (z. B. Aebi, Vogt, Plattner, Steinhausen & Bessler, 2012; Boonmann et al., 2015; 't Hart-Kerkhoffs et al., 2009; Reitzel & Carbonell, 2006; Whittaker et al., 2006). Insgesamt sprechen die Ergebnisse des Modellversuchs für den Einsatz deliktfokussierter Techniken in der Therapie von JS: Eine spezialisierte Psychotherapie, in welcher das von den JS begangene Delikt aufgegriffen und analysiert wird und auf Basis dieser Erkenntnisse individualisierte Risikofaktoren und Handlungspläne zur Rückfallvermeidung aufgestellt werden, ist somit hinsichtlich der Verhinderung bzw. Reduktion von erneutem sexuell grenzverletzendem Verhalten wirksamer als eine spezialisierte Therapie, welche primär auf der Förderung sozialer und emotionaler Kompetenzen beruht. Demgegenüber verbessert eine an Kompetenzen orientierte Version vor allem die Befindlichkeit der Teilnehmenden, was zur Verbesserung ihrer Therapieadhärenz genutzt werden kann.

Die dargelegten Ergebnisse verdeutlichten, dass das ThePaS inhaltlich und strukturell weiterentwickelt werden musste. Die Kombination aus deliktfokussierten und kompetenz- bzw. ressourcen- und fertigkeitenorientierten Therapielementen erscheint in der Behandlung von JS am hilfreichsten. Aufgrund der Heterogentität von JS bezüglich der Persönlichkeit sowie Risiko- und protektiven Faktoren ist zudem ein individualisierterer Therapieansatz angebracht. Ein modulares Behandlungsprogramm, welches deliktfokussierte Elemente mit kompetenzorientierten Elementen kombiniert und zudem spezifische bzw. individuelle Defizite und Ressourcen von JS berücksichtigt, ist am ehesten geeignet, um allgemein eine deliktpräventive Wirkung zu entfalten. Diese Schlussfolgerungen aus der Evaluationsstudie werden im folgenden Abschnitt aufgegriffen und weiter ausdifferenziert.

2.3 Notwendigkeit der Anpassung des Behandlungskonzepts

Die Ergebnisse des Modellversuchs sind einerseits für die Wirksamkeitsforschung, andererseits aber auch vollzugs-, kriminal- und sozialpolitisch von Bedeutung. So konnte die Wirksamkeit von beiden Behandlungsversionen in Bezug auf die Rückfallvermeidung und das psychische Wohlbefinden der Jugendlichen nachgewiesen werden. In Bezug auf die Reduktion bzw. Vermeidung von Rückfällen zeigte sich, dass der deliktfokussierte Ansatz dem kompetenzorientierten Ansatz überlegen ist und daher in einem forensischen Kontext zur Anwendung kommen sollte. Der kompetenzorientierte Therapieansatz mit der primären Zielsetzung, den Teilnehmenden für die Bewältigung des Alltags die notwendigen Kompetenzen zu vermitteln, muss aber ebenso Beachtung finden, da dadurch das Wohlbefinden der betroffenen Jugendlichen verbessert wird. Dies hat die positive Konsequenz, dass sich die jungen Menschen besser fühlen und sich leichter auf die Therapie einlassen können.

Bei der Behandlung von JS sollte daher neben einem deliktfokussierten Ansatz konsequenterweise auch die Fokussierung auf Kompetenzen und auf positive Lebensziele verfolgt werden, insbesondere deshalb, weil Jugendliche im Rahmen der Konfrontation mit den Behörden vielen aversiven Konsequenzen gegenüberstehen.

Da aber die Persönlichkeiten sowie die Risiko- bzw. protektiven Faktoren der Jugendlichen doch sehr heterogen sind, wurde im Rahmen der Evaluation des Therapieprogramms auch deutlich, dass die Behandlung von JS auf deren individuelle Bedürfnisse abgestimmt werden muss.

2.4 Das Konzept des ThePaS

Die Ergebnisse aus der Evaluation des ThePaS mit den oben dargelegten Schlussfolgerungen, wonach beide Versionen direkt (deliktfokussierter Ansatz) und indirekt (kompetenzorientierter Ansatz) zur Deliktprävention beitragen, hatten zur Konsequenz, dass ein revidiertes Behandlungsprogramm auf der Basis beider Therapievarianten entwickelt werden musste. Aus dem deliktfokussierten Behandlungsprogramm wurde unter Einbezug weiterer Module aus dem kompetenzorientierten Therapieprogramm somit das in der vorliegenden Publikation vorgestellte „Forensische Therapieprogramm für angemessenes Sexualverhalten – ThePaS“ ausgearbeitet.

Im ThePaS bilden die deliktfokussierten Module das Kernstück, was allen Teilnehmenden eine vertiefte Auseinandersetzung mit der oder den von ihnen verübten Grenzverletzung(en) ermöglicht. Je nach individuellem Bedarf des:der Jugendlichen können die sogenannten Pflichtmodule mit sogenannten flexiblen Modulen aus der kompetenzorientierten Behandlungsversion ergänzt werden. Mit diesem Ansatz kann nun nicht nur ein – gemäß den Resultaten der Studie direkt – deliktpräventiv wirkendes Behandlungsprogramm angeboten werden, das im Sinne eines Baukastensystems gemäß dem RNR-Ansatz (vgl. Abschnitt 1.4.5) individuell genau auf die jeweiligen Bedürfnisse des:der Jugendlichen zugeschnitten werden kann, wie es von vielen Autor:innen empfohlen wird (Andrews & Bonta, 2010; de Vries Robbé, Geers, Stapel, Hilterman & de Vogel, 2018; Ward, 2002a). Es ermöglicht darüber hinaus die Aufweichung des rein defizitorientierten Zugangs, in dem im Sinne des „Good-Lives-Model (GLM)“ (Ward, 2002b) zusätzlich Stärken und Ressourcen adressiert, die Verbesserung der psychosozialen Funktionsfähigkeit ermöglicht sowie prosoziale Ziele in den Mittelpunkt gerückt werden können.

Angesichts der Heterogenität der Zielgruppe und der daraus bedingten notwendigen Differenziertheit der Abklärung ist es folgerichtig auch *notwendig*, dass die Interventionen individuell auf die jeweiligen Bedürfnisse der Jugendlichen abgestimmt werden können, sei es in der Wahl oder der Gewichtung der Module oder hinsichtlich des Settings. Die Ergebnisse der Forschung zur Heterogenität und zu den Subtypen von JS und die entsprechenden Schlussfolgerungen für deren Behandlung sollten dabei mit einbezogen werden (Aebi, Vogt, Plattner, Steinhausen & Bessler, 2012; Krause, Roth, Landolt, Bessler & Aebi, 2021). So sollten in ihrer Reifeentwicklung zurückgebliebene Jugendliche mit grenzverletzendem Verhalten neben den deliktfokussierten Modulen auch Informationen zu ihrem eigenen Körper, zu ihrer Sexualität und zum Umgang mit den damit einhergehenden Gefühlen erhalten und sich damit auseinandersetzen können. Jugendliche, die im Kontaktfinden Probleme haben, sollten darin unterstützt werden, wie Beziehungen geknüpft, aufgebaut und erhalten werden können, insbesondere zu potenziellen Liebes- bzw. Lebenspartner:innen. Jugendliche, die oft in Konflikte geraten, benötigen Hilfestellungen im Umgang mit Konflikten, im „Nein-Sagen” bzw. in der Fähigkeit, sich abgrenzen zu können. Oft haben junge Menschen, die grenzverletzendes Verhalten zeigen, auch Lücken im Wissen darin, was erlaubt und adäquat im Umgang mit einem:einer möglichen Sexualpartner:in ist und was als übergriffiges bzw. nicht erlaubtes Sexualverhalten bezeichnet wird und welche strafrechtlichen Konsequenzen ein solches Verhalten nach sich ziehen kann. Im Weiteren brachte auch Ueda (2017) in die Diskussion ein, dass Jugendliche, welche Übergriffe an Kindern verübt haben, mehr von einer Einzeltherapie profitieren können, hingegen Jugendliche, die sich gegenüber Gleichaltrigen übergriffig verhalten haben, mehr von systemischen Therapieansätzen (vgl. Abschnitt 1.4.4) profitieren können.

Die Möglichkeit, das ThePaS flexibel auf die jeweiligen Bedürfnisse der Teilnehmenden individuell anpassen zu können, macht die Attraktivität des vorliegenden Therapieprogramms aus. Es obliegt den Therapeut:innen, die Aufgabe für jede teilnehmende Person, basierend auf einer differenzierten Abklärung, das für sie passende Therapieprogramm zusammenzustellen. Zudem müssen die Therapeut:innen festlegen, welche Module, neben den für das ThePaS-Setting festgelegten Modulen, im Einzelsetting bzw. im Gruppensetting durchgeführt werden sollen. Das individuell oder für die Gruppe zusammengestellte ThePaS-Programm haben dann die Therapeut:innen den Teilnehmenden zu Beginn der Behandlung im Einzelnen vorzustellen, zu erklären und zu begründen. Hier sei auf die Übersicht über die verschiedenen Pflichtmodule und flexiblen Module in Kapitel 3.6 (Setting und Aufbau des ThePaS) verwiesen.

Die Pflichtmodule bauen inhaltlich, didaktisch und emotional aufeinander auf und sollten deshalb chronologisch in der in Abschnitt 3.6.2 dargestellten Reihenfolge durchgeführt werden. Die Pflichtmodule werden, je nach individuellem Bedarf der Teilnehmenden, durch flexible Module ergänzt.

Teil II
Das Therapieprogramm

Kapitel 3
Klinische Anwendung

3.1 Rechtliche Rahmenbedingungen

Die Zuweisung zum Behandlungsprogramm ThePaS erfolgt häufig im Rahmen eines strafrechtlichen Verfahrens gegen die teilnehmende Person. Das Programm ist aber auch geeignet für junge Menschen, die sexuell grenzverletzendes Verhalten gezeigt haben, ohne angezeigt bzw. strafrechtlich verfolgt zu werden. Unabhängig von der Ausgangslage der einzelnen Teilnehmenden erachten es die Autor:innen des Behandlungsprogramms als wichtig, dass die Therapeut:innen über die relevanten rechtlichen Rahmenbedingungen informiert sind, zumal diesbezüglich bei den Teilnehmenden erfahrungsgemäß häufig Klärungsbedarf besteht. Im Modul F2 (Recht und Gesetze, vgl. Kap. 4.5) werden die rechtlichen Rahmenbedingungen zudem im Rahmen der Behandlung für die Teilnehmenden aufgegriffen.

Im Folgenden werden für die Länder Schweiz, Deutschland und Österreich der rechtliche Bezugsrahmen, Stand Jahr 2022, für das Behandlungsprogramm ThePaS dargelegt. Therapeut:innen sind aber angehalten, sich darüber hinaus über die lokalen und aktuell geltenden rechtlichen Belange zu informieren und die Inhalte entsprechend anzupassen (für die Schweiz: www.fedlex.admin.ch; für Deutschland: www.dejure.org; für Österreich: www.jusline.at).

3.1.1 Gesetzliche Rahmenbedingungen in der Schweiz

Das Bundesgesetz über das Jugendstrafrecht (Jugendstrafgesetz, JStG) regelt die Sanktionen, welche gegenüber Personen zur Anwendung kommen, die zwischen dem 10. und dem vollendeten 18. Lebensjahr eine mit Strafe bedrohte Tat begangen haben. Wegweisend für die Anwendung des JStG sind der Schutz und die Erziehung des:der Jugendlichen. Zudem müssen die Lebens- und Familienverhältnisse des:der Jugendlichen sowie die Entwicklung seiner:ihrer Persönlichkeit besonders berücksichtigt werden. Das JStG kennt zwei Arten von Sanktionen: Schutzmaßnahmen (Art. 12–15 JStG) und Strafen (Art. 22–25 JStG). Schutzmaßnahmen sind: Aufsicht, persönliche Betreuung, ambulante Behandlung und Unterbringung (offen/geschlossen). Zu den Strafen gehören der Verweis, die persönliche Leistung, die Buße sowie der Freiheitsentzug (bis 15 Jahre max. ein Jahr, bis 18 Jahre max. vier Jahre). Diese werden bei schuldfähigen Jugendlichen ausgesprochen, wenn kein Strafbefreiungsgrund vorliegt (Art. 21 JStG). Wenn es für den Entscheid über die Anordnung einer Schutzmaßnahme oder Strafe erforderlich ist, klärt die zuständige Behörde gemäß Art. 9 JStG die persönlichen Verhältnisse des:der Jugendlichen ab. Wenn Zweifel an der psychischen Gesundheit bestehen oder eine Unterbringung infrage kommen könnte, kann eine medizinische oder psychologische Begutachtung angeordnet werden (Art. 9 Abs. 3 JStG). Sind die Voraussetzungen erfüllt, so ordnet die urteilende Behörde die nach den Umständen erforderlichen Schutzmaßnahmen an. Neben den Schutzmaßnahmen können auch ein Tätigkeitsverbot, ein Kontakt- oder ein Rayonverbot (Art. 16a JStG) verhängt werden.

Eine für sogenannte „Übergangstäter:innen" relevante Bestimmung stellt Art. 3 Abs. 2 JStG dar. Nach ihr gilt: „Sind gleichzeitig eine vor und eine nach Vollendung des 18. Lebensjahres begangene Tat zu beurteilen, so ist hinsichtlich der Strafen nur das StGB anwendbar. ... Bedarf der Täter einer Massnahme, so ist diejenige Massnahme nach dem StGB oder nach diesem Gesetz anzuordnen, die nach den Umständen erforderlich ist. ..." Der Artikel bildet den gesetzlichen Rahmen für junge Erwachsene, die behördlich zum ThePaS angemeldet werden.

Alle Maßnahmen gemäß JStG enden mit Vollendung des 25. Lebensjahres (Art. 19 Abs. 2 JStG).

Die strafbaren Handlungen gegen die sexuelle Integrität sind im Schweizerischen Strafgesetzbuch (StGB) im Zweiten Buch „Besondere Bestimmungen" unter dem 5. Titel aufgelistet. Die im Zusammenhang mit der Zuweisung zum ThePaS in der Regel relevantesten Titel sind erfahrungsgemäß Sexuelle Handlungen mit Kindern (Art. 187 StGB), Sexuelle Nötigung (Art. 189 StGB), Vergewaltigung (Art. 190 StGB) und Pornografie (Art. 197 StGB). Diese und weitere Gesetzestexte im Bereich strafbare Handlungen gegen die sexuelle Integrität sind nachzulesen im StGB unter www.fedlex.admin.ch/eli/cc/54/757_781_799/de.

3.1.2 Gesetzliche Rahmenbedingungen in Deutschland

Für Jugendliche (14- bis einschließlich 17-Jährige) und Heranwachsende (18- bis einschließlich 20-Jährige), die eine nach StGB strafbare Verfehlung begehen, gilt ein spezielles Jugendstrafrecht (§ 1 JGG; § 19 StGB). Das Jugendgerichtsgesetz (JGG) sieht spezielle Rechtsfolgen und ein modifiziertes Verfahrensrecht vor. Heranwachsende sind nur nach Jugendstrafrecht zu verurteilen, wenn die Gesamtwürdigung der Persönlichkeit des:der Täter:in bei Berücksichtigung auch der Umweltbedingungen ergibt, dass er:sie zur Zeit der Tat nach seiner:ihrer sittlichen und geistigen Entwicklung noch einem:einer Jugendlichen gleichstand und es sich nach der Art, den Umständen oder den Beweggründen der Tat um eine jugendtypische Verfehlung handelt (§ 105 Abs. 1 JGG). Sanktionen sollen am Erziehungsgrundsatz (§ 2 Abs. 1 JGG) ausgerichtet sein. Eine Abschreckung durch Strafe (negative Generalprävention) soll keine Rolle spielen dürfen. Um eine Sanktion am Erziehungsgedanken ausrichten zu können, ist im Strafverfahren die Persönlichkeit der jugendlichen Person und ihr soziales Umfeld besonders zu erforschen. Das Gericht wird dabei von der Jugendgerichtshilfe unterstützt (§ 38 Abs. 2 JGG). Die Jugendgerichtshilfe macht zu diesem Zweck auch einen Sanktionsvorschlag.

Mit dem Jugendstrafrecht soll jungen Straftäter:innen im Hinblick auf deren noch nicht abgeschlossene Entwicklung zum Erwachsenen jugendadäquat begegnet werden. Das JGG sieht drei Gruppen von Rechtsfolgen vor, die in ihrer Eingriffsintensität aufeinander aufbauen: Erziehungsmaßregeln (§§ 9-12 JGG), Zuchtmittel (§§ 13-16a JGG) und die Jugendstrafe (§§ 17-18 JGG). Erziehungsmaßregeln sind: Weisungen, Erziehungsbeistandschaft und Heimerziehung. Im Unterschied zu Zuchtmitteln und Jugendstrafe haben die Erziehungsmaßregeln keinen ahndenden Charakter. Zudem können auch Jugendliche und Heranwachsende zu einer Maßregel (etwa einer Unterbringung in der Psychiatrie oder der Sicherungsverwahrung nach §§ 63, 66 StGB verurteilt werden (§ 7 JGG). Erst wenn Erziehungsmaßregeln nicht ausreichen, können Zuchtmittel und sodann eine Jugendstrafe verhängt werden. Es kann auch die Weisung erteilt werden, sich bestimmten Personen oder Personengruppen nicht zu nähern, sich an bestimmten Orten nicht aufzuhalten oder bestimmte Tätigkeiten nicht auszuüben (§ 56c; § 68b StGB) oder das Gericht kann ein Berufsverbot verhängen (§ 70 StGB).

Die strafbaren Handlungen gegen die sexuelle Selbstbestimmung sind im Deutschen Strafgesetzbuch (StGB) unter „Besonderer Teil" im 13. Abschnitt aufgelistet. Die im Zusammenhang mit der Zuweisung zum ThePaS in der Regel relevantesten Titel sind erfahrungsgemäß Sexueller Missbrauch von Kindern (§§ 176-176d StGB), Sexueller Missbrauch von Jugendlichen (§ 182 StGB), Sexueller Übergriff/Sexuelle Nötigung/Vergewaltigung (§ 177 StGB) und Verstöße gegen das Pornografiestrafrecht (§ 184-184e StGB). Diese und weitere Gesetzestexte im Bereich Straftaten gegen die sexuelle Selbstbestimmung sind nachzulesen im StGB unter www.dejure.org/gesetze/StGB.

3.1.3 Gesetzliche Rahmenbedingungen in Österreich

Für Jugendliche (14. Lebensjahr bis zur Vollendung des 18. Lebensjahres), die eine nach StGB strafbare Verfehlung begehen, werden nach dem Jugendgerichtsgesetz (JGG) beurteilt. Das Jugendgerichtsgesetz kann auch für junge Erwachsene (18. Lebensjahr bis vor der Vollendung des 21. Lebensjahres) in Anwendung kommen, orientiert sich hinsichtlich des Strafmaßes aber weitgehend am Erwachsenenstrafrecht. Für die Ahndung von Jugendstraftaten (§ 1 JGG: eine mit gerichtlicher Strafe bedrohte Handlung, die von einer jugendlichen Person begangen wird) gelten die allgemeinen Strafgesetze; Besonderheiten bei der Ahndung von Jugendstraftaten sind u. a. unter § 5 JGG (Verzicht auf Abschreckung der Allgemeinheit und reduzierte Strafmaße bei der Strafzumessung, Verzicht auf strafrechtliche Nebenfolgen), §§ 6 bis 8 JGG (besondere Einstellungs- und Diversionsmöglichkeiten) sowie § 12 JGG (Möglichkeit eines Schuldspruchs ohne Strafe) geregelt. Die Anwendung des Jugendstrafrechts hat vor allem den Zweck, den:die Täter:in von strafbaren Handlungen abzuhalten. Die Gerichte und Staatsanwaltschaften können die Organe der Jugendgerichtshilfe gemäß § 48 JGG damit betrauen, die Lebens- und Familienverhältnisse einer unmündigen oder jugendlichen Person samt dem wirtschaftlichen und sozialen Hintergrund, ihrer Entwicklung und ihrem Reifegrad sowie alle anderen Umstände zu erheben, die zur Beurteilung dieser Person und ihrer körperlichen, geistigen und seelischen Eigenart dienen können. Die Jugendgerichtshilfe kann u. a. an einem Tatausgleich oder an der Vermittlung und Durchführung von gemeinnützigen Leistungen, Schulungen und Kursen mitwirken. Die Gerichte bzw. die Jugendgerichtshilfe können eine Weisung, z. B. für eine Behandlung oder eine Bewährungshilfe, aussprechen. Weiter können Weisungen ausgesprochen werden, die dem:der Rechtsbrecher:in z. B. vorgeben, bestimmte Orte oder einen bestimmten Umgang zu meiden (§ 51 Abs.2 StGB), oder es kann ein Tätigkeitsverbot (§ 220b StGB) verhängt werden.

Die strafbaren Handlungen gegen die sexuelle Integrität und Selbstbestimmung sind im Österreichischen Strafgesetzbuch (StGB) unter „Besonderer Teil" im 10. Abschnitt aufgelistet. Die im Zusammenhang mit der Zuweisung zum ThePaS in der Regel relevantesten Titel sind erfahrungsgemäß (Schwerer) Sexueller Missbrauch von Unmündigen (§ 206–207 StGB), Sittliche Gefährdung von Personen unter 16 Jahren (§ 208–208a StGB), Sexueller Missbrauch von Jugendlichen (§ 207b StGB), Geschlechtliche Nötigung (§ 202 StGB), Vergewaltigung (§ 201 StGB) und Pornografische Darstellungen Minderjähriger (§ 207a StGB). Diese und weitere Gesetzestexte im Bereich strafbare Handlungen gegen die sexuelle Integrität und Selbstbestimmung sind nachzulesen im StGB unter www.jusline.at/gesetz/stgb.

3.2 Rechtliche Grundlagen für die Zuweisung zum ThePaS

3.2.1 Zuweisungsmodi in der Schweiz

Die Zuweisung zum ThePaS kann in der Schweiz über verschiedene Wege erfolgen:

- als ambulante Behandlung nach dem Jugendstrafgesetz, Zuweisung durch die Jugendanwaltschaften (Art. 14 JStG), ambulant oder begleitend zu einer Unterbringung oder zum Vollzug einer Freiheitsstrafe,
- als ambulante Maßnahme gemäß JStG (Art. 14), gemäß StGB (Art. 63 StGB) oder als Weisung für junge Erwachsene, ambulant oder begleitend zu einer Unterbringung oder zum Vollzug einer Freiheitsstrafe,
- als Auflage außerhalb des Strafrechts durch die Kinder- und Erwachsenenschutzbehörden (KESB),
- als Angebot oder Auflage im Rahmen einer Unterbringung,
- als freiwillige Therapie.

3.2.2 Zuweisungsmodi in Deutschland

Die Zuweisung zum ThePaS ist nach deutschem Recht aufgrund folgender Vorschriften bei jungen Straftäter:innen denkbar:

- als eine von dem:der Täter:in freiwillig erbrachte Diversionsmaßnahme (§§ 45, 47 JGG),
- als eine Weisung nach § 10 JGG (Erziehungsmaßregel),
- als Weisung bei Aussetzung einer Jugendstrafe zur Bewährung (§ 23 JGG),
- als eine Weisung bei Aussetzung einer nach Jugendstrafrecht angeordneten Unterbringung in der Psychiatrie oder der Sicherungsverwahrung (§ 68b StGB),
- während des Vollzugs einer freiheitsentziehenden Sanktion nach geltendem Jugendstraf- und Maßregelvollzugsgesetz (Ländergesetze),
- als „Hilfe zur Erziehung" bzw. familienrechtliche Anordnung gemäß Kinder- und Jugendhilferecht,
- als freiwillige Therapie.

3.2.3 Zuweisungsmodi in Österreich

Die Zuweisung zum ThePaS kann in Österreich erfolgen:

- als Weisung des Gerichts oder der Jugendgerichtshilfe,
- als Angebot oder Auflage im Rahmen einer Unterbringung,
- als freiwillige Therapie.

3.3 Zielgruppe: Indikation und Ausschlusskriterien

3.3.1 Alter und Geschlecht

Das ThePaS ist primär auf die Zielgruppe Jugendlicher (10- bis 18-Jährige) ausgerichtet, es kann aber auch bei jungen Erwachsenen (18 bis 25 Jahre) sinnvoll angewendet werden, solange die Einschlusskriterien (vgl. Tab. 1) weiterhin erfüllt sind und keine Ausschlusskriterien (vgl. ebenfalls Tab. 1) vorliegen. Gewisse Beispiele und Übungen sollen entsprechend dem Alter angepasst werden, da ein 10-Jähriger didaktisch anders anzusprechen ist als ein 24-Jähriger. Die Anwendung des ThePaS ist sowohl bei Jungen/Männern als auch bei Mädchen/Frauen und auch bei sexuell diversen bzw. non-binären Personen möglich. Wird die Intervention in einer Gruppe durchgeführt, ist die Beschränkung auf ein Geschlecht zu empfehlen und auf eine geringe Altersspanne zwischen den Teilnehmenden zu achten. Aus Gründen der besseren Lesbarkeit wird im Manual nur von „Jugendlichen" gesprochen. Damit sind Minderjährige bzw. Jugendliche und junge Erwachsene gemeint.

3.3.2 Voraussetzungen für die Teilnahme

(Teil-)Geständigkeit. Es wird davon ausgegangen, dass Teilnehmende mit prosozialen Grundwerten, sobald sie das deliktrelevante Wissen und die Einsicht in die Grenzverletzung ihres Verhaltens erlangt haben, dazu motiviert sind, sich von risikorelevantem Verhalten zu distanzieren. Daher ist anzustreben, dass die Teilnehmenden bezüglich des grenzverletzenden Verhaltens geständig oder zumindest derart teilgeständig sind, dass das Teilgeständnis eine produktive Auseinandersetzung ermöglicht (z. B. Minimalkonsens über ein grenzverletzendes Element im Verhalten). Mit Teilnehmenden, die vor allem extrinsisch motiviert sind, sollte das ThePaS dennoch durchgeführt werden. Je abwehrender eine teilnehmende Person ist, desto eher ist ein Einzelsetting zu wählen, da man dadurch diesem Aspekt besondere Aufmerksamkeit schenken kann, ohne den Lernfluss anderer Teilnehmender zu hemmen.

Teilnahmemotivation. Im Weiteren sollte eine grundsätzliche Bereitschaft bzw. Kooperation der Teilnehmenden zur Mitarbeit und zur regelmäßigen Teilnahme gewährleistet sein. Sind diese Voraussetzungen nicht gegeben (massiver, offener Widerstand, Verweigerung u. Ä.), muss zunächst noch länger an der Einsicht der Teilnehmenden in ihre Bedürftigkeit und in die Notwendigkeit einer Verhaltensänderung, an ihrer Grundmotivation und/oder an den strukturellen Bedingungen (z. B. Zwangskontext, stationärer Rahmen) gearbeitet und/oder gar auf das Einzelsetting ausgewichen werden.

Psychischer Zustand. Des Weiteren müssen die Teilnehmenden in der Lage sein, sich auf die Strukturen der Sitzungen einlassen zu können, den Anordnungen folgen zu können und an einem verbalen Austausch mit dem:der Therapeut:in und den anderen Jugendlichen teilzunehmen. Sie sollten deshalb unter keinen schweren psychischen Störungen (akute Psychosen, mittelgradige oder schwerere affektive Störungen sowie Angst- und Zwangsstörungen oder ausgeprägte Persönlichkeitsstörungen) leiden. Mögliche schwere psychische Störungen sollten daher im Vorfeld abgeklärt werden, und bei Bestehen solcher sollte zunächst eine störungsspezifische Intervention bzw. Behandlung vorgezogen und das ThePaS begleitend oder danach durchgeführt werden. Im Falle von Aufmerksamkeitsdefizit-/Hyperaktivitätsstörungen oder Substanzmissbrauch ist individuell zu beurteilen, ob die betreffende Person im Gruppensetting tragbar bzw. ob ihre Therapiefähigkeit ausreichend vorhanden ist.

Kognitive Fähigkeiten. Die Teilnehmenden müssen in der Lage sein, einfache Texte/Diskussionen zu verstehen und sich einigermaßen sprachlich differenziert zu verständigen. Im Falle von diesbezüglichen Einschränkungen ist das ThePaS auch vereinfacht und adaptiert anwendbar. Dabei empfiehlt es sich, entsprechend intelligenzbezogen homogene Gruppen zu bilden.

3.3.3 Erwartete Risikoverminderung

Das ThePaS wurde als Frühintervention (für Fälle, bei welchen sich das sexuell grenzverletzende Verhalten noch nicht zu einem Verhaltensmuster verfestigt hat) entwickelt, um einer fortlaufend sich verschärfenden Fehlentwicklung entgegenzuwirken. Das ThePaS steht daher als forensisch-therapeutische Intervention für Teilnehmende zur Verfügung, bei denen zu erwarten ist, dass durch eine Auseinandersetzung mit ihrem Fehlverhalten, die Bilanzierung der Konsequenzen ihres Fehlverhaltens, die Erarbeitung alternativer Strategien zur Bedürfnisbefriedigung sowie die Vermittlung alternativer Handlungsmöglichkeiten eine Risikoverminderung erreicht werden kann. Teilnehmende mit wiederholtem bzw. anhaltendem Fehlverhalten trotz Intervention von außen bzw. verfestigtem Verhaltensmuster bedürfen in der Regel eher einer intensiveren forensischen Intervention auf verschiedenen Ebenen. Der Einsatz des ThePaS als therapeutische Schutzmaßnahme kann aber bei solchen Straftäter:innen dennoch sinnvoll und gewinnbringend sein, sofern parallel dazu weitere Interventionen, etwa pädagogischer Art, angeordnet werden.

3.3.4 Art des grenzverletzenden Verhaltens

Das ThePaS ist sowohl konzipiert für Teilnehmende, welche aufgrund ihres grenzverletzenden Verhaltens in einem laufenden strafrechtlichen Verfahren stehen (Deliktvorwurf) oder deren Fehlverhalten bereits juristisch abgeurteilt ist (Delikt) als auch für solche mit grenzverletzendem sexuellem Verhalten, welches weder abgeurteilt noch strafrechtlich verfolgt wird, werden kann oder werden soll (grenzverletzendes Verhalten). In dieser Publikation wurde deshalb die übergeordnet neutrale Formulierung „sexuell grenzverletzendes Verhalten" gewählt. Je nachdem, in welcher der soeben beschriebenen Bedingung sich die jeweilige teilnehmende Person befindet, sollte die Formulierung jedoch entsprechend angepasst werden, also *grenzverletzendes Verhalten, Delikt* oder *Deliktvorwurf*. Damit wird neutral dem entsprechenden rechtlichen Status Rechnung getragen, und es erfolgt keine Aggravation oder Bagatellisierung des Verhaltens.

Der:die Therapeut:in soll im Einzelfall beurteilen, welches die passende Formulierung für einzelne Teilnehmende ist. Das ThePaS ist zudem primär für Teilnehmende konzipiert, die eine grenzverletzende und/ oder unerlaubte sexuelle Handlung mit körperlichem Kontakt („Hands-on") begangen haben (kriminologisch tertiär-präventiver Ansatz). Bei Verdacht, Tendenzen oder problematischem Internetkonsum, aber noch keinem Hands-on-Delikt (kriminologisch sekundär-präventiver Ansatz) kann das ThePaS der Orientierung dienen, die Auswahl der Module und deren Ausgestaltung ist allerdings entsprechend zu adaptieren. Das ThePaS ist primär auf die Beeinflussung jugendtypischer Risikofaktoren ausgerichtet bzw. auf Personen, deren Risikoverhalten auf z. B. Unbeholfenheit im sozialen Umgang, grenzverletzendem Explorierverhalten, auf eine sich aufschaukelnde Peerdynamik, auf Identitätssuche, auf eine übermäßige Suche nach Selbstbestätigung, Reizsuche etc. beruht.

Die klinische Praxis zeigt, dass bei aller Heterogenität und Einzelfallbezogenheit bei den Teilnehmenden oftmals zwei unterscheidbare Gruppen (Typologien) auszumachen sind. Diese konnten auch im wissenschaftlichen Diskurs gut repliziert werden (Aebi, Vogt, Plattner, Steinhausen & Bessler, 2012). Beschränkt man sich dabei auf zwei Hauptgruppen, so ist die eine Gruppe dadurch charakterisiert, dass deren Grenzverletzung vorwiegend gegenüber deutlich jüngeren Kindern erfolgt. Bei diesem Typus an grenzverletzenden Personen stehen oftmals eine soziale Unsicherheit, Ängstlichkeit, Hemmung und/oder soziale Kompetenzdefizite im Vordergrund. Diese Personen sind im Leben und in der Therapie (über-)angepasst, zeigen weder anderes (nicht sexuelles) grenzverletzendes Verhalten noch Substanzmissbrauch. Die sexuelle Grenzverletzung wird eher als Kompensationshandlung bei einer sexuellen Präferenz für erwachsene oder gleichaltrige Partner:innen verstanden. Die psychosozialen Risikofaktoren für sexuell grenzverletzendes Verhalten liegen hier in einer sozialen bzw. sozioaffektiven und sexuellen „Mangelsituation". Der Therapiefokus des ThePaS bzw. die Auswahl der Module und deren inhaltliche Gewichtung sollte bei dieser Gruppe nebst der Deliktfokussierung auf dem Aufbau von sozialen Kompetenzen und der Verbesserung der Selbstsicherheit liegen.

Die zweite Gruppe ist dadurch charakterisiert, dass deren Grenzverletzung vorwiegend gegenüber Gleichaltrigen erfolgt. Bei diesem Typus ist aber auch eine (sexualunabhängige) Tendenz zur Normüberschreitung zu finden. Die Betroffenen imponieren oftmals durch oppositionelles Verhalten oder gar eine Störung des Sozialverhaltens, Impulsivität, verminderte soziale Sensitivität, Umgang mit anderweitigen dissozialen Peers, Substanzmissbrauch, problematische familiäre Verhältnisse. Diese Risikofaktoren erhöhen die Wahrscheinlichkeit für weitere Grenzverletzungen jeglicher bzw. vor allem nicht sexueller Art. Das grenzverletzende Verhalten ist als Teilaspekt einer generellen niedrigen Schwelle für Norm- und Grenzüberschreitungen zu verstehen. Der Therapiefokus des ThePaS bzw. die Auswahl der Module und deren inhaltliche Gewichtung sollte, neben der Fokussierung auf das verübte Delikt, auf der Einübung eines konsequenzen-orientierten Denkens und Handelns, auf der Verbesserung der Affekt- und Impulskontrolle und auf der Stärkung der Opferempathie liegen. Das Behandlungsprogramm sollte dann insgesamt stärker systemische und multi-modale Interventionen beinhalten.

3.3.5 Ausschlusskriterien

Das sexuell grenzverletzende Verhalten der Teilnehmenden soll nicht primär im Zusammenhang mit einer Störung der Sexualpräferenz oder einer (sehr) ausgeprägten Dissozialität stehen. Jugendliche mit einer bereits bestehenden Störung der Sexualpräferenz benötigen eine spezifische Behandlung, bei welcher der Umgang mit der Störung im Zentrum steht (Beier, 2018). In Einzelfällen können Teile des ThePaS in modifizierter Form auch bei Therapien für Jugendliche mit einer Störung der Sexualpräferenz zum Einsatz kommen. Bei Teilnehmenden, bei denen nebst sexuell grenzverletzendem Verhalten primär Gewaltstraftaten oder sonstige, nicht auf die Verletzung der sexuellen Integrität bezogene Grenzverletzungen imponieren, ist individuell zu entscheiden, ob die Anwendung des ThePaS, im Sinne einer Ergänzung zu weiteren Interventionen, Sinn ergibt. Bei Teilnehmenden, die eigene (sexuelle) Opfererfahrung mit sich bringen, sollten die ThePaS-Inhalte individuell und im Einzelsetting angewendet werden.

3.4 Anmeldeprozess und Behandlungsvereinbarung

Ideal- und typischerweise erfolgt die Durchführung des ThePaS im Auftrag einer strafrechtlichen (oder zivilrechtlichen) Behörde, welche die Teilnahme der Beteiligten und nach Möglichkeit auch die Finanzierung der Behandlung sichert. Grundsätzlich ist auch eine Durchführung des ThePaS ohne behördliche Zuweisung möglich. In solchen Fällen müssen Voraussetzungen hinsichtlich verbindlicher Teilnahme und Finanzierung im Rahmen des Anmeldeprozederes sorgfältig geprüft werden. In solchen Fällen müssen die Eltern und/oder das allfällig involvierte Fachpersonennetz mit eingebunden werden.

Es empfiehlt sich, folgende Punkte gemeinsam zu besprechen und anschließend im Rahmen einer *Behandlungsvereinbarung* schriftlich festzuhalten (ein Muster findet sich im Anhang sowie bei den Online-Materialien):

Dokumentation. Alle Behandlungen werden von dem :der Therapeut:in nach den allgemein gültigen Standards der Institution, bei welcher das Therapieprogramm durchgeführt wird, dokumentiert. Diese Akten dürfen von der teilnehmenden Person zusammen mit dem:der Therapeut:in eingesehen und gelesen werden, sofern nicht wichtige Gründe (z. B. Gefährdungssituationen) dagegensprechen.

Tabelle 1: Voraussetzungen und Ausschlusskriterien für die Teilnahme am ThePaS

Alter und Geschlecht	• primär Teilnehmende im Alter zwischen 10 und 18 Jahren • auch bei jungen Erwachsenen im Alter zwischen 18 und 25 Jahren sinnvoll • Jungen/Männer und Mädchen/Frauen
Voraussetzungen in Bezug auf die teilnehmende Person	• therapiefähig (und gruppentherapiefähig) • prosoziale Werte im Ansatz vorhanden • Grundmotivation • regelmäßige Teilnahme gewährleistet
Grenzverletzendes Verhalten/Delikt: juristische Einordnung	• laufendes oder abgeschlossenes strafrechtliches Verfahren hinsichtlich eines Delikts gegen die sexuelle Integrität oder • grenzverletzendes sexuelles Verhalten, nicht strafrechtlich relevant/verfolgt • zumindest in Grundzügen geständig • idealerweise Erstdelikt/-handlung
Grenzverletzendes Verhalten/Delikt: Einordnung gemäß Deliktmotivation und -dynamik	• „jugendtypische Delinquenz“, geprägt durch folgende, das Verhalten begünstigende Faktoren: Unreife, Unsicherheit und Unbeholfenheit, unkalibriertes Explorierverhalten, beeinflusst durch Peerdynamik, Abgrenzungsschwierigkeiten, kompensative Selbwerterhöhung, Identitätssuche, Selbstbestätigung, Reizsuche, Freizeitverhalten, „überdrehte“ Normüberschreitung, Störung des Sozialverhaltens u. Ä. • das Verhalten ist nicht auf die unter „Ausschlusskriterien“ aufgelisteten Faktoren 1, 3 und 4 zurückzuführen
Ausschlusskriterien	1. deutliche Intelligenzminderung (IQ < 70) 2. fehlende Deutschkenntnisse 3. schwere bzw. aktuell im Vordergrund stehende psychische Störung mit Beeinträchtigung der Therapiefähigkeit (insbes. substanzgebundene Abhängigkeit, schizophrene Störung, schwere Depression/Suizidalität) 4. grenzverletzendes Verhalten steht im engen Zusammenhang mit einer Störung der Sexualpräferenz, einer ausgeprägten Dissozialität oder mit schweren Delikten (Tötungsdelikte, schwere Körperverletzung u. Ä.); in diesem Fall ist die Durchführung von Teilen des ThePaS u. U. sinnvoll 5. Ausschluss für Gruppendurchführung: eigene Opfererfahrung (evtl. ist aber eine individuelle Anwendung des ThePaS möglich; eine sorgfältige Prüfung auf mögliche Retraumatisierung ist dann wichtig)

Ziel und Zweck des ThePaS. Das wichtigste Ziel des forensischen Therapieprogramms ThePaS ist es, die Gefahr, die von den Teilnehmenden ausgeht, erneut grenzverletzendes Verhalten zu zeigen, zu senken. Zudem soll auch die soziale Integration der Teilnehmenden in die Gesellschaft gefördert werden.

Weitere Therapieziele. Neben der oben benannten Zielsetzung des ThePaS, das Rückfallrisiko bzw. die Gefahr für erneutes oder gar gravierenderes grenzverletzendes Verhalten zu senken und die soziale Integration der Teilnehmenden zu fördern, sind weitere konkrete, auf die Einzelperson ausgerichtete Behandlungsziele zu benennen (ggf. individuelle Ziele im Einzelsetting definieren).

Dauer, Anzahl der Sitzungen, Frequenz und Abschlussprozedere und -bedingungen. Die Anzahl der Sitzungen des ThePaS ist zu benennen. Dafür sind die vorgesehenen, auf die individuellen Bedürfnisse der Teilnehmenden hin ausgerichteten Module auszuwählen und die dafür wahrscheinlich benötigte Zeitspanne ist festzulegen. Nach Abschluss der Therapieprogramms ThePaS wird der ggf. auftraggebenden Behörde oder einer anderen verantwortlichen Instanz Bericht erstattet. Diese verfügt dann das weitere Prozedere.

Rechte und Pflichten der Teilnehmenden und dem:der Therapeut:in:

- *An- und Abwesenheitsregelungen.* Es empfiehlt sich, als Therapeut:in eine klare Vorstellung davon zu haben, wie mit Absenzen von Teilnehmenden umgegangen werden soll (Nachholen der Sitzung, Ausschluss bei wiederholter unentschuldigter Absenz, Pünktlichkeit etc.). Die dafür notwendigen Regelungen müssen schriftlich festgehalten wie auch vorangehend klar kommuniziert werden.
- *Verhalten während des Therapieprogramms.* Der Konsum von Drogen oder anderweitigen Suchtmitteln vor, während und nach der Durchführung der Sitzungen des Therapieprogramms ist nicht gestattet. Ebensowenig werden Drohungen oder Beschimpfungen geduldet.
- *Mitarbeit.* Die Teilnehmenden sind verpflichtet, aktiv mitzuarbeiten. Dazu gehört insbesondere auch die Erledigung von Verhaltensübungen und der Hausaufgaben.
- *Transparenz.* Gegenseitige Ehrlichkeit und Offenheit sind für die Durchführung des Therapieprogramms zentral, denn durch Verheimlichen und Beschönigungen steigt das Risiko für erneutes oder neues grenzverletzendes Verhalten. Die Teilnehmenden müssen sich daher damit einverstanden erklären, dass die mit dem:der Therapeut:in vorangehend herausgearbeiteten Risikofaktoren bzw. Risikosituationen (das können spezifische Kontakte, Situationen und eigene Befindlichkeiten, welche zu einem Rückfall führen können, sein), offengelegt werden.
- *Eingeschränkte Schweigepflicht.* Der:die Therapeut:in ist an die ärztliche bzw. psychotherapeutische Schweigepflicht gebunden. Die Teilnehmenden nehmen zur Kenntnis, dass sie aber in einer forensischen Behandlung stehen, welche eine enge Zusammenarbeit der Mitarbeitenden der ausführenden Institution mit den Verantwortlichen der Jugendstrafrechtspflege oder Zivilbehörde bedingt. Deshalb ist die ärztliche Schweigepflicht in folgenden Punkten eingeschränkt:
  - *Therapieberichte.* Der:die zuständige Therapeut:in erstellt am Ende der Behandlung oder auf Anfrage der zuständigen Behörde Behandlungsberichte. Es werden darin der Verlauf der Behandlung sowie die erzielten Fortschritte in Richtung der gemeinsam festgelegten Therapieziele dargelegt. In den Berichten werden keine persönlichen, für die Behandlung irrelevanten Details benannt. Die Teilnehmenden des Therapieprogramms haben die Gelegenheit, jeden Bericht einzusehen, zu lesen und mit dem:der zuständigen Therapeut:in zu besprechen, bevor der Bericht versendet wird.
  - *Kooperation mit Drittpersonen.* Die Teilnehmenden nehmen zur Kenntnis, dass es in bestimmten Situationen sinnvoll sein kann, dass der:die Therapeut:in Informationen zur Behandlung den Eltern oder den Bezugspersonen einer Institution, in welcher die Teilnehmenden untergebracht sind, weitergibt. In solchen Situationen werden die Teilnehmenden über den Inhalt und den Zweck des Informationsaustausches informiert.
  - *Gefährdungssituation.* Sollten die Teilnehmenden im Rahmen der Behandlung für sich selbst (Suizid) oder für andere (Fremdaggressivität, erneutes sexuell grenzverletzendes Verhalten) gefährlich werden, so können der:die Therapeut:in und/oder die Behörde Maßnahmen zum Schutz der teilnehmenden Person und/oder zum Schutz anderer ergreifen. Die teilnehmende Person hat das Recht, bei nächstmöglicher Gelegenheit über den Inhalt der weitergegebenen Informationen und den Zweck von ergriffenen Maßnahmen informiert zu werden.

Neues und früheres grenzverletzendes Verhalten.

- Im Sinne der Offenheit und der Deliktprävention ist es in der Behandlung wichtig, dass über früheres und aktuelles grenzverletzendes Fehlverhalten der Teilnehmenden offen gesprochen wird. Diese müssen sich dazu bereit erklären, zeitnah von solchem in der Behandlung zu berichten. Ebenso sollen erneute Verhaltensweisen, Situationen, Intentionen u. Ä. offengelegt werden, die nah an einem grenzverletzenden Fehlverhalten sind.

- Begehen Teilnehmende erneut oder erstmalig grenzverletzendes Verhalten bzw. klares Deliktverhalten, wird ihnen der:die zuständige Therapeut:in i. d. R. dazu raten, diese der Behörde selbst zu melden (Selbstanzeige). Erst wenn sie dies nicht tun, wird durch die zuständige Institution eine Meldung an die Behörde gemacht – unmittelbar oder spätestens im nächsten Therapiebericht. Sind die Teilnehmenden bereits erwachsen (über dem 18. Lebensjahr), kann dies eine Anzeige bei der Staatsanwaltschaft bedeuten. Bei geringfügigem sexuell auffälligem Verhalten liegt es im Ermessen dem:der Therapeut:in bzw. der Leitung der verantwortlichen Institution, ob die Jugendanwaltschaft informiert wird oder nicht. Hierbei gilt es, eine umsichtige Abwägung zwischen den Polen „Alarmismus" und „Bagatellisierung" vorzunehmen. Wenn immer möglich, wird versucht, eine für die Einzelperson sinnvolle Lösung zu finden, damit die Behandlung fortgesetzt werden kann.
- Kommt im Rahmen des Therapieprogramms früheres grenzverletzendes Verhalten zur Sprache, das nicht angezeigt oder nicht aufgedeckt wurde (Dunkelfeld) und geht von diesem kein erhöhtes Risiko aus, wird der:die Therapeut:in i. d. R. keine diesbezüglichen Informationen an die Behörden weitergeben.

Systemische Einbettung, Einbezug der Eltern. Der auftraggebenden Behörde oder einer sonstigen verantwortlichen Instanz ist in Form eines Berichts über den Erfolg des ThePaS Rechenschaft abzulegen. Ein solcher Bericht beinhaltet eine abschließende Beurteilung und eventuelle Empfehlungen für weiterführende unterstützende Interventionen und/oder Risikomanagementstrategien. Die im Rahmen des Therapieprogramms erzielten Ergebnisse werden in einer gemeinsamen abschließenden Sitzung mit allen Beteiligten besprochen.

3.5 Abklärungsprozess und Vorgespräche

Merke

Einer jeden forensischen Intervention geht ein Assessment voraus.

Vor der Aufnahme einer Person ins ThePaS bzw. vor dem Einstieg ins Therapieprogramm ist eine umfassende *Abklärung* mit dem Ziel, ein griffiges Verständnis für den Fall zu erarbeiten, zu empfehlen. Dabei sollen erzieherische, persönlichkeitsbezogene, psychopathologische sowie forensische Faktoren in ein kohärentes Verständnis des grenzverletzenden Verhaltens der teilnehmenden Person integriert werden. Ein entsprechendes Vorgehen wird in einer Vielzahl von Lehrbüchern, z. B. in Bilke-Hentsch und Sevecke (2017), beschrieben. Auf der Basis der Aktenlage, Triage- und Abklärungsgesprächen mit der einweisenden Behörde und/oder weiteren Kontaktpersonen wird abgeschätzt, ob die Voraussetzungen für eine Teilnahme am ThePaS gegeben sind. Hierbei gilt es einzuschätzen, ob die Voraussetzungen gemäß Abschnitt 3.3.2 gegeben sind. Sind diese erfüllt, werden die Teilnehmenden und deren Eltern oder Bezugspersonen zu mindestens einem Vorgespräch eingeladen.

Je älter die Teilnehmenden, desto weniger muss auf den Einbezug der Eltern bestanden werden. Es ist aber auf alle Fälle sehr sinnvoll, diese mit einzubeziehen. Bei unklarer Psychopathologie, unklarem Verständnis des grenzverletzenden Verhaltens, ungeklärtem Sachverhalt (Was beinhaltete das dem Betroffenen vorgeworfene Verhalten genau?) und weiteren Unklarheiten ist eine erweiterte bzw. spezifischere Abklärung nötig. Der Abklärungsprozess dient dazu, das ThePaS innerhalb der vorgegebenen Struktur dennoch individuell und flexibel auf die Einzelperson zuzuschneiden.

Die Durchführung von mindestens einem *Vorgespräch* ist integraler Bestandteil des ThePaS. Es werden dabei folgende Ziele verfolgt:

- Klärung der notwendigen Voraussetzungen (vgl. Abschnitt 3.3.2),
- Erhebung biografischer Informationen und von Informationen zur aktuellen Lebenssituation,
- Erläuterung von Sinn und Zweck der Intervention,
- Information über Inhalte der Intervention,
- Erarbeitung eines (idealerweise gemeinsamen) Fallverständnisses,
- Erarbeitung einer (Teil-)Einsicht bezüglich der Indikation zur Intervention,
- Erhöhung der Teilnahmemotivation (vgl. Tab. 2),
- Einigung über Teilnahmebedingungen, Rechte und Pflichten (vgl. Kap. 3.4),
- Besprechung und Unterzeichnung der Behandlungsvereinbarung (vgl. Kap. 3.4).

Ob die Vorgespräche (teilweise) unter Einbezug von Eltern oder anderen Bezugspersonen durchgeführt werden, ob allenfalls ein Risk-Assessment mittels gängiger Risikobeurteilungsinstrumente oder weitere Abklärungen im Rahmen der Vorgespräche getroffen werden, ist der Beurteilung dem:der Therapeut:in oder der durchführenden Institution zu überlassen.

Tabelle 2: Elemente des Vorgesprächs, die zur Erhöhung der Teilnahmemotivation beitragen (Checkliste)

Element des Vorgesprächs	Hintergrund
Kenntnis über die Zielsetzung des Therapieprogramms	• Die Teilnehmenden kennen Sinn und Zweck der Intervention (Erlernen eines adäquaten Sexualverhaltens und deliktpräventiver Fähigkeiten und Strategien durch Auseinandersetzung und Training im Rahmen der Module des Therapieprogramms). • Die Teilnehmenden sind sich bewusst, welchen persönlichen Nutzen sie aus dem ThePaS ziehen können.
Kenntnis über den Ablauf der Intervention	• Die Teilnehmenden kennen die Dauer des ThePaS und die Daten der Sitzungen. • Die Teilnehmenden kennen die Inhalte des ThePaS (Übersicht). • Die Teilnehmenden erhalten ein Informationsblatt über Daten und Bedingungen.
Bindung zum:zur Therapeut:in	• Die Teilnehmenden haben den:die Therapeut:in des ThePaS kennengelernt, im Idealfall handelt es sich um die gleiche Person, die das Vorgespräch durchgeführt hat.
Regeln	• Die einzuhaltenden Regeln und notwendigen Rahmenbedingungen des Therapieprogramms sind in Form von Vereinbarungen besprochen und festgelegt worden. • Eine entsprechende Behandlungsvereinbarung wurde unterzeichnet.

3.6 Setting und Aufbau des ThePaS

3.6.1 Gruppen- und Einzelsetting

Das ThePaS kann entweder in einer geschlossenen oder offenen Gruppe durchgeführt werden. Das Manual ist für das Gruppensetting formuliert. Das ThePaS kann aber auch im Einzeltherapiesetting durchgeführt werden, falls sich für eine Gruppe nicht genügend Teilnehmende finden oder falls ein Einzelsetting besser geeignet ist. Die Erläuterungen, Informationen und Anweisungen in den Modulen des Manuals beziehen sich grundsätzlich auf das Gruppensetting. Wird das ThePaS im Einzelsetting durchgeführt, müssen diese sinngemäß angepasst werden.

Beachte

Die Pflichtmodule P4, P7.2 und P8.2 werden jedoch auch bei einer Gruppenkonstellation immer im Einzelsetting durchgeführt.

Im Rahmen des ThePaS sollten die Vorteile von Gruppenpsychotherapien genutzt werden. Wenn Beziehungsprobleme im Fokus der Therapieindikation stehen, ist die Gruppentherapie die Methode erster Wahl. Insbesondere bei der Arbeit mit straffälligen Teilnehmenden sind genau diese Beziehungsprobleme häufig. Die Gruppenpsychotherapie bietet hier die Möglichkeit, dass das (grenzverletzende) Verhalten der Teilnehmenden auch unter den Gruppenmitgliedern besprochen und bearbeitet werden kann (das Verhalten einer Person in der Gruppe sollte aber nicht in der Gruppe therapeutisch thematisiert werden). Das Gruppensetting kann somit modulunabhängig genutzt werden, um eine Verbesserung der sozialen Kompetenz der Teilnehmenden anzustreben.

Ebenso kann in der Gruppe das (gegenseitige) Selbsthilfepotenzial der Teilnehmenden genutzt und gefördert werden. Die Rückmeldung anderer Gruppenmitglieder kann im therapeutischen Geschehen in der Gruppe ein wichtiger Wirkfaktor sein.

Die kognitiv-verhaltenstherapeutische Ausrichtung beinhaltet aber, dass auch in der Gruppe der Ausgangspunkt und die Zielsetzung des Therapieprozesses auf die Einzelperson ausgerichtet ist und nicht auf den Gruppenprozess als solchen. Die Gruppendynamik wie auch die Entwicklung oder die Befindlichkeit der „Gruppe" stehen somit nicht im Fokus dieses Behandlungsansatzes. Vielmehr geht es um einen delikt-, methoden- und einzelfallorientierten Psychotherapieansatz. Dabei stehen die Analyse und Bearbeitung des grenzverletzenden Verhaltens und die damit im Zusammenhang stehenden Problembereiche des Einzelnen im Vordergrund. Dennoch können Gruppenprozesse wie Vergleiche, Stellungnahmen und Ermutigung anderer Teilnehmender oder Lernen am Modell therapeutisch genutzt werden. Zwischen diesem delikt-, methoden- und einzelfallorientierten Behandlungsansatz und einem prozess- und/oder interaktionsorientierten Gruppenpsychotherapieansatz soll nicht hin und her gewechselt werden, da mit diesen verschiedenen Ansätzen andere, teils diametral entgegengesetzte therapeutische Ansätze verfolgt werden. Die Vermischung dieser Ansätze geht mit einer erheblich erhöhten Gefahr der Entgleisung der Gruppendynamik bzw. mit einem Verlust der deliktpräventiven und auf das Individuum ausgerichteten, stärkenden Wirkung einher.

Gruppengröße und -konstellation. Wir empfehlen, die Anzahl von sechs Teilnehmenden nicht zu überschreiten, da ansonsten der individuelle Wirkfaktor der therapeutischen Intervention gefährdet wird. Allzu viele Teilnehmende mit externalisierenden Störungen wie der Störung des Sozialverhaltens, einer Aufmerksamkeitsdefizit-/Hyperaktivitätsstörung (ADHS) oder Persönlichkeitsstörungen (-akzentuierungen), stellen bereits ab einer kleineren Gruppengröße eine zum Teil nur schwer zu bewältigende Herausforderung für die Therapeut:innen dar. Ab einer Gruppengröße von drei Teilnehmenden empfiehlt sich eine Co-Therapeut:innenschaft. Im Gruppensetting ist weiterhin darauf zu achten, dass ungünstigen Dynamiken vor, nach und während den Sitzungen entgegengewirkt wird. Ebenso sollte die Therapie-gruppe auch nicht zu heterogen sein hinsichtlich Alter, Reifegrad, Verhaltensproblemen, Psychopathologien und Art und Form der verübten Grenzverletzungen der Teilnehmenden.

Methodik. Das ThePaS vereint ein kognitiv-verhaltenstherapeutisches Vorgehen mit einem deliktpräventiven Ansatz. Es ist für einen ambulanten Rahmen konzipiert, ist aber auch in einem stationären Rahmen durchführbar. Altersentsprechend wird möglichst visuell, auditiv, haptisch, mit einprägenden Übungen, Arbeitsblättern und webbasierten Inhalten gearbeitet.

3.6.2 Module und Ablauf des ThePaS

Das ThePaS besteht, wie bereit erwähnt, aus Pflichtmodulen und flexiblen Modulen. Einen Überblick über alle Module des Programms bietet Abbildung 4.

Die Zusammenstellung der Module erfolgt erst nach Abschluss der Abklärungsphase und nach der Festlegung der Teilnehmenden. Die Dauer der Programmdurchführung hängt von der Anzahl flexibler Module ab. Handelt es sich um Teilnehmende mit langsamer Auffassungsgabe oder langsamem Arbeitstempo, kann es zudem sein, dass die Bearbeitung der Themen innerhalb der Sitzungen länger dauert und somit mehr Sitzungen bzw. Termine benötigt werden. Ähnliches gilt natürlich, wenn man eine kleine Gruppe mit einer Gruppe mit der Maximalanzahl an Teilnehmenden vergleicht. Die Zeitangaben in den jeweiligen Modulen sind als Richtwerte zu verstehen und beinhalten die Begrüßungs- und Verabschiedungsphase. Es kann aus verschiedenen Gründen (inhaltlicher, struktureller und prozessdynamischer Art) Sinn machen, davon abzuweichen. Ein Modul entspricht nicht zwingend einer Sitzung. Ebenso flexibel sollen Pausen sinnvoll gesetzt werden. Der Wechsel vom Einzel- zurück ins Gruppensetting und umgekehrt (Pflichtmodule P4, P7.2 und P8.2) muss formell und inhaltlich erklärt werden, damit die Teilnehmenden sich im neuen Setting wieder orientieren und sich darauf einstellen können.

Wird für die jeweilige Therapiesitzung im Gruppensetting weniger Zeit eingeräumt, steht zu wenig Raum zur Verfügung, um sich auf die Auseinandersetzung mit den Teilnehmenden in Bezug auf das zu behandelnde Thema wirklich einzulassen; wird die Dauer aber verlängert, lässt andererseits die Aufmerksamkeit der Teilnehmenden in der Regel nach und die einhergehende Ermüdung beeinträchtigt die Motivation und den Lerneffekt.

Wird die Intervention im Einzelsetting durchgeführt, können die gleichen Inhalte oft in einer Sitzung statt zwei bearbeitet werden, da die Teilnehmenden durch die erhöhte Aufmerksamkeit des:der Therapeut:in direkter in die Pflicht genommen und daher stringenter inhaltlich bedient werden können.

Trotz aller Flexibilität und Dehnbarkeit der Sitzungen hat es sich in der Praxis als nützlich erwiesen, sich an eine Grundstruktur zu halten und die Sitzungsanzahl bzw. die Anzahl der notwendigen Termine und somit die Dauer der Programmdurchführung zur Orientierung aller vor dem Start möglichst verbindlich zu festgelegen.

Geht man von einer zu empfehlenden Sitzungsdauer von 50 bis 60 Minuten aus, dann ist das ThePaS in der Minimalversion (Durchführung der obligatorischen Module ohne flexible Module) in ca. 17 Sitzungen + Auffrischungstermin zu absolvieren. In der Maximalversion (Durchführung mit Hinzunahme aller flexiblen Module) kommen 16 zusätzliche Sitzungen hinzu, was zu einer Gesamtsitzungsanzahl von ca. 33 Sitzungen (plus Auffrischungstermin) führt. Es empfiehlt sich, an einem Termin zwei Sitzungen à 50 bis 60 Minuten durchzuführen. Somit sind für die Durchführung des ThePaS ohne Vorabklärungstermine ca. 9 bis ca. 17 Doppelsitzungstermine notwendig. Abwesenheiten, Ferien und andere Gründe verhindern oft ein nahtloses Durchführen von wöchentlichen Sitzun-

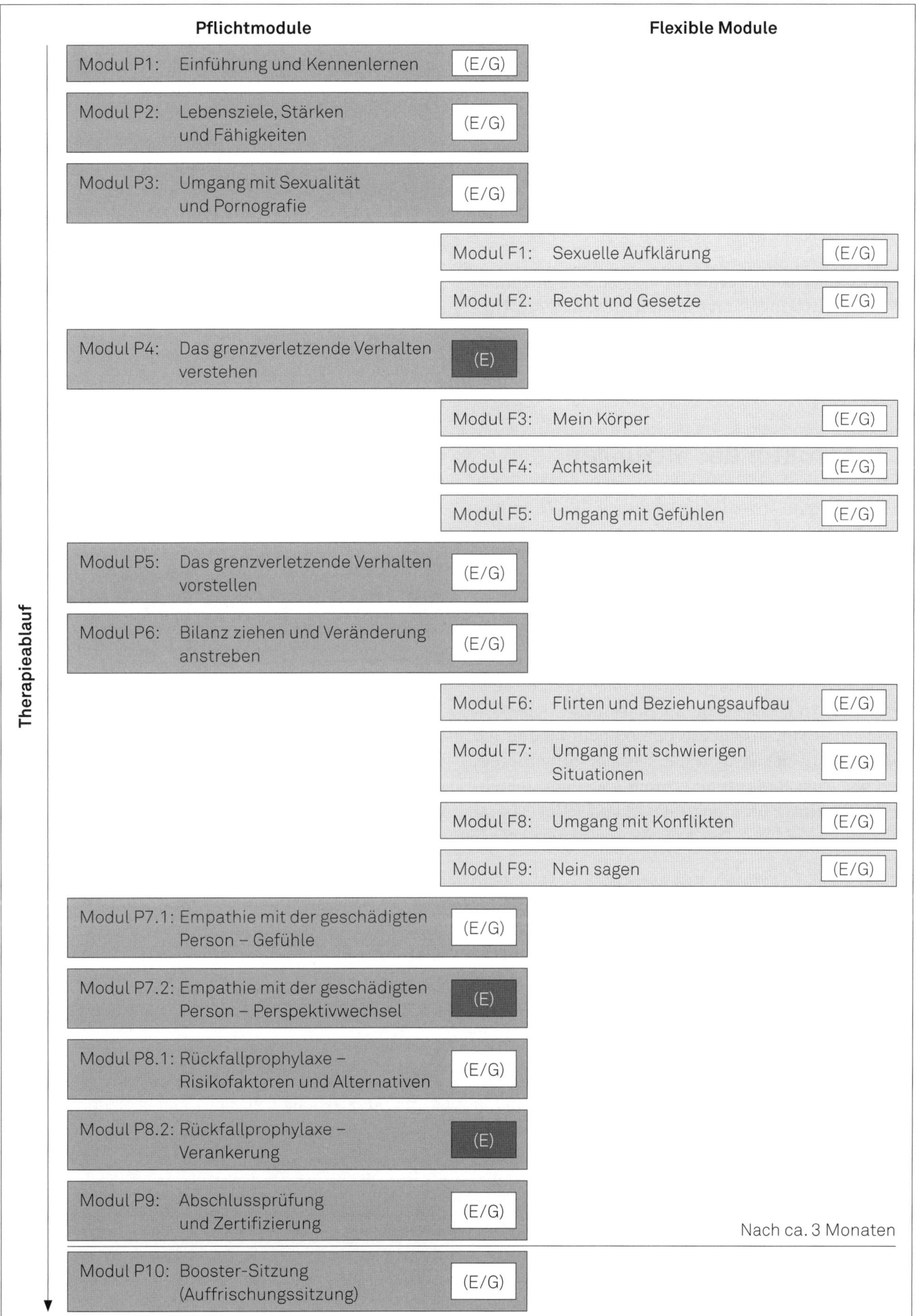

Abbildung 4: Modularer Aufbau und Ablauf des ThePaS (E/G = sowohl im Einzel- als auch im Gruppensetting durchführbar, E = Durchführung nur im Einzelsetting)

gen. Zuweilen sinnvoll und aus terminlichen Gründen notwendig ist die Durchführung mehrerer Sitzungen innerhalb von größeren Blöcken (Halbtage).

Beachte

Erfahrungsgemäß kann das Hauptprogramm des ThePaS (d.h. ohne Abklärungsphase und ohne Auffrischungssitzung) in mindestens drei und maximal sieben Monaten durchgeführt werden.

Zusammenfassend werden in Tabelle 3 noch einmal die in diesem Kapitel vorgestellten Merkmale des ThePaS dargestellt.

3.7 Struktur der Sitzungen

Es ist auf einen strukturierten Ablauf der Therapiesitzungen zu achten. Der:die Therapeut:in übernimmt dabei eine aktive Rolle (vgl. auch Kap. 3.9). Durch Einhaltung und Beachtung der Rahmenbedingungen, der vereinbarten Regeln und der Transparenz des Vorgehens wird den Teilnehmenden ein Gefühl der Sicherheit vermittelt. Das verringert die Sorge vor zusätzlicher Blamage, Strafe und weiterer Herabsetzung. In Gruppentherapien ist diese Sicherheit umso wichtiger, als gerade bei Teilnehmenden die Sorge, vor Gleichaltrigen das Gesicht zu verlieren, eine wichtige Rolle spielt. Durch klare und gleichbleibende Strukturen auch im Ablauf jeder Therapiesitzung erleben die Teilnehmenden eine gewisse Vorhersehbarkeit der zu besprechenden Themen. So lässt sich eine förderliche Arbeitsatmosphäre leichter etablieren. Dadurch werden die durch die Therapieauflage verursachte Verunsicherung und Anspannung der Teilnehmenden verringert. Es soll aber stets auch eine gewisse Flexibilität an den Tag gelegt werden, um auf Besonderheiten im Ablauf eingehen zu können, etwa wenn sich eine gute Gelegenheit bietet, ein wichtiges Thema zu vertiefen oder – im Gegensatz dazu – eine wenig ergiebige Diskussion rasch verlassen und zum nächsten Thema übergehen zu können.

Der Ablauf jeder Therapiesitzung im ThePaS ist strukturiert und insgesamt einheitlich gestaltet. Einen Halt gebenden Rahmen stellt der pünktliche Beginn und das pünktliche Ende jeder Therapiesitzung dar. Der in Tabelle 4 beschriebene Ablaufplan sollte als Grundorientierung für sämtliche Sitzungen dienen.

3.8 Abschluss des Programms

3.8.1 Abschlussprüfung

Um das Therapieprogramm ThePaS erfolgreich abzuschließen, ist vorgesehen, dass die Teilnehmenden eine Prüfung ablegen. Diese Prüfung wird von dem:der Therapeut:in am Ende des ThePaS, abge-

Tabelle 3: Merkmale des ThePaS

Setting	Gruppe mit zwei bis sechs Teilnehmenden, alternativ: Einzelsetting
Leitung	ein:e Therapeut:in (und ein:e Co-Therapeut:in)
Dauer	• flexibel • 9 bis 17 wöchentliche Doppelsitzungstermine à 2x 50 Minuten • Programmdauer mindestens 3 bis maximal 7 Monate (exkl. Auffrischungstermin)
Gruppensetting	geschlossene (allenfalls offene) Gruppe (mit durchgehend denselben Teilnehmenden, festgelegtem Beginn und Ende) Beachte: Module P4, P7.2 und P8.2 werden im Einzelsetting durchgeführt
Einzelsetting	festgelegter Beginn und festgelegtes Ende des Therapieprogramms
Methode	• kognitiv-verhaltenstherapeutische Ausrichtung, edukativ, übend • Kombination deliktfokussierten Vorgehens mit Fokus auf die Rückfallvermeidung und Ressourcenorientierung insbesondere auf Wissen und Fertigkeiten • modular-strukturiert unter Zunahme der entsprechenden Arbeitsmaterialien
Abschluss	bei erfolgreichem Durchlaufen des Therapieprogramms und Bestehen der Abschlussprüfung wird ein Zertifikat (Vorschlag, siehe Anhang) ausgehändigt

Tabelle 4: Grundstruktur der einzelnen ThePaS-Sitzungen

Element	Beschreibung	Ziele
Begrüßung beim Eintreffen	Markierung des sensiblen Moments des Eintreffens der Teilnehmenden in den Therapieraum. Jedes Gruppenmitglied sollte freundlich empfangen werden mittels spontaner, offener Beziehungsaufnahme: Ausdruck von Wohlwollen, Zuversicht, emotionale Wärme und Interesse mit entsprechender Geste, erweiterte Körperhaltung, zugewandtem Gesicht, Lachen, Nennung des Namens etc.	• Abbau von Widerständen, Unwohlsein und Abwehr • Verstärkung der persönlichen Verpflichtung und Bereitschaft zur Mitarbeit
Eingangsrunde	Der:die Therapeut:in eröffnet die Therapiesitzung und gibt eine kurze Rückschau auf die Inhalte der vergangene(n) Therapiesitzung(en): „Letzte Sitzung haben wir ... behandelt. Wir haben herausgefunden, dass ... Welche Erfahrungen in Bezug auf ... haben Sie in der letzten Woche gemacht?“ Besprechung der Hausaufgaben.	• Transfersicherung • Benennung der bearbeiteten Themen • Ernst nehmen der Prozesse zwischen den Sitzungen
Überblick über die kommende Sitzung	Der:die Therapeut:in fasst die Inhalte der aktuellen Sitzung zusammen und legt dar, welches Ziel damit verfolgt wird.	• Sicherstellung von Transparenz und Vorhersagbarkeit • Unterstützung der Aufmerksamkeit der Teilnehmenden auf das kommende Thema
Bearbeitung des Themas	Es werden entsprechend des Manuals die verschiedenen Inhalte unter Einbezug der Teilnehmenden bearbeitet.	• Inhaltsvermittlung • Vertiefung im Rahmen von Diskussionen mit den Teilnehmenden
10 Minuten Pause	Unterbrechung, Erholung, Smalltalk, Wechsel der Räumlichkeit	• Erholung
Weiterbearbeitung des Themas	Es werden nach Manual unter Einbezug der Teilnehmenden die weiteren Inhalte bearbeitet.	• Erhöhung der Konzentration und Stärkung der konsekutiven Aufnahmefähigkeit durch Pause und konsequentes Weiterarbeiten danach
Schlussrunde	Der:die Therapeut:in prüft die persönliche Relevanz des bearbeiteten Themas für die Teilnehmenden: „Nennen Sie einen Punkt dieser Sitzung, der heute für Sie besonders wichtig war und sagen Sie, wie dieser Ihnen im Alltag helfen könnte“.	• Verankerung des Themas • Transfersicherung
Verabschiedung	Abschluss und inhaltliche Abrundung der Therapiesitzung, Verabschiedung	• Verstärkung der persönlichen Verpflichtung und Bereitschaft zur Mitarbeit (z.B. Hausaufgaben)

stimmt auf die durchgeführten Module, zusammengestellt. Sie sollte sich auf die allgemeinen Inhalte des Therapieprogramms beziehen (generelle Wissensfragen u.Ä.) und im Speziellen auf die individuell relevanten Faktoren jedes einzelnen Gruppenmitglieds in Bezug auf die von ihm verübten sexuellen Grenzverletzung (eigene Risikofaktoren, deliktpräventive Strategien usw.) und in Bezug auf seine individuellen Wünsche, Zielen, Stärken usw. Die Prüfung sollte der deliktpräventiven Verankerung der Inhalte und dem Alltagstransfer dienen. Sie löst aber auch aus didaktischer Sicht einen Ansporn für die Teilnehmenden aus, indem sich diese nochmals Mühe geben (müssen), sich an das Gelernte zu erinnern.

3.8.2 Abschlusszertifikat

Wird diese ThePaS-Abschlussprüfung erfolgreich bestanden, wird den Teilnehmenden im Rahmen einer kleinen Zeremonie ein Zertifikat überreicht (vgl. Abb. 23 in Kap. 4.20). Damit wird der teilnehmenden Person und weiteren Beteiligten bestätigt, dass der:die Betreffende das Therapieprogramm ThePaS erfolgreich durchlaufen hat, und nun über die notwendigen Kenntnisse verfügt, sein:ihr zukünftiges Leben ohne Sexualdelikte zu gestalten. Es liegt nun in der eigenen Verantwortung, ob das im Rahmen des ThePaS erworbene Wissen in Zukunft auch genutzt wird. Hier kann es hilfreich sein, auf die Analogie des Erwerbs des Autoführerscheins zu verweisen. Das Zertifikat soll als Anerkennung für Einsatz und Durchhaltevermögen dienen. Als Erinnerung erhalten die Teilnehmenden zudem einen kleinen Talisman, der sie an die gelernten Inhalte erinnern soll.

3.8.3 Behandlungsbericht und Abschlussbeurteilung

Ein weiteres, zu empfehlendes Element des Therapieprogramms ThePaS ist – insbesondere im Fall einer behördlichen Zuweisung – der abschließende Behandlungsbericht. Darin werden die psychotherapeutischen Ansätze beschrieben und die in der Therapie erzielten Fortschritte benannt. Es sollten aber auch die Schwierigkeiten, die der:die Teilnehmende im Verlauf des ThePaS gezeigt hat, beschrieben werden. Im Bericht wird zudem eine aktuelle Rückfallrisikobeurteilung ausgearbeitet und eine Empfehlung für die weitere Maßnahmenplanung abgegeben. Damit wird dem Risk-Monitoring in der Fallführung Rechnung getragen.

3.8.4 Systemische Verankerung des absolvierten Programms

Der Bericht sollte – getreu dem systemischen Ansatz in der Behandlung von Kindern- und Jugendlichen – mit dem:der Betroffenen, der involvierten Behörde und den Eltern/Bezugspersonen besprochen werden. Eine solche abschließende fachliche Beurteilung sollte nicht nur im Falle nach wie vor bestehender Risikofaktoren vorgenommen werden, sondern insbesondere auch im gegenteiligen Fall (erfolgter zielführender Lerneffekt, positive Einschätzung des:der Therapeut:in), da es wichtig ist, dass auch erzielte Fortschritte im Sinne einer Orientierung für alle schriftlich festgehalten sind und mündlich – empfängergerecht – mitgeteilt werden. Dabei soll durchaus, auch in Anwesenheit aller, darauf hingewiesen werden, dass der:die Betroffene – falls dies zutrifft – eine gute Leistung erbracht hat und es ihm:ihr gelungen ist, das Therapieprogramm erfolgreich abzuschließen. Damit werden die gemeinsam verbrachte Zeit und die Arbeit positiv im Gedächtnis des:der Teilnehmenden und des Systems verankert. Zudem ermöglicht dies dem:der Betroffenen und den Eltern/Angehörigen, die negativ konnotierte „Sache“ „mit gutem Gewissen“ abzulegen und zu integrieren.

3.8.5 Booster-Sitzung

Die Booster-Sitzung (Auffrischungssitzung) dient dazu, die präventive Wirkung des ThePaS nach dessen Abschluss zu verlängern, indem durch diesen Termin eine letzte Anbindung über noch über einige Monate fortbesteht. Vor allem soll die Booster-Sitzung die Möglichkeit bieten, rückfallfördernde Situationen und Umstände, aber auch eigenes Verhalten, Gedanken und Fantasien, die mit einem erhöhten Rückfallrisiko einhergehen, zur Sprache zu bringen. Zudem kann dadurch auf einer generelleren Ebene ein Eindruck über den weiteren Verlauf der Lebensgeschichten der Teilnehmenden gewonnen werden. Die Sitzung bietet den Gruppenmitgliedern zudem die Möglichkeit, eine eventuelle eigene Bedürftigkeit und einen möglichen Wunsch nach weiterer Unterstützung anzubringen. In der Booster-Sitzung sollen nochmals einige bzw. die wichtigsten Inhalte des ThePaS in Erinnerung gerufen werden, im Sinne einer nochmaligen besseren Verankerung.

3.9 Allgemeine Hinweise für die Durchführung

3.9.1 Aktivierung der Teilnehmenden

Die Erfahrung in der Durchführung forensischer Gruppentherapieprogramme mit nicht freiwillig Teilnehmenden hat gezeigt, dass sich die meisten dennoch zur Auseinandersetzung mit ihren Verhaltensweisen bewegen lassen. Es ist in der Regel sogar eher ein Bedürfnis auszumachen, dass die Teilnehmenden ihre Verhaltensweisen, Meinungen und Einstellungen darlegen und rechtfertigen wollen. Faktoren wie eine sitzende Position, das vornehmlich Zuhören-Müssen oder das Vorherrschen von zu abstrakten Inhalten in den Therapiemodulen begünstigt aber ein Abgleiten in eine passive Haltung. Die Teilnehmenden werden dann unaufmerksam und der Lerneffekt wird eingeschränkt. Die Aktivierung der Teilnehmenden in den Therapiegruppensitzungen ist daher von erheblicher Bedeutung. Erklärende Sequenzen und Frontalunterricht sollten daher möglichst kurz gehalten werden. Insgesamt wird von den Teilnehmenden eine aktive Teilnahme an der Auseinandersetzung mit den zur Diskussion stehenden Themen im Rahmen der Therapiesitzungen gefordert. Bloßes Absitzen oder passive Verweigerung kann nicht toleriert werden und führt u.U. zum Ausschluss aus dem laufenden Therapieprogramm.

3.9.2 Einsatz abwechslungsreicher Unterrichtsmethoden

In jeder Sitzung sollte eine Vielzahl didaktischer Elemente zur Anwendung kommen, die dafür sorgen, dass die Atmosphäre anregend und abwechslungsreich bleibt. Neben kurzen Sequenzen von Frontalunterricht gehören dazu schriftliche Einzelarbeiten, Diskussionen in Zweiergruppen oder der Einsatz von Medien (wie Bildkarten, Video usw.). Um der fortschreitenden Digitalisierung bzw. der entsprechenden Orientierung der Teilnehmenden auf neue Technologien Rechnung zu tragen, empfiehlt es sich – wo sinnvoll – auf entsprechende Materialien zurückzugreifen. Auch sollten sich die Teilnehmenden im Gruppenraum immer wieder bewegen können. Daher sind Platzwechsel, verschiedene Arbeitsorte im Gruppenraum und Bewegungseinheiten nützliche Elemente.

3.9.3 Fokus auf Ressourcen und Fähigkeiten

Im Selbstverständnis der jungen Menschen in dieser Lebensphase geht es oft um Autonomie, Abgrenzung und Selbsterleben einhergehend mit einer Ambivalenz oder gar offenen Ablehnung gegenüber Ratschlägen von Erwachsenen. Daraus folgt, dass es etwa zu Widerständen führen kann, wenn der:die Therapeut:in den Teilnehmenden z.B. nahelegen möchte, auf Rauschmittel zu verzichten. Der Fokus sollte daher nicht (nur) auf Verbote und Defizite gelegt werden. In der Regel wird mehr erreicht, wenn die erwünschten Verhaltensweisen mit der Notwendigkeit einer Verbesserung der Selbstkontrolle und des Selbstwertgefühls in Verbindung gebracht werden, was von den Teilnehmenden wiederum Mut und persönliche Reife abverlangt. Die Konnotation prosozialer Verhaltensweisen als „selbstbestimmt", „autonom", „umsichtig", „unbeeinflussbar", „reif" oder „vorausschauend" ermöglicht es, dass trotz der geforderten Verhaltensänderungen das fragile Selbstkonzept der Teilnehmenden gestärkt wird.

Merke

Ermuntern und zutrauen statt predigen und tadeln!

3.9.4 Disziplin herstellen – Präzises Lob, präzise Kritik

Ein sichtbares Nachlassen der Aufmerksamkeit soll ebenso rasch unterbunden werden wie Störungen durch Zwischengespräche oder etwa durch Mobiltelefone. Klare Verhaltensregeln, die auch durchgesetzt werden, haben keinerlei negativen Einfluss auf die Bereitschaft zur Mitarbeit der Teilnehmenden, sondern schaffen erst die Grundlage einer förderlichen Arbeitsatmosphäre.

Positive und negative Rückmeldungen können die Mitarbeit der Teilnehmenden erheblich verbessern. Strengt sich jemand an, setzt sich mit der Thematik intensiv auseinander oder erlangt Einsichten, so sollte diesbezüglich nicht mit Lob gespart werden. Mangelndes Engagement, Gleichgültigkeit und störende Verhaltensweisen sollten aber auch nicht unkommentiert bleiben. Wichtig bei einer Kritik ist aber, dass damit keine Abwertung oder Bloßstellung der Teilnehmenden einhergeht, sondern nur ganz präzise das in Kritik geratene Verhalten benannt wird und gleichzeitig die möglichen Ressourcen der entsprechenden Person, die sie nutzen könnte, hervorgehoben werden. Immer sollte aber auch das erwartete Verhalten konkretisiert werden, wie z.B.: „Es genügt nicht, das Arbeitsblatt mit ‚Ja' oder ‚Nein' auszufüllen. Wir möchten, dass Sie ganze Sätze mit Beispielen formulieren". Lob oder Kritik sollen sich aber nicht auf eine Meinung eines einzelnen Gruppenmitglieds beziehen. Bei gravierendem und/oder anhaltendem Störverhalten kann und soll eine klärende Einzelsitzung durchgeführt werden.

3.9.5 Ansprache (Höflichkeitsform)

Wir empfehlen, die Teilnehmenden ab einem Alter von ca. 15 Jahren mit „Sie" anzusprechen. Viele Teilnehmende sind dies nicht gewohnt und bitten darum, geduzt zu werden. Außer bei spezieller individueller

Indikation sollte aber nicht von der Höflichkeitsform abgewichen werden. Im Rahmen des ThePaS werden die Teilnehmenden als eigenverantwortliche und mündige junge Menschen angesprochen. Das Benutzen der Höflichkeitsform unterstreicht diese Haltung. Als Grundsatz gilt, dass den Teilnehmenden des ThePaS trotz ihres grenzverletzenden Verhaltens bzw. der verübten Straftaten respektvoll begegnet wird.

3.9.6 Neutralität und Objektivität

Das in der Regel brüchige Selbstkonzept macht Teilnehmende besonders empfindlich gegenüber Kritik. Vergangenes Fehlverhalten sollte daher nicht übermäßig oder wiederholt kritisiert werden. Versuche, die Teilnehmenden dazu zu drängen, ihr vergangenes Fehlverhalten als „Fehler" zu benennen, führen in der Regel zu oberflächlichen Anpassungseffekten und verdecktem Widerstand. In der Regel genügt es als Arbeitsbasis, wenn die Teilnehmenden mit dem:der Therapeut:in übereinstimmen, dass sie in Zukunft keine weiteren Kontakte mehr mit den Behörden/dem Justizsystem diesbezüglich haben möchten.

3.9.7 Gleichmäßiger Einbezug jedes Gruppenmitglieds

Nicht alle Teilnehmenden bringen sich in gleichem Maße ein. Es ist daher darauf zu achten, dass auch diejenigen, die sich nicht von sich aus melden, direkt angesprochen und zur Mitarbeit aufgefordert werden. Weiter ist zu beachten, dass die gerade nicht in ein Gespräch involvierten Gruppenmitglieder aktiv bleiben, etwa indem sie zu Kommentaren zu den Äußerungen der im Fokus stehenden Person animiert werden.

Die Teilnehmenden sollen weder manipuliert noch zu sozial erwünschten Äusserungen gedrängt werden. Es geht darum, dass sie sich ihrer Einstellungen, Handlungen und deren Konsequenzen bewusst werden und selbst Bilanz ziehen. Die Aufgabe des:der Therapeut:in besteht darin, die Teilnehmenden durch diesen Klärungsprozess zu führen und sie auf Widersprüche hinzuweisen. Moralisierende Verhaltensweisen stellen sich diesem Prozess entgegen; vielmehr ist eine interessierte, nachfragende, durchaus aber auch hartnäckige Haltung angezeigt. Diese Haltung entspricht im Wesentlichen den Grundzügen des „Sokratischen Dialogs". In dieser Hinsicht bietet etwa das Sachbuch von Delfos (2015) *„Wie meinst du das?" Gesprächsführung mit Jugendlichen* hilfreiche Tipps.

3.9.8 Transparenz – Klare Aufträge erteilen

Oftmals lassen die Mitarbeitsbereitschaft und die Aufmerksamkeit der Teilnehmenden nach, wenn unklare Aufträge erteilt werden, die sie überfordern. Die Qualität der vonseiten der Teilnehmenden geleisteten Arbeit hängt in hohem Maße von der Klarheit des Auftrags und dann der Rückmeldung auf die gezeigte Leistung ab. Wenn von den Teilnehmenden beispielsweise keine einsilbigen Antworten, sondern ausformulierte Beispiele erwartet werden, so ist dies vorher entsprechend mitzuteilen.

3.9.10 Transfersicherung – Die Teilnehmenden arbeiten lassen

Wie wichtig die Transfersicherung ist, wurde bereits im Rahmen der grundlegenden Struktur der Sitzungen ausgeführt. Der Transfer in den Alltag kann aber nicht bloß in der Eingangs- und Schlussrunde der jeweiligen Therapiesitzungen gefördert werden, sondern auch durch Anregungen, Fragen und Kommentare des:der Therapeut:in während der gesamten Therapiesitzung. Fragen, die den Transfer fördern, sind etwa „Wie könnten Sie das in Ihrem Alltag umsetzen?" oder „Angenommen, heute Abend werden Sie sexuell angemacht: Wie würden Sie reagieren?" und „Machen Sie es uns doch gleich jetzt vor, wie Sie mit einer solchen Situation umgehen".

3.9.11 Repetition und Redundanz – Verankerung der wesentlichen Inhalte

Je nach Lern- und Aufnahmeniveau der Teilnehmenden und Komplexität des Einzelfalles kann und soll darauf geachtet zu werden, nicht allzu viele verschiedene Aspekte in einer Sitzung und über die Sitzungen hinweg abzuhandeln. Erfahrungsgemäß wird mit der Konzentration auf wenige, aber relevante Aspekte sowie deren – durchaus redundanter – Repetition über die Module hinweg ein nachhaltigerer Effekt im Sinne der Verankerung bei den Teilnehmenden erzielt.

3.9.12 Hausaufgaben

Auf der Basis der kognitiv-verhaltenstherapeutischen Methodik müssen die Teilnehmenden zwischen den Behandlungssitzungen regelmäßig Hausaufgaben und

Übungen erledigen, was der Verankerung und dem Praxistransfer der Lerninhalte dient sowie z. T. der Vorbereitung auf das nächste Modul. Auf das Einhalten dieser Anforderung wird Gewicht gelegt. Daher wird die Erledigung der Hausaufgaben grundsätzlich kontrolliert. Die Erledigung der Hausaufgaben soll verstärkend gelobt werden.

Nicht immer ist es sinnvoll bzw. notwendig, die Hausaufgaben im nachfolgenden Modul zu kontrollieren. Da die Module in ihrer Durchführung flexibel gehandhabt werden, muss der:die Therapeut:in je nach erfolgter Modulzusammenstellung von Modul zu Modul entscheiden, welches Vorgehen in dieser Hinsicht sinnvoll ist. Hinweise zu den auf die einzelnen Module zugeschnittenen Hausaufgaben finden sich in den Kapiteln 4.1 bis 4.21 jeweils in der Eingangsübersicht sowie im Abschnitt „Hausaufgabe".

Bei Nichterledigung der Hausaufgaben einzelner Teilnehmender soll das Versäumnis bzw. der Umgang damit wertneutral im Plenum angesprochen werden. Somit fühlen sich diejenigen, die die Hausaufgaben erledigen, indirekt bestärkt. Der Umgang mit der Nichterledigung ist je nach Einzelfallverständnis zu entscheiden. Es empfiehlt sich z. B., dass der:die Therapeut:in nach der Gruppensitzung mit der entsprechenden Person die Hausaufgabe nochmals bespricht. Bei mehrmaliger Nichterledigung der Hausaufgaben empfiehlt es sich, eine gruppenunabhängige Grundsatzbesprechung mit dem:der Betroffenen und/oder den Eltern und/oder der ggf. involvierten Behörde abzuhalten.

3.9.13 Arbeitsblätter

Es wird empfohlen, die Arbeitsblätter auszudrucken und diese an die Teilnehmenden zu Beginn des ThePaS auszuhändigen, mit der Aufforderung, daraus ein Arbeitsheft zu erstellen. Ob der:die Therapeut:in dies so handhaben oder die Arbeitsblätter lieber fortlaufend austeilen möchte, ist jedoch der persönlichen Entscheidung überlassen. Es ist daher auch offen, in welcher Form die Blätter abgegeben bzw. wieder eingesammelt werden (Ordner, Sichthüllen, zusammengeheftet, lose etc.). Eine kompakt zusammengeheftete Zusammenstellung geben Therapeut:in und Teilnehmenden erfahrungsgemäß eine gute Übersicht und Orientierung.

3.9.14 Hinweise auf Inhalte aus dem Internet

In einigen Modulen sind hilfreiche Internetlinks (YouTube-Videos, Informationsmaterial etc.) aufgeführt. Die Inhalte sind so ausgewählt, dass sie in deren Kerninhalt eine überdauernde Gültigkeit haben. Aufgrund der schnellen Entwicklung in diesem Bereich weisen wir jedoch darauf hin, dass diese Inhalte rasch veralten und nicht mehr zeitgemäß sein können oder ggf. unter den genannten Adressen nach einiger Zeit aktualisierte, zeitgemäßere Inhalte zur Verfügung gestellt wurden (dies ist vor allem bei Informationsmaterial wahrscheinlich). Es ist daher darauf zu achten, bei Inhalten und Material aus Internetquellen zeitgemäßes und/oder aktualisiertes Material zu verwenden.

3.9.15 „Gender-Aspekte"

Auf verschiedene Formen der Geschlechtsidentität wird im ThPaS nicht eingegangen (z. B. im Hinblick auf die Konzeption von Inhalten; erwähnt wird das Thema jedoch allgemein in den Modulen P3: Körper und Sexualität sowie F1: Sexuelle Aufklärung). In Einzelfällen (non-binäre Teilnehmende oder Geschädigte oder Thematisierung des Themas vonseiten der Teilnehmenden) kann es sinnvoll sein, die Thematik anzusprechen und die vorgegebenen Module in diese Richtung entsprechend zu ergänzen.

3.10 Infrastruktur

Für die Durchführung des ThePaS werden nur wenige Anforderungen an die räumlichen und technischen Voraussetzungen gestellt. Zunächst muss ein ruhiger und genügend großer Raum zur Verfügung stehen, der möglichst wenig ablenkende Elemente bietet. Es hat sich bewährt, mit den Teilnehmenden auf Stühlen in einem Kreis zu sitzen. Mit dem Platzieren der Stühle an Tischen wird schon allein durch die damit verbundene Körperhaltung eine Verminderung der Aufmerksamkeit provoziert. Für schriftliche Arbeiten sollten jedoch Tische zur Verfügung stehen. Weiter sind eine große Wandtafel (bzw. Flipchart, Whiteboard, Beamer oder Ähnliches) notwendig. Da viele Übungen und Inhalte für alle sichtbar schriftlich festgehalten werden sollen, sind Haftzettel und Schreibmaterial und ggf. andere Materialien notwendig. Schließlich wird in einigen Modulen ein Gerät zum Abspielen von Filmen/Filmsequenzen benötigt.

3.11 Qualifikation der Therapeut:innen

Die forensische Behandlung Minderjähriger bzw. Heranwachsender unterscheidet sich substanziell von den Behandlungsverfahren erwachsener Patient:innen. Die Betroffenen leben und machen ihre Erfahrungen in einem anderen sozialen und familiären Umfeld als Erwachsene. Sie stehen in höherem Maß unter der Kontrolle und dem Einfluss der für sie verantwortlichen Bezugspersonen. An sie werden andere Anforderungen und Erwartungen gestellt, und sie haben andere Rollen und Verpflichtungen zu erfüllen. Minderjährige und Heranwachsende experimentieren anders als Erwachsene. Sie lassen sich durch andere Dinge beeinflussen, stimulieren und motivieren. Ihre körperliche, kognitive und persönliche Reife muss im Zusammenhang mit der Beurteilung ihrer Verhaltensweisen besondere Berücksichtigung finden. Inadäquates, antisoziales oder sogar deviantes Verhalten der Teilnehmenden muss daher im Rahmen des biopsychosozialen Entwicklungsprozesses, in dem diese stehen, beurteilt werden. Die Behandlung von Minderjährigen bzw. Heranwachsenden stellt hohe Anforderungen an die Therapeut:innen des ThePaS und setzt daher voraus, dass diese über eine entsprechend fundierte Ausbildung verfügen.

Folgende Qualifikationen sollten Therapeut:innen, die das ThePaS durchführen, idealerweise vorweisen:

- abgeschlossene Psychotherapieausbildung; falls in Ausbildung bzw. noch keine fachliche Qualifikation vorliegt: mit Einbezug einer Supervision,
- forensische Ausbildung in Forensischer Psychotherapie und/oder Rechtspsychologie und/oder Forensischer Kinder- und Jugendpsychiatrie; falls keine fachliche Qualifikation vorliegt: mit Einbezug einer forensischen Supervision,
- Kenntnisse/Erfahrung in (kognitiver) Verhaltenstherapie,
- Erfahrung in der Durchführung von Gruppentherapien.

Kapitel 4
Module

4.1 Pflichtmodul P1: Einführung und Kennenlernen

Inhalt	Zeitrahmen
1. Begrüßung	5 Min.
2. Gegenseitiges Kennenlernen und Vertrauensbildung – Das Eis brechen	10–30 Min.
3. Anlass, Ziele und Inhalt des ThePaS sowie notwendige Regeln	25 Min.
Gesamtdauer	ca. 40–60 Min.

Ziele

- Eine gute Arbeitsatmosphäre ist etabliert und die Teilnahmemotivation ist gestärkt.
- Die Teilnehmenden kennen das Ziel des ThePaS.
- Die Teilnehmenden kennen die Inhalte und die wichtigsten organisatorischen Rahmenbedingungen.

Materialien

- ggf. Flipchart
- ggf. Blankozettel

Material für die Teilnehmenden:
- Arbeitsblatt P1A1: Die drei für mich wichtigsten Regeln des ThePaS

Material für die Therapeu:tinnen:
- Material P1M1: Inhalte des ThePaS
- Material P1M2: Rahmenbedingungen und Regeln des ThePaS

Hausaufgabe

Ausfüllen des Arbeitsblattes P1A1: Die drei für mich wichtigsten Regeln des ThePaS.

Allgemeine Hinweise

Im ersten Modul soll mit vertrauensbildenden Elementen eine freundliche, einladende Atmosphäre aufgebaut und etabliert werden. Es geht darum, Ängste, Misstrauen und Vorbehalte der Teilnehmenden abzubauen. Die Ausführungen zu den organisatorischen Rahmenbedingungen sollen möglichst sachlich und neutral präsentiert werden. Diese Informationen stecken den Rahmen ab, in dem das ThePaS durchgeführt wird. Sie sollen den Teilnehmenden Halt und Orientierung geben.

4.1.1 Begrüßung

Die Teilnehmenden werden beim Eintreffen in den Therapie-/Gruppenraum von der Person, die die therapeutische Verantwortung für die Durchführung des Therapieprogramms übernommen hat und als Hauptansprechperson während dieser Zeit für die Teilnehmenden zur Verfügung steht, einzeln mit Namen begrüßt und willkommen geheißen. Es soll deutlich gemacht werden, dass der:die Therapeut:in das Therapieprogramm mit Zuversicht angeht und sich auf eine gute Zusammenarbeit mit den Teilnehmenden freut.

Willkommen im Therapieprogramm ThePaS. Schön, dass Sie da sind. Mein Name ist (...). Ich bin der:die Therapeut:in und ich freue mich, Sie nun noch näher kennenzulernen zu dürfen. Mit einigen von Ihnen habe ich ja bereits schon in den Abklärungsgesprächen gesprochen. Ich werde Sie nun durch das ThePaS begleiten und stehe Ihnen als Ansprechperson für Fragen und Anliegen zur Verfügung. Wir steigen gleich mit einer kurzen Vorstellungsrunde ein, um uns gegenseitig besser kennenzulernen.

4.1.2 Gegenseitiges Kennenlernen und Vertrauensbildung – Das Eis brechen

Weil es im Therapieprogramm ThePaS um das Thema Sexualität und um grenzverletzendes Verhalten geht, erschweren oft Zurückhaltung, Misstrauen, Ängste, Scham und ein generelles Unbehagen den Teilnehmenden den Einstieg in eine konstruktive Zusammenarbeit. Vertrauensbildende Maßnahmen müssen daher an den Anfang des Therapieprogramms gestellt werden, um Widerstände abzubauen und ein Aufeinanderzugehen zu ermöglichen. Das erste Zusammentreffen und die erste Kontaktaufnahme der therapeutischen Leitung mit den Teilnehmenden und der Teilnehmenden untereinander sind daher für den Verlauf und den Erfolg des ThePaS von Bedeutung.

Bei der Intervention „Das Eis brechen“ geht es darum, Vorbehalte und Vorurteile abzubauen und Kontakt aufzunehmen, indem man sich dem Gegenüber vorstellt.

Nachfolgende Übungen haben zum Ziel, dass sich die Teilnehmenden und die therapeutische Leitung sowie die Teilnehmenden untereinander näher kennenlernen. Sie sollen im Rahmen der Übungen aktiv aufeinander zugehen und Hemmschwellen abbauen. Es soll das gegenseitige Interesse aneinander geweckt werden. Falls notwendig, wird die Art und Weise der Kontaktaufnahme unter den Teilnehmenden zusätzlich noch von der therapeutischen Leitung unterstützt.

Die unten benannten Übungen können auch durch andere, vergleichbare Übungen ersetzt werden, soweit diese ebenso den Kontakt zwischen der therapeutischen Leitung und den Teilnehmenden sowie den Teilnehmenden untereinander fördern bzw. das Aufeinanderzugehen erleichtern.

4.1.2.1 Übungen für das Gruppensetting

Aus den folgenden Übungen können mehrere ausgewählt werden:

- *Übung 1: Sich nach dem Alter anordnen.* Alle Teilnehmenden sollen sich im Raum in einer Reihe nach dem Alter geordnet aufstellen, wobei sie sich selbst über ihr Alter verständigen müssen. Anschließend werden alle nach ihrem tatsächlichen Alter gefragt.
- *Übung 2: Sich nach der geografischen Lage seines Wohnortes, seines Heimatortes, seines Herkunftslandes u. Ä. anordnen.* Alle Teilnehmenden sollen sich im Raum gemäß der geografischen Lage des Wohnortes, Heimatortes, Herkunftslandes aufstellen, wobei die Himmelsrichtungen vorgegeben werden. Anschließend werden alle nach ihrer Herkunft gefragt.
- *Übung 3: Persönliches Interview.* Der:die Therapeut:in schreibt die Begriffe „Name“, „Alter“, „Schule“, „Ausbildung“, „Interessen“, „Freund:innen“, „Hobbys“, „aktuelle Beziehung“, „vorgeworfenes Fehlverhalten“ und „Familie“ auf die Flipchart. Die Teilnehmenden werden in Zweiergruppen eingeteilt, deren Mitglieder sich noch nicht kennen. Jedes Paar erhält zweimal fünf Minuten Zeit, um sich gegenseitig zu den oben genannten Begriffen Fragen zu stellen, wie z. B. „Wie alt bist du?“, „In welche Klasse gehst du?“ etc. Anschließend stellen alle ihr Gegenüber den anderen vor. Die nicht beteiligten Gruppenmitglieder werden dazu angeregt, ergänzende Fragen zu stellen.
- *Übung 4: Persönliche Vorstellung.* Der:die Therapeut:in schreibt die Begriffe „Name“, „Alter“, „Schule/Ausbildung“, „Interessen“, „Freund:innen“, „Hobbys“, „aktuelle Beziehung“, „vorgeworfenes Fehlverhalten“ und „Familie“ auf die Flipchart. Der:Die Teilnehmende wird dazu aufgefordert, zu jedem der Stichworte für sich Notizen zu machen, um sich danach mündlich selbst vorzustellen.

4.1.2.2 Übungen für das Einzelsetting

Aus den Übungen können ausgewählt werden:

- *Übung 5: Eine Liebesgeschichte.* Der:die Therapeut:in bittet den:die Teilnehmende:n, eine Liebesgeschichte zu erzählen, die ihn:sie berührt hat. Das kann ein Märchen, ein Roman oder auch ein Theaterstück sein oder auch einfach nur eine Geschichte, die man gehört hat. Danach wird auf die zentralen Inhalte der Geschichte eingegangen, die diese zu einer Liebesgeschichte machen.
- *Übung 6: Eine Liebesgeschichte.* Die Teilnehmenden werden gebeten, jeweils den Titel einer Liebesgeschichte (Märchen, Geschichte, Roman, Film etc.), die ihnen gefallen hat, auf einem Zettel zu notieren. Diese Zettel werden danach an eine Pinwand geheftet. Der:die Therapeut:in liest im Anschluss daran die verschiedenen Titel vor. Danach werden die Teilnehmenden nach den Gefühlen, die bei den benannten Geschichten eine Rolle gespielt haben, gefragt.
- *Übung 7: Mein erster Schwarm.* Im ThePaS steht das Thema Liebe bzw. Sexualität im Vordergrund. Liebe bzw. Sexualität beinhaltet auch, Umgang mit einem Gegenüber, mit einer anderen Person zu haben. Es hat sich daher bewährt, gleich zu Beginn der Therapie diesen Aspekt aufzugreifen. Der:die Therapeut:in fordert die Teilnehmenden auf, sich an ihren „Schwarm", an die erste „Schwärmerei für eine andere Person" zu erinnern und zu berichten, wann und wo die ersten Liebesgefühle aufgetaucht sind, wie diese sich angefühlt haben und wie diese das persönliche Verhalten beeinflusst haben. Auch kann berichtet werden, wie die Geschichte dann weiter verlaufen ist.

4.1.3 Inhalte, Rahmenbedingungen und Regeln des ThePaS

Überblick über die Inhalte des ThePaS geben. Den Teilnehmenden werden nun in der Übersicht der Anlass, die Rahmenbedingungen und die Zielsetzung des Therapieprogramms ThePaS nochmals verdeutlicht und dessen Inhalte kurz vorgestellt. Der:die Therapeut:in leitet das Programm ein:

> Ich möchte Ihnen nun die Inhalte und die Ziele des ThePaS vorstellen, damit es für Sie klarer wird, um was es hier in den nächsten gemeinsamen Therapiesitzungen gehen soll.

Unter Berücksichtigung des Kontextes, in dem das ThePaS durchgeführt wird, sollen folgende, in Tabelle 5 angeführten Punkte aufgegriffen werden. Diese Inhalte liegen auch als Arbeitsmaterial für Therapeut:innen vor (Material P1M1).

Viele Jugendliche und junge Erwachsene haben Schwierigkeiten, sich an Strukturen zu halten. Sie erscheinen dann entweder zu spät zum Gespräch, verpassen oder vergessen die Therapiesitzung ganz oder haben die Hausaufgaben nicht erledigt. Werden diese Schwierigkeiten der Teilnehmenden nicht beim Einstieg in das Therapieprogramm angesprochen, können später erhebliche Schwierigkeiten auftreten, welche dann auch den Erfolg des Therapieprogramms schmälern können. Wenn z.B. Verspätungen toleriert werden, kann das dazu verleiten, dass auch die weiteren vereinbarten Regeln aufgeweicht werden. Wir empfehlen daher, über den Sinn von grundlegenden Regeln zu diskutieren, um dann gemeinsam die Rahmenbedingungen des ThePaS festzulegen (vgl. Kap. 3.4, vgl. auch Tab. 6). Es ist dann aber wichtig, dass die gemeinsam vereinbarten Regeln auch eingehalten und dass die mit den Regelverstößen verbundenen Konsequenzen vollzogen werden. Die Inhalte aus Tabelle 6 liegen auch als Arbeitsmaterial für Therapeut:innen vor (Material P1M2).

Die strikte Durchsetzung der vereinbarten Rahmenbedingungen hat unserer Erfahrung nach keinen negativen Einfluss auf die Bereitschaft der Teilnehmenden zur Mitarbeit. Im Gegenteil bietet sie einen soliden Rahmen, über den die Teilnehmenden nicht mehr verhandeln müssen. Es bleibt damit mehr Raum für die eigentliche therapeutische Arbeit. Diese Klarheit schätzen erfahrungsgemäß auch die Teilnehmenden.

Rahmen des ThePaS vorstellen. Zum Thema Rahmenbedingungen und Regeln kann der:die Therapeut:in wie folgt überleiten:

> Jetzt würde ich gerne mit Ihnen über die Rahmenbedingungen sprechen, die sicherstellen sollen, dass wir in unserer Zusammenarbeit im ThePaS erfolgreich sind.

Für die Einhaltung der Rahmenbedingungen (insbesondere das regelmäßig pünktliche Erscheinen) ist es wichtig, dass den Teilnehmenden die Zusammenarbeit zwischen dem:der Therapeut:in und der zuweisenden Behörde und/oder den Eltern bewusst ist. Es muss den Teilnehmenden von Beginn an klar sein, dass Regelverstöße gemeldet werden und nicht folgenlos bleiben (vgl. Behandlungsvereinbarung, Kap. 3.4).

Tabelle 5: Inhalte des ThePaS

Inhalte	Formulierungsvorschlag
Anlass des ThePaS	
Begangene Grenzverletzung	„Sie haben die Grenzen im intimen Umgang nicht respektiert. Um mehr über Sexualität und über den Umgang mit dem Gegenüber im Intimkontakt und in einer Partnerbeziehung zu lernen, nehmen Sie jetzt am Therapieprogramm ThePaS teil."
Ziele des ThePaS	
Rückfallvermeidung	„Es ist aus der Forschung bekannt, dass, wer bereits als Jugendliche:r Grenzen verletzt hat, ein erhöhtes Risiko mit sich trägt, auch als Erwachsene:r Grenzen nicht zu respektieren. Dieses erhöhte Risiko sollten Sie bei sich daher verringern. Oberstes Ziel des Therapieprogramms ThePaS ist es, dass Sie nicht rückfällig werden. Ihre Teilnahme am ThePaS stellt eine Möglichkeit dar, wie Sie das angehen können. Kurz gesagt: Die Behörden möchten sich nicht mehr mit einer erneuten Grenzverletzung von Ihnen auseinandersetzen müssen. Die Behörde finanziert daher Ihre Teilnahme am ThePaS-Therapieprogramm. Ich gehe aber davon aus, dass auch Sie nichts mehr mit den Behörden zu tun haben wollen. Es gibt also ein gemeinsames Ziel von Ihnen und der zuweisenden Behörde."
Reintegration	„Des Weiteren wird mit dem ThePaS das Ziel verfolgt, dass Sie Ihre weitere Entwicklung ohne größere Schwierigkeiten durchlaufen können und sich die notwendigen Kompetenzen aneignen, um ein tragfähiges Mitglied der Gesellschaft zu werden."
Weitere Therapieziele	„Um das Rückfallrisiko zu senken und Ihre soziale Reintegration zu fördern, haben Sie ja bereits bei der Behandlungsvereinbarung mit der verantwortlichen Behörde noch weitere für Sie wichtige Ziele festgelegt, die Sie im Rahmen des ThePaS erreichen wollen."
Inhalte des ThePaS	
Fähigkeiten und Stärken/Lebenspläne, Lebensziele	„Im ThePaS werden Sie auf der Grundlage Ihrer Fähigkeiten und Stärken Ihre Lebenspläne und Lebensziele weiterentwickeln. Sie werden realitätsnah erarbeiten, welche Voraussetzungen Sie benötigen, um Ihre Ziele zu erreichen."
Sexualität	„Sie werden Informationen zum Thema Sexualität von uns erhalten. Sie werden auch Ihre eigene Sexualität und die damit verbundenen Gefühle besser kennenlernen und sich damit auseinandersetzen. Fragen, wie intime Beziehungen aufgenommen und gestaltet werden können, erarbeiten wir gemeinsam. Sie werden sich auch mit der Frage beschäftigen, wie Sie mit inadäquaten sexuellen Angeboten umgehen können."
Rechtsprechung	„Im Rahmen des ThePaS habe Sie auch die Möglichkeit, sich mit rechtlichen Fragen auseinanderzusetzen. Bei Bedarf gehen wir auch auf die Reaktion des Justizsystems auf Ihr Fehlverhalten ein. Zudem besprechen Sie die Gesetze im Bereich ‚Sexuelle Integrität', damit Sie wissen, welche Handlungen gegen das Strafrecht verstoßen."
Therapeutische Auseinandersetzung mit dem grenzverletzenden Verhalten und Bilanzierung	„Sie werden sich im Rahmen des ThePaS intensiv mit Ihrem Fehlverhalten auseinandersetzen. Damit Sie erneutes grenzverletzendes Verhalten vermeiden können, müssen Sie wissen, warum Sie sich so verhalten haben und was Sie damit erreichen wollten. Wir werden zusammen herausarbeiten, welche Nachteile, aber auch welche Vorteile Ihnen Ihr grenzverletzendes Verhalten gebracht hat."
Opferempathie	„Um verstehen zu können, wie sich Ihr Handeln auf das Opfer ausgewirkt hat, müssen Sie sich in die Situation des Opfers hineinversetzen. Wenn Sie die Verantwortung für Ihr Verhalten übernehmen und wissen, welche Folgen Ihr Verhalten für das Opfer hatte, ist die Gefahr kleiner, dass Sie wieder grenzverletzendes Verhalten zeigen."
Rückfallvermeidung	„Sobald Sie wissen, wie es zu Ihrem grenzverletzenden Verhalten gekommen ist, werden wir zusammen Tipps und Tricks erarbeiten, die Ihnen helfen, in Zukunft grenzverletzendes Verhalten zu vermeiden. Wir besprechen z.B. Möglichkeiten, wie Sie Grenzen einhalten und dennoch eine befriedigende Sexualität leben können."

Tabelle 5: Fortsetzung

Inhalte	Formulierungsvorschlag
Handlungspläne	„Alle Teilnehmenden erarbeitet im ThePaS für sich einen ‚Handlungsplan'. Dieser Handlungsplan ist eine Hilfestellung und unterstützt Sie in kritischen Situationen (in denen Sie sich früher vielleicht erneut grenzverletzend verhalten hätten), Ihre Verantwortung wahrzunehmen und Ihr Verhalten zu steuern."
Abschlussprüfung und Zertifizierung	„Was Sie im ThePaS gelernt haben, wird am Ende überprüft. Die mündliche Prüfung wird pro Person ca. 20 Minuten dauern. Die Prüfung hilft Ihnen, sich alles zu merken, was Sie gelernt haben. Falls Sie die Prüfung bestehen, wird dann im Rahmen einer Zertifizierung das Therapieprogramm offiziell abgeschlossen. Sie erhalten zum Schluss ein von mir unterschriebenes Zertifikat, in dem alle bearbeiteten Themen aufgelistet sind. Sie verfügen nach Abschluss des ThePaS über die notwendigen Fertigkeiten, in Zukunft rückfallfrei durchs Leben gehen zu können."
Booster-Sitzung	„Drei Monate nach der letzten Therapiesitzung findet eine sog. Booster-Sitzung, d.h. eine Auffrischungssitzung, statt. In dieser überprüfen wir, ob Ihnen das Gelernte im Alltag wirklich geholfen hat, keine Grenzverletzungen/Delikte mehr zu begehen."
Zusätzliche Inhalte des ThePaS	
Erhöhung der sozialen Kompetenz	„In zusätzlichen Lerneinheiten haben Sie die Möglichkeit, Ihre sozialen Kompetenzen zu verbessern, sei das im Umgang mit Ihrem Körper und/oder mit Ihren Gefühlen, sei das im Aufbau von Beziehungen bzw. im Umgang mit schwierigen Situationen und/oder Konflikten."

Tabelle 6: Rahmenbedingungen und Regeln des ThePaS

Rahmenbedingung	Formulierungsvorschlag
Allgemeiner Rahmen	
Dauer des ThePaS	„Die Anzahl der Sitzungen wurde auf Ihre Bedürfnisse hin angepasst. Das ThePaS umfasst (...) Module, welche in einer Zeitspanne von ca. (...) Monaten mit Ihnen erarbeitet werden sollen. Die ThePaS-Therapiesitzungen finden einmal wöchentlich zur gleichen Zeit statt und dauern ca. 90 Minuten *(bei nur einer teilnehmenden Person: ca. 60 Minuten)*. Bei den Gruppensitzungen gibt es nach ungefähr einer Dreiviertelstunde eine kurze Pause von zehn Minuten." *Allgemeiner Hinweis:* Insgesamt gibt es zehn Pflichtmodule (P1 bis P10). Diese zehn Module werden jeweils bei jedem Therapieprogramm durchgeführt. Zusätzlich können dazu weitere Module mit Zusatzthemen aufgegriffen werden. Diese ergänzenden Module werden als flexible Module bezeichnet (F1 bis F10).
Behandlungsvereinbarung	„Sie haben ja zusammen mit der zuweisenden Behörde und Ihren Eltern bzw. Ihrer Bezugsperson eine Behandlungsvereinbarung unterschrieben. Wir sprechen nun über die Rahmenbedingungen, die eine erfolgreiche Zusammenarbeit sicherstellen sollen. Ich werde nun einige wichtige Punkte, mit denen Sie sich ja bereits beim Abschluss der Behandlungsvereinbarung einverstanden erklärt haben, nochmals aufgreifen."
Rechte und Pflichten der Teilnehmenden	
Ehrlichkeit und Offenheit	„Damit wir gut zusammenarbeiten können, sind einige Verhaltensregeln nötig. Sie kennen diese bereits aus der Behandlungsvereinbarung. Insbesondere sind gegenseitige Ehrlichkeit und Offenheit für die Durchführung des ThePaS zentral. Beim Verheimlichen und/oder beim Beschönigen von Ereignissen steigt das Risiko, dass Sie sich erneut grenzverletzend verhalten. Für Ihr Verhalten während und nach dem ThePaS tragen Sie die Verantwortung. Sie müssen sich im Klaren darüber sein, dass Sie für erneutes grenzverletzendes Verhalten dann auch die Konsequenzen tragen."

Tabelle 6: Fortsetzung

Rahmenbedingung	Formulierungsvorschlag
Mitarbeit	„Sie werden nur Erfolg haben, wenn Sie mitmachen. Es genügt nicht, dass sie einfach nur ‚absitzen' und abwarten, bis das ThePaS an Ihnen vorbeigezogen ist. Es ist wichtig, dass Sie sich zu den verschiedenen Themen äußern und sich an den Übungen bzw. Aufgabenbestellungen beteiligen. Sie erhalten auch Aufgaben, die Sie bis zur nächsten Therapiesitzung zu Hause zu erledigen haben. Es ist für Ihren Erfolg im ThePaS wichtig, dass Sie die Hausaufgaben auch machen. Es ist vielleicht für Sie hilfreich, wenn Sie die Arbeitsblätter in einer persönlichen Mappe abheften, damit Sie am Ende des ThePaS diese dann auch nochmals anschauen können. Auf jeden Fall ist es wichtig, dass Sie jeweils die ausgefüllten Arbeitsblätter zur nächsten Therapiesitzung mitbringen, damit wir diese dann auch gemeinsam besprechen können."
Gewalt	„Gewalttätigkeiten und/oder Drohungen und/oder Beschimpfungen gegen andere, auch im Rahmen des Therapieprogramms, dulden wir nicht. So wird auch in den Sitzungen das Beisichführen von Waffen und/oder gefährlichen Gegenständen nicht toleriert."
Alkohol und Drogen	„Bereits aus den Behandlungsvereinbarungen wissen Sie auch, dass Sie, wenn Sie unter Alkohol- oder Drogeneinfluss stehen, nicht zu den Sitzungen zugelassen werden. Wenn ich während der Therapiestunden bemerke, dass Sie unter Drogen- und/oder Alkoholeinfluss stehen, werde ich die Sitzung abbrechen. Sie müssen diese dann nachholen."
An- und Abwesenheits-regelungen	„Es ist wichtig, dass miteinander vor Therapiebeginn klare Absprachen getroffen werden, wie mit unentschuldigter Abwesenheit, Krankmeldungen und dem Zuspätkommen von Teilnehmenden umgegangen werden soll. Sie haben sich ja bereits in der von Ihnen unterzeichneten Behandlungsvereinbarung verpflichtet, an allen Therapiesitzungen des Programms teilzunehmen (vgl. Punkt 7 der Behandlungsvereinbarung: ‚Teilnahmepflicht'). Sollten Sie aber dennoch einmal verhindert sein, müssen Sie sich bei der therapeutischen Leitung bzw. bei der ausführenden Institution 24 Stunden vor Beginn abmelden. Wenn Sie sich zu spät oder gar nicht abmelden, wird das den Behörden sowie den Eltern bzw. den Bezugspersonen *(bei Unterbringung den Betreuenden)* gemeldet. Eine verpasste Sitzung müssen Sie in derselben Woche nachholen." *Vorschlag betreffend Abwesenheiten:* Die Teilnehmenden dürfen insgesamt höchstens zweimal unentschuldigt bei einer ThePaS-Sitzung fehlen. Eine verpasste Sitzung muss in der gleichen Woche bei dem:der Therapeut:in nachgeholt werden. Wird eine dritte Sitzung verpasst, kann es sein, dass nach Rücksprache mit der zuständigen Behörde der:die Teilnehmende eventuell das ganze Therapieprogramm wiederholen muss oder die Intervention abgebrochen wird. „Es ist auch wichtig, dass die Therapiesitzungen immer pünktlich beginnen und enden können. Das funktioniert aber nur, wenn Sie alle pünktlich zur Therapiesitzung erscheinen. Nur so ist ein konzentriertes Arbeiten miteinander möglich. Es ist daher notwendig, dass Sie immer einige Minuten vor Beginn zur Therapiesitzung da sind. Wer zu spät kommt, egal aus welchem Grund, kann nicht mehr zur Therapiesitzung zugelassen werden. Ihre Abwesenheit muss dann als Absenz den Behörden gemeldet werden."
Standortsitzungen	„In der Behandlungsvereinbarung wurden Sie auch darüber informiert, dass nach Abschluss des ThePaS eine Standortbestimmungen stattfinden wird, wozu neben der Behörde und der unterzeichnenden Therapeut:in/den unterzeichnenden Therapeut:innen auch Ihre Eltern bzw. Sorgeberechtigten eingeladen werden."
Weitere Verhaltensregeln	„Bitte denken Sie daran, dass Sie Ihr Mobiltelefon vor der Sitzung jeweils ausschalten. Wenn eine andere Person spricht, schweigen Sie bitte und unterbrechen die andere Person nicht, bis sie zu Ende gesprochen hat. Behalten Sie alles, was Sie im ThePaS über andere Teilnehmende erfahren, für sich."

Tabelle 6: Fortsetzung

Rahmenbedingung	Formulierungsvorschlag
Eingeschränkte Schweigepflicht	„Alle am ThePaS Mitarbeitenden sind an die Schweigepflicht gebunden. Sie sind aber in einer *forensischen* Behandlung. Das heißt, dass es eine enge Zusammenarbeit mit den Institutionen und den Verantwortlichen der Jugendstrafrechtspflege oder Zivilbehörde gibt. Meine Schweigepflicht ist daher in einigen Punkten eingeschränkt: Ihre *Risikofaktoren bzw. Risikosituationen* (dies können spezifische Kontakte, Situationen und Befindlichkeiten sein, welche das Risiko, dass Sie rückfällig werden, erhöhen) darf ich offenlegen. Am Ende des ThePaS oder auch auf Anfrage der Behörden werde ich *Behandlungsberichte* erstellen. Darin nehme ich Stellung, wie das ThePaS verlaufen ist und welche Fortschritte Sie erzielt haben. Sie dürfen jeden Bericht lesen und mit mir besprechen, bevor ich diese dann verschicke. In bestimmten Situationen darf ich einige Informationen aus der Behandlung z.B. an Ihre Eltern bzw. Bezugspersonen oder die Institution weitergeben. Dies können z.B. Risikofaktoren bzw. Risikosituationen sein, die bei Ihnen zu einem Rückfall führen. Bevor ich Informationen aus der Therapie weitergebe, werde ich Sie informieren. Wenn es zu Situationen kommt, die für andere oder für Sie selbst gefährlich werden könnten (Aggression, Straftat, Suizidalität), werde ich Maßnahmen zu Ihrem Schutz bzw. zum Schutz von Dritten ergreifen. Auch darüber werde ich Sie vorher informieren."
Grenzverletzendes Verhalten	„Zur Deliktprävention ist es wichtig, dass Sie im ThePaS auch über früheres Fehlverhalten offen sprechen. Auch erneutes Fehlverhalten oder Situationen, die mit einem erhöhten Risiko für einen Rückfall einhergehen, sollten Sie rasch offenlegen."
Neues und früheres grenzverletzendes Verhalten	„Verhalten Sie sich wieder grenzverletzend oder begehen Sie eine Straftat, werde ich Ihnen dazu raten, dass Sie diese selbst den Behörden melden (Selbstanzeige). Erst wenn Sie das nicht tun, werde ich unmittelbar oder spätestens im nächsten Therapiebericht eine Meldung an die Behörde machen. Wenn Sie bereits erwachsen sind (ab vollendetem 18. Lebensjahr), kann dies eine Anzeige bei der Staatsanwaltschaft bedeuten. Bei geringfügigem (sexuell) grenzverletzendem Verhalten kann ich oder die zuständige Institution entscheiden, ob die Behörde darüber informiert wird. Wann immer möglich, werden wir versuchen, eine Lösung zu finden, damit Sie das ThePaS fortsetzen können. Kommt im ThePaS von Ihnen früher verübtes grenzverletzendes Verhalten bzw. eine verübte Straftat zur Sprache, welche nicht angezeigt oder nicht aufgedeckt wurde (Dunkelfeld), leite ich das in der Regel nicht an die Behörden weiter."
Systemische Einbettung, Einbezug der Eltern	„Am Ende des ThePaS sprechen wir in einer Sitzung mit der auftraggebenden Instanz und allen weiteren Beteiligten, so auch Ihren Eltern bzw. Bezugspersonen, darüber, welche Fortschritte Sie im Rahmen des ThePaS erzielt haben (abschließende Standortsitzung). Zudem informiere ich, wie ebenso bereits erwähnt, die auftraggebende Behörde mit einem Bericht darüber, wie das ThePaS bei Ihnen gelaufen ist: ob Sie regelmäßig teilgenommen haben, ob und welche Fortschritte Sie erzielen konnten und welche Schwierigkeiten es gab. Der Therapiebericht enthält auch eine Gesamtbeurteilung und Empfehlungen für ggf. notwendige weiterführende Maßnahmen."

4.1.4 Hausaufgabe

Bis zur nächsten Sitzung sollen alle Teilnehmenden das Arbeitsblatt P1A1 (Drei für mich wichtige Regeln des ThePaS) ausfüllen (vgl. auch Abb. 5). Sie werden darin aufgefordert, drei für sie wichtige Regeln zu benennen. Zudem sollen sie begründen, warum gerade diese Regeln einen erfolgreichen Verlauf und Abschluss des Therapieprogramms ThePaS sichern.

Arbeitsblatt P1A1 **Modul P1: Einführung und Kennenlernen**

Die drei für mich wichtigsten Regeln des ThePaS

Nennen Sie drei für Sie wichtige Regeln, die einen erfolgreichen Verlauf des ThePaS sichern. Begründen Sie danach, warum gerade diese Regeln für Sie wichtig sind.

Regel 1: *Pünktlichkeit*

Begründung, warum Regel 1 wichtig ist:

Es ist wichtig, dass alle da sind, wenn die Therapiesitzung beginnt, und nicht verspätet einer oder auch mehrere hereinplatzen und das Gespräch stören.

Regel 2: *Abwesenheiten*

Begründung, warum Regel 2 wichtig ist:

Es ist wichtig, dass man sich rechtzeitig abmeldet, denn dann kann auch geschaut werden, ob eine Gruppensitzung überhaupt möglich ist. Wenn immer wieder Leute fehlen, bricht die Gruppe zusammen. Es ist darum notwendig, dass man das Fehlen auf einmal Fehlen beschränkt.

Regel 3: *Gruppenregeln*

Begründung, warum Regel 3 wichtig ist:

Es ist mir schon klar, dass ich nicht betrunken oder mit Drogen vollgedröhnt in der Therapie erscheinen darf, denn dann kann ich ja auch gar nichts aufnehmen und störe die anderen nur.

Abbildung 5: Beispielhaft ausgefülltes Arbeitsblatt P1A1

4.2 Pflichtmodul P2: Lebensziele, Stärken und Fähigkeiten

Inhalt	**Zeitrahmen**
1. Lebenspläne und Lebensziele	30 Min.
2. Fähigkeiten und Stärken	30 Min.
3. Wie lassen sich die Chancen steigern, die Lebensziele zu erreichen?	20 Min.
Gesamtdauer	ca. 80 Min.

Ziele

- Die Teilnehmenden vergegenwärtigen sich ihrer prosozialen Zukunftspläne und -ziele.
- Die Motivation der Teilnehmenden für eine prosoziale Lebensgestaltung wird angeregt.
- Die Selbstkompetenzüberzeugung und Zuversicht der Teilnehmenden im Hinblick auf die Erreichung ihrer Lebensziele werden gestärkt.

Materialien

Material für die Teilnehmenden:
- Arbeitsblatt P2A1: Meine Lebenspläne und Lebensziele
- Arbeitsblatt P2A2: So kann ich meine Ziele erreichen

Hausaufgabe

Gespräch mit einer Bezugsperson über Stärken, Fähigkeiten und Strategien, um die persönlichen Ziele zu erreichen (notieren auf Arbeitsblatt P2A2: So kann ich meine Ziele erreichen).

Allgemeine Hinweise

Damit die Teilnehmenden in möglichst umfassender Kenntnis tatsächlicher Konsequenzen eine Entscheidung für oder gegen künftiges grenzverletzendes Verhalten fällen können (vgl. Modul P6 in Kap. 4.11), müssen sie sich zunächst darüber klar werden, welche Lebenspläne und Lebensziele sie im Leben überhaupt verfolgen. Dabei ist es nicht (primär) wichtig, ob die Vorstellungen aus Sicht des:der Therapeut:in realistisch oder angemessen sind – wichtig ist, dass die Teilnehmenden sich darüber bewusst werden, dass sie Zukunftsvorstellungen haben und dass sie dazu fähig sind, diese zu erreichen. Damit wird die Grundlage für die Einsicht gelegt, dass die Erfüllung solcher Pläne und Ziele auch durch eigenes Verhalten gefördert oder aber gefährdet wird. Die Aufgabe des:der Therapeut:in besteht darin, den Teilnehmenden ihre wesentlichen Lebenspläne und Lebensziele bewusst zu machen. Eine moralische, nach gesellschaftlichen Normen orientierte Unterweisung ist zu unterlassen. In der Regel geben die Teilnehmenden eine ganze Reihe nicht dissozialer Lebenspläne und Lebensziele an (Familiengründung, Arbeitsstelle, Integration in die Familie, Wohlstand, ein „anständiger" Mensch sein, Minimalziel „keine Probleme mit der Justiz bekommen"). Diese sind zwar teilweise wenig konkret und weit in der Zukunft gehalten. Deren Erfüllung wird aber meist unbestritten durch das Ausüben von weiterem grenzverletzenden Verhalten bedroht, und so können sie i.S. des ThePaS gut genutzt werden.

4.2.1 Lebenspläne und Lebensziele

Der:die Therapeut:in leitet das erste Thema der Sitzung mit folgenden Worten ein:

> Es ist wichtig, dass Ihnen klar ist, ob es sich für Sie lohnt, sich nicht mehr grenzverletzend zu verhalten. Dabei ist es wichtig, dass Sie wissen, welche Lebenspläne und welche Lebensziele Sie für Ihre Zukunft haben.

Einzelarbeit. Die Teilnehmenden füllen das Arbeitsblatt P2A1 (Meine Lebenspläne und Lebensziele) aus (vgl. Abb. 6). Sie werden dazu eingeladen, über ihre Lebenspläne bzw. Lebensziele in den wichtigen Lebensbereichen Familie, Arbeit, Freizeit, Freundschaft, Liebe/Partnerschaft und weiteren Bereichen (z.B. Geld etc.) nachzudenken und die Gedanken dazu in Worte zu fassen.

Plenum. Im Anschluss werden die Überlegungen der Teilnehmenden (Wie sieht Plan X aus? Weshalb ist Ihnen Ziel Y wichtig?) im Plenum diskutiert. Ziel der Diskussion ist die Bewusstmachung positiver, prosozialer Zukunftspläne und dass die meisten von uns (die anderen Teilnehmenden, Menschen allgemein) ähnliche Vorstellungen davon haben.

Arbeitsblatt P2A1 | Modul P2: Lebensziele, Stärken und Fähigkeiten

Meine Lebenspläne und Lebensziele

Was möchten Sie in Ihrem Leben alles erreichen?

Familie: *eine treue Frau und zwei Kinder*
kein Streit mit meinem Vater

Arbeit: *irgendetwas Handwerkliches*
einen eigenen Imbissstand

Freizeit: *nicht mehr nur „herumhängen"*
weniger kiffen

Freundschaft: *die falschen Freunde meiden*
nur noch solche Freunde, die nichts mit der Polizei zu tun haben, vielleicht aus dem Fußball-verein

Liebe/Partnerschaft: *eine Freundin finden*

Weitere:

Abbildung 6:
Beispielhaft ausgefülltes Arbeitsblatt P2A1

4.2.2 Fähigkeiten und Stärken

Der:die Therapeut:in leitet die Übung mit folgender Frage ein:

> Sie bringen Fähigkeiten und Stärken mit, um Ihre Lebenspläne und Lebensziele zu verwirklichen. Welche Fähigkeiten und persönliche Stärken sind das bzw. könnten das sein?

Plenum. Alle Teilnehmenden nennen nun persönliche Fähigkeiten und Stärken und/oder Strategien, die ihnen helfen, ihre Lebenspläne umzusetzen, um ihre Ziele zu erreichen (Talent x, Stärke y, Fertigkeit z, z. B. Durchhaltevermögen, Optimismus, Stressresistenz usw.). Möglicherweise ist es einzelnen Teilnehmenden unangenehm, eigene Stärken zu nennen. Wohlwollende Unterstützung durch die therapeutische Leitung sind hier nötig, ggf. auch eine konkrete Hilfestellung wie z. B.: „Was würden Ihre Eltern/ein Freund/eine Freundin ... sagen, was Sie gut können?"

Nennt jemand keine überragenden oder spezifischen Stärken, sollten im ressourcenorientierten Sinn implizite, niederschwellige und/oder vermeintlich selbstverständliche Faktoren genannt werden: die Schule „durchziehen", seit zwei Monaten nicht mehr rauchen, dem Lieblingsfußballverein die Stange halten, eine gute Beziehung zur Mutter haben usw.

Arbeitsblatt P2A2 — Modul P2: Lebensziele, Stärken und Fähigkeiten

So kann ich meine Ziele erreichen

Lebensziel	Fähigkeiten und Stärken, die mir helfen, mein Ziel zu erreichen	Ratschläge zur Erhöhung der Chancen, das Ziel zu erreichen
eine feste Arbeit haben	Wenn ich etwas will, dann erreiche ich es auch	Onkel: „Was sein muss, muss sein" Mitteilnehmer: „Mir hilft es, an das Geld zu denken, dass ich dann irgendwann verdiene"
Familie	Loyalität	Vater: „Familie ist das Wichtigste" Mitteilnehmer: „Damit man nicht einsam ist"
viele Länder bereisen	abenteuerlustig sein	Mitteilnehmer: „Zuerst arbeiten gehen!" Selbst erarbeitet: „offen sein für Neues"
Geld verdienen	ich stehe jeden Tag früh auf	Mutter: „Dann musst du aber in der Schule aufpassen"
ein eigenes Business aufbauen	ich kenne mich mit Essenspezialität X sehr gut aus. Ich bin ehrgeizig!	Sozialarbeiterin der Behörde: „Dann darfst du keine Delikte mehr begehen"
...	...	...

Abbildung 7:
Beispielhaft ausgefülltes Arbeitsblatt P2A2

4.2.3 Wie lassen sich die Chancen steigern, die Lebensziele zu erreichen?

Gruppendiskussion. Im Gruppenaustausch soll es nun darum gehen, welche Faktoren für und welche gegen das Erreichen ihrer Ziele sprechen. Es soll die Erkenntnis angestoßen werden, dass es durch Eigenanteile möglich ist, die Wahrscheinlichkeit der Zielerreichung zu erhöhen (Stärkung der Selbstkompetenzerwartung bzw. des Selbstbewusstseins). Darüber hinaus werden Ratschläge gesammelt und ggf. gegeben, wie die Pläne noch besser umgesetzt bzw. die Ziele eher erreicht werden können. Die Resultate und Ratschläge werden in der Tabelle auf Arbeitsblatt P2A2 (vgl. Abb. 7) notiert. Diese Übung gibt Anlass zu altersentsprechenden bzw. jugendtypischen Diskussionen unter strukturierten und moderierten Bedingungen und soll für die Teilnehmenden bereichernd wirken.

Beachte

Achten Sie dabei darauf, dass angemessene, wohlwollende und konstruktive Rückmeldungen gegeben werden.

4.2.4 Hausaufgabe

Alle Teilnehmenden fragen eine Bezugsperson (in der Regel eine ältere und reifere Person ihres Vertrauens), ob sie einen Rat geben kann, wie der:die Betreffende die auf dem Arbeitsblatt P2A1 (Meine Lebenspläne und Lebensziele) formulierten Lebensziele erreichen könnte. Der Ratschlag wird auf dem alles umfassenden Arbeitsblatt P2A2 (So kann ich meine Ziele erreichen; vgl. Abb. 17) notiert. Die Hausaufgabe soll im nächsten Modul im zeitlich sinnvollen Rahmen besprochen werden.

4.3 Pflichtmodul P3: Umgang mit Sexualität und Pornografie

Inhalt	Zeitrahmen
1. Körper und Sexualität	30 Min.
2. Was ist Sexualität?	45–75 Min.
3. Umgang mit Pornografie und sozialen Medien	45 Min.
Gesamtdauer (bei jüngeren Teilnehmenden das Modul evtl. auf mehrere kürzere Sitzungen aufteilen)	ca. 120–150 Min.

Ziele

- Die Teilnehmenden haben ein grundlegendes Wissen zum Köper und zur Sexualität.
- Die Teilnehmenden kennen das Modell „Sexocorporel" zur Sexualität mit vier verschiedenen Aspekten.
- Die Teilnehmenden kennen die Unterschiede von Sexualität in Pornografie vs. Sexualität im wirklichen Leben und sind bezüglich Sexualität in den sozialen Medien sensibilisiert.

Materialien

- Flipchart, ggf. Pinnwand
- Klebeband und/oder Pinnadeln zum Befestigen
- Blankokärtchen

Material für die Teilnehmenden:
- Arbeitsblatt P3A1: Meine eigene Sexualität

Material für die Therapeu:tinnen:
- Material P3M1: Bereiche der Sexualität

Hausaufgabe

Keine

Allgemeine Hinweise

Dies ist das erste Modul zum Themengebiet Sexualität, in welchem der Körper, ein vereinfachtes Modell der Sexualität und der Umgang mit Pornografie/sozialen Medien thematisiert werden. In einigen der flexiblen Module wird auf die sexuelle Aufklärung (F1) und den Beziehungsaufbau (F6) eingegangen. Das Modul P3 beinhaltet viel Wissensvermittlung. Es besteht daher die Gefahr, dass vor allem jüngere, aber auch kognitiv schwächere Teilnehmende überfordert sind. Es bietet sich daher an, dieses Modul im Einzelsetting mit solchen Teilnehmenden auf zwei Sitzungen aufzuteilen und spielerischer zu gestalten.

4.3.1 Körper und Sexualität

Das Reden über Sexualität bedingt, dass man die Körperteile kennt, welche mit der Sexualität zusammenhängen. Mit dem Wissen und der Sprache werden Hemmungen abgebaut. Es ist wichtig, dass die Teilnehmenden sich trauen lernen, über Sexualität und den Körper zu sprechen, damit mögliche Hemmungen abgebaut werden können. In einer Gruppenübung werden Bezeichnungen zu den sexuellen Körperteilen (inkl. innere Organe) gesammelt und damit die Grundlagen zu einer gemeinsamen Sprache erarbeitet.

Plenum. Der:die Therapeut:in zeichnet jeweils einen Umriss einer männlichen und einer weiblichen Person für alle sichtbar auf. Im Plenum werden Begriffe und Bezeichnungen zu den primären und sekundären Geschlechtsmerkmalen gesammelt. Der:die Therapeut:in zeichnet die Geschlechtsmerkmale in die entsprechenden Umrisse ein und schreibt jeweils mögliche Bezeichnungen dazu auf. Schließlich wird für jedes Geschlechtsmerkmal ein Begriff definiert, welcher das Merkmal am besten beschreibt und möglichst neutral ist und keine negative oder sexistische Wertung beinhaltet.

Der männliche und der weibliche Körper haben besondere Merkmale. Diese sind für die Sexualität wichtig und unterscheiden die Geschlechter. Man spricht von primären und sekundären Sexual- oder Geschlechtsmerkmalen. Ich habe hier für alle sichtbar zwei Körperformen eingezeichnet. Wir wollen nun versuchen, bei beiden die wichtigsten Geschlechtsorgane einzuzeichnen und zu benennen. Fangen wir mit dem männlichen Körperschema an. Wer kennt die körperlichen Geschlechtsmerkmale des Mannes? ... Wer kennt die körperlichen Geschlechtsmerkmale der Frau?

Neben den männlichen und weiblichen Geschlechtstypen gibt es auch Personen, welche sich keinem Geschlecht eindeutig zuordnen können. Es ist wichtig, dass der:die Therapeut:in dies thematisiert und dass auch die Möglichkeit von gemischten oder nicht eindeutig zuordenbaren Personen Erwähnung findet. Es soll zudem darauf hingewiesen werden, dass man ein „biologisches Geschlecht" und ein „psychisches Geschlecht" unterscheiden kann bzw. dass es Personen gibt, welche sich trotz eines biologisch eindeutigen Geschlechts sich nicht an dieses gebunden fühlen und sich als anderes als dieses definieren.

Bei der Benennung der Sexualorgane wird jedoch auf die binäre Geschlechtsidentität von Mann und Frau zurückgegriffen unter der Erwähnung, dass es eben auch nicht binäre Identitäten gibt.

Geschlechtsorgane und Geschlechtsmerkmale

Beim Mann

- *Primäre Geschlechtsmerkmale:* der Penis, der Hodensack, die Schwellkörper, die Vorhaut und die Eichel, die Prostata und die Samenblase
- *Sekundäre Geschlechtsmerkmale* (die sich in der Pubertät entwickelnden, körperlichen Geschlechtsmerkmale): der einsetzende Bartwuchs, der Stimmbruch (durch die Vergrößerung des Kehlkopfs verursacht), die Scham- und Achselbehaarung, die vergrößerten Brustwarzen

Bei der Frau

- *Primäre Geschlechtsmerkmale:* äußerlich sichtbar sind der Venushügel, die Klitoris, die großen und kleinen Schamlippen, innerlich und nicht sichtbar sind die beiden Eierstöcke, der Eileiter, die Gebärmutter und die Scheide
- *Sekundäre Geschlechtsmerkmale:* die Brüste, die Körperbehaarung (Scham- und Achselbehaarung), die Rundung der Hüften

4.3.2 Was ist Sexualität?

Die Sexualität und deren Entwicklung können von verschiedenen Gesichtspunkten her beleuchtet werden. Es gibt verschiedene Modelle, wie sich Sexualität entwickelt. Allen Modellen gemeinsam ist jedoch die Tatsache, dass es sich um ein Zusammenspiel verschiedener sich gegenseitig mehr oder weniger beeinflussender Faktoren handelt. Bei der Entwicklung der Sexualität können vier verschiedene Bereiche/Ebenen betrachtet werden. Im Rahmen des ThePaS sollen zentral biologische, kognitive, emotionale und soziale Faktoren der Sexualität diskutiert werden. Das hier dargestellte Modell (vgl. Abb. 8) orientiert sich an einem biopsychosozialen Verständnis menschlicher Geschlechtlichkeit (Beier, 2006) und dem Modell „Sexocorporel" von Jean-Yves Desjardins (Chatton, Desjardins, Desjardins & Tremblay, 2005; Desjardins, 1996).

Zur Bearbeitung dieses Themas werden zunächst Begriffe in Einzelarbeit erarbeitet; anschließend zeigt der:die Therapeut:in das Modell der Sexualität (Material P3M1, vgl. auch Abb. 8) und gibt zu jedem der vier Bereiche eine kurze Einführung. Im Anschluss werden die von den Teilnehmenden erarbeiteten Begriffe den vier Themenkreisen zugeordnet, und es wird ein Arbeitsblatt zur Reflexion der eigenen Sexualität bearbeitet.

Einzelarbeit. Der:die Therapeut:in verteilt Blankokärtchen an die Teilnehmenden, auf welchen sie alles, was ihnen zum Thema Sexualität in den Sinn kommt, aufschreiben sollen (Stichworte, ca. zehn Minuten Zeit).

Wir wollen nun in das Thema Sexualität eintauchen und die verschiedenen Aspekte von Sexualität herausarbeiten. Machen Sie sich Gedanken zu Liebe und Sexualität. Schreiben Sie in Stichworten auf je einem Zettel auf, was Ihnen zu diesen Themen einfällt. Das kann bspw. „Selbstbefriedigung" oder „Penis" oder „kein Sex vor der Ehe" sein. *(zehn Minuten)*

Wissensvermittlung. Das Modell der Sexualität (Material P3M1: Aspekte der Sexualität, Seite 1) wird für alle sichtbar auf der Flipchart oder der Pinnwand fixiert und um das Bildmaterial zu den einzelnen Bereichen ergänzt (Material P3M1, Seiten 2 bis 5: körperliche Sexualität, emotionale Sexualität, Wissen zu Sexualität, Verhalten/soziale Sexualität, vgl. Abb. 9).

Ich werde Ihnen nun ein einfaches Modell der Sexualität vorstellen, das zeigt, was Sexualität alles umfasst. Sexualität ist nicht einfach nur „Sex haben". Sexualität beinhaltet verschiedene Bereiche, die sich gegenseitig beeinflussen. Hier sehen Sie, was Sexualität alles beinhaltet *(Material P3M1 zeigen)*. Es gibt vier verschiedene Bereiche von Sexualität. Wir werden versuchen, die von Ihnen gerade notierten Begriffe diesen vier Themenfeldern zuzuordnen. Sie können sich, während ich Ihnen

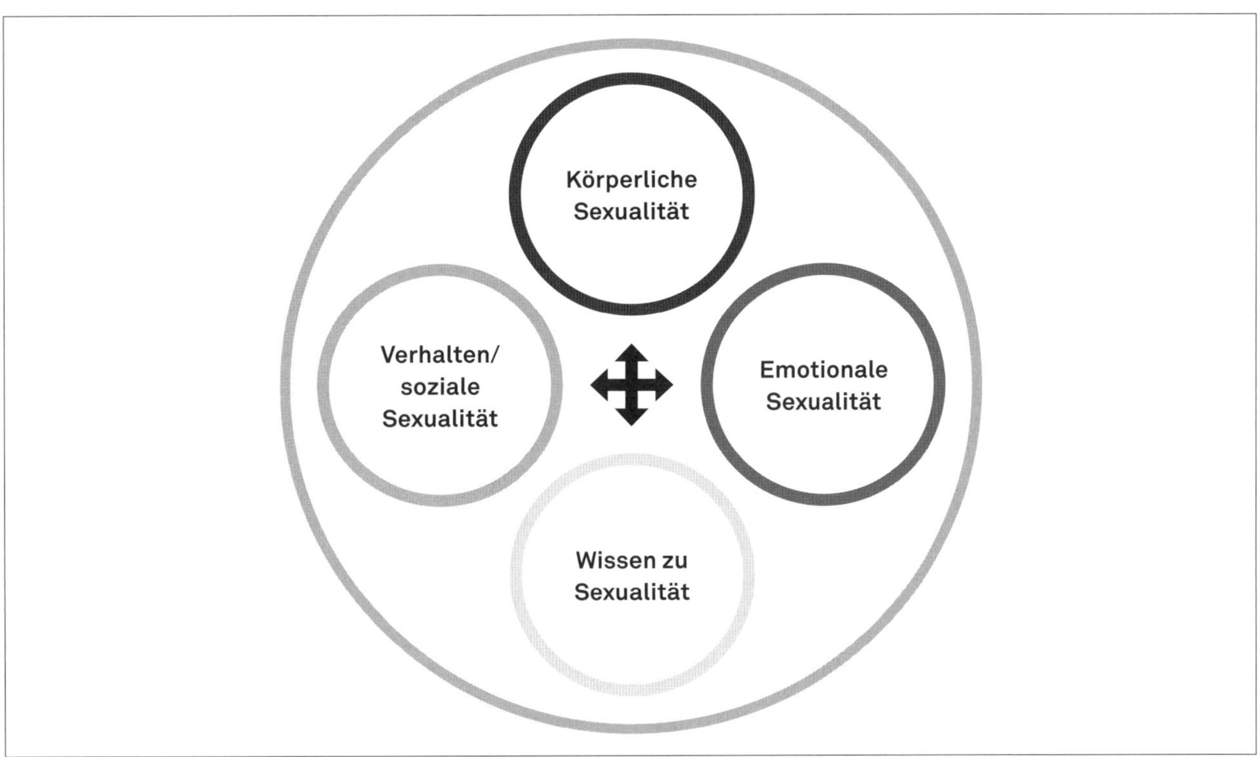

Abbildung 8: Modell der Sexualität (in Anlehnung an Beier, 2006)

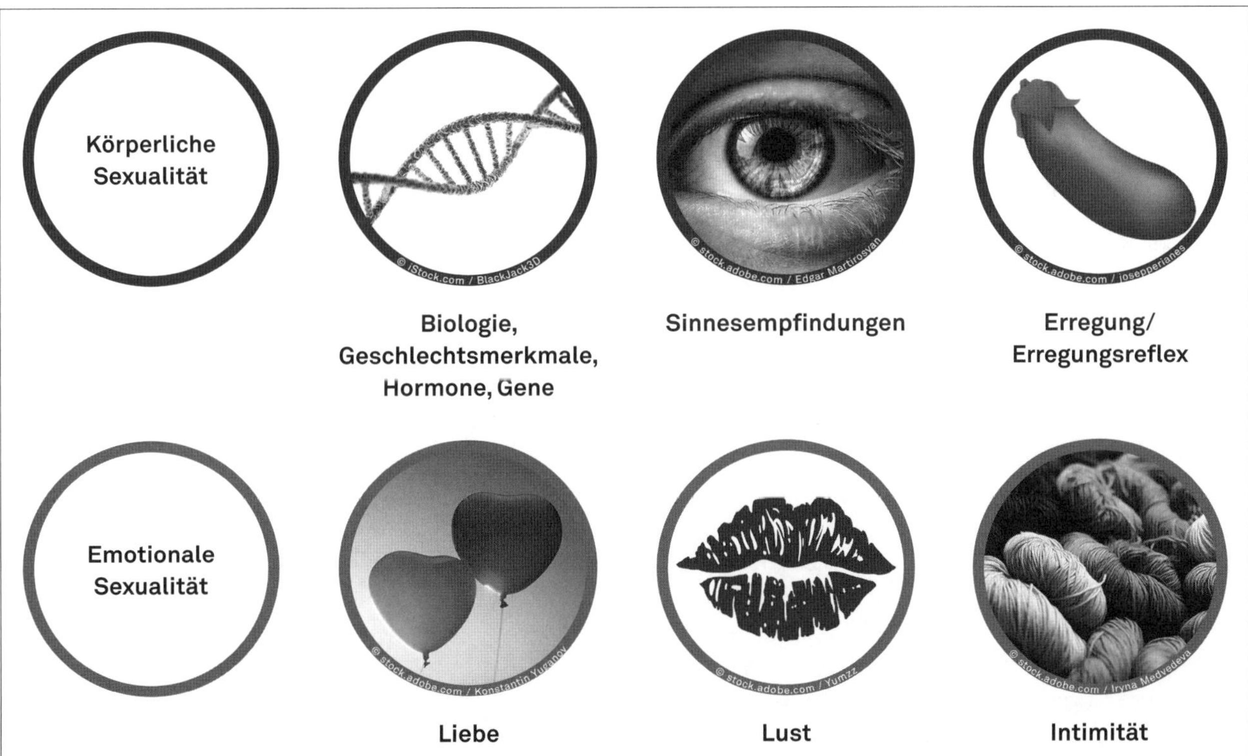

Abbildung 9: Relevante Aspekte der körperlichen und emotionalen Sexualität (Beispiele aus Material P3M1)

das Modell erkläre, schon einmal Gedanken machen, wo Sie Ihre Stichworte zuordnen würden.

Zur *körperlichen Sexualität* wird ausgeführt:

Ein Teil der Sexualität ist der Körper und die darin ablaufenden biologischen Vorgänge. Beispiele dafür sind unsere Gene, welche Dinge in unserem Körper und Verhalten steuern. Diese bestimmen auch, was von einer zur nächsten Generation vererbt wird (z. B. ein bestimmtes Aussehen). Die Gene sind auch dafür verantwortlich, ob unser Körper weibliche oder männliche Hormone produziert und damit unser biologisches Geschlecht bestimmt. Bei einem Teil von Personen ist eine Zuordnung nicht eindeutig; sie sind weder männlich noch weiblich, sondern sexuell divers. Die Sinnesempfindungen wie das Sehen, Riechen und natürlich das Spüren mit dem Körper sind für das Erleben der Sexualität wichtig. Gewisse Reaktionen unseres Körpers sind auch direkt von unserem Körper bestimmt. Sexuelle Erregung geht mit entsprechenden körperlichen Reflexen einher. So z. B. die Ausbildung einer Erektion beim Mann oder die Durchblutung der Vagina bei einer Frau.

Zum Bereich der *emotionalen Sexualität* erläutert der:die Therapeut:in:

Ein weiterer Teil der Sexualität ist der emotionale Teil. Er beinhaltet die Gefühle in Bezug auf Sexualität. Das sind nicht nur das körperliche Empfinden und die sexuelle Erregung. Es sind auch die Gefühle von Liebe, von Lust, Unlust und das Gefühl von Nähe/Intimität zu nennen. Auch die sexuelle Ausrichtung, also z. B. Homo- oder Heterosexualität oder eine anderweitig ausgerichtete Sexualität sind wichtige Teile der emotionalen Sexualität. Man nennt die sexuelle Ausrichtung auch sexuelle Orientierung. Diese kann sich z. B. auf das andere Geschlecht (Heterosexualität), auf das gleiche Geschlecht (Homosexualität) oder auf beide Geschlechter (Bisexualität) beziehen. Ein Teil von Personen empfindet auch keine sexuelle Anziehung (Asexualität) oder empfindet das Geschlecht als unwichtig für die sexuelle Anziehung (Pansexualität). Zur emotionalen Sexualität gehört auch das Gefühl, Mann oder Frau zu sein oder eben gerade sich weder Mann noch Frau zugehörig zu empfinden (eine sexuell diverse Identität). Im Bereich der sexuellen Identität sind auch die Begriffe „transgender" (für Personen, die sich als emotional anders empfinden als ihr biologisches Geschlecht) und „transsexuell" (für Personen, die sich zwar dem eigenen biologischen Geschlecht zugehörig empfinden, aber die sich gerne wie das andere Geschlecht darstellen, also z. B. so kleiden und verhalten) anzusiedeln.

Zum *Wissen über Sexualität* kann folgende Erläuterung gegeben werden:

Ein weiterer Bereich ist, was wir über Sexualität wissen und denken. Dabei spielt eine Rolle, wie gut wir sexuell aufgeklärt sind. Es spielt auch eine Rolle, was wir von den Normen und Werten halten, die in unserer Kultur und Religion mit dem Thema Sexualität verankert sind (z. B. kein Sex vor der Ehe, über Sex wird nicht offen geredet etc.). Auch gibt es Personen mit individuellen Einstellungen und Überzeugungen zum Thema Sexualität oder Liebe (z. B. Glaube an die einzige wahre Liebe, Liebe auf den ersten Blick, Sex zur Heilung von Krankheiten etc.). In der Kultur, in welcher wir aufwachsen, gibt es möglicherweise sehr unterschiedliche Einstellungen, insbesondere zu andersartigen sexuellen Orientierungen und sexuellen Identitäten. Es ist wichtig, sich darüber bewusst zu werden und sich damit auseinanderzusetzen.

Zuletzt wird der Bereich des Verhaltens bzw. der sozialen Sexualität thematisiert:

Schließlich gibt es den Teil der Sexualität, bei dem wir handeln. Das ist für viele wohl der interessanteste Teil. Dazu gehört Kontaktanbahnung (Flirten), die Paarbeziehung und der Sex zwischen zwei Menschen. Sexuelles Verhalten kann aber auch andere Formen haben, wie z. B. Chatten über sexuelle Themen im Internet, Anschauen von Videos und die Selbstbefriedigung etc. Auch beim Verhalten spielt es eine Rolle, wie wir unsere erlebte sexuelle Identität und sexuelle Orientierung ausleben oder eben nicht ausleben. Gerade in Kulturen mit sehr traditionellen Vorstellungen zur Sexualität ist ein „Outing", also sich selber vor anderen zu seiner sexuellen Identität und Orientierung zu bekennen, schwierig.

Plenum. Die Teilnehmenden werden nun gebeten, ihre Kärtchen mit den von ihnen notierten Begriffen den einzelnen Bereichen der Sexualität zuzuordnen und Erläuterungen dazu zu geben.

Heften sie nun Ihre Kärtchen mit den Begriffen zum jeweils passenden Bereich der Sexualität. Erklären Sie dabei kurz, warum der Begriff zu dem Bereich passt. Welcher Bereich der Sexualität ist für Sie persönlich wichtig? Warum?

Einzelarbeit. Die Teilnehmenden füllen jeder für sich das Arbeitsblatt P3A1 (Meine eigene Sexualität) aus. Der:die Therapeut:in erklärt dazu, dass das Sexualleben jeder einzelnen Person etwas sehr Persönliches und Intimes ist, das geschützt und respektiert werden muss. Man kann Sexualität für sich alleine genießen oder mit anderen teilen. Es gibt keine „richtige" oder „falsche" Sexualität. Es gibt nur die eigene Sexualität.

Bitte notieren Sie auf dem Arbeitsblatt P3A1 (Meine eigene Sexualität), was Ihnen für Ihr eigenes Sexualleben wichtig ist, was Sie erwarten, was von dem:der Partner:in respektiert werden muss und was Sie an dem:der Partner:in respektieren. Jeder notiert sich dazu je zwei bis vier Stichworte.

4.3.3 Umgang mit Pornografie und sozialen Medien

Sexualität ist heute im Internet und in den sozialen Medien omnipräsent. Viele Jugendliche und Erwachsene nutzen das Internet auch, um sich sexuell zu stimulieren und sich zu befriedigen. Dieses Verhalten ist ganz normal. In anonymen Umfragen geben die meisten Männer und ein großer Anteil von Frauen an, dass sie pornografische Videos oder Bilder anschauen oder über soziale Medien sexuelle Chats mit anderen Personen führen (siehe auch flexibles Modul F2: Recht und Gesetze).

4.3.3.1 Pornografie

Einführung. Der:die Therapeut:in nimmt eine kurze Einführung vor, in welcher die oben genannten Themen aufgegriffen und darauf hingewiesen wird, dass Selbstbefriedigung, der Konsum von einschlägigen Bildern und Videos sowie die Nutzung von sozialen Medien für sexuelle Chats einem normalen Jugendverhalten entsprechen. Die Teilnehmenden sollen dafür sensibilisiert werden, dass abgebildete Sexualität in Form von Bildern und Videos nicht immer die sexuelle Realität im Alltag widerspiegelt. Die Teilnehmenden sollen die Unterschiede zwischen einer gezeigten „künstlichen" Sexualität in pornografischen Bildern/Videos wahrnehmen, benennen und sich über die Unterschiede bewusstwerden. Mögliche Unterschiede sind beispielsweise:

- Männer und Frauen haben in Pornos immer Lust.
- Die Gefühle in der Pornografie sind gespielt und meist sehr übertrieben dargestellt (Keuchen, Stöhnen, Lustschreie).
- Sexualität in der Pornografie wird allgemein übertrieben dargestellt, und es kommen keine sexuellen Probleme vor (gestellte sexuelle Posen über lange Zeit, ständig vorhandene Erektion, anhaltende Intensität).
- Pornografie will nur sexuell erregen und klammert darum andere Aspekte des Zusammenseins aus (Liebe, Nähe, Gefühl von Geborgenheit etc.).
- Die Annäherung zwischen den Sexualpartnern geschieht rasch, spontan und unkompliziert, ohne Facetten.
- Es wird in pornografischen Filmen meist nicht verhütet und sexuelle Krankheiten sind nicht existent.
- Es werden Praktiken gezeigt, die um ihrer Spektakularität willen gezeigt werden (Analverkehr, Mehrpersonen-Sex, Fesselspiele, ...), was nicht Teil einer sich langsam anbahnenden sexuellen Annäherung zwischen Sexualpartner:innen entspricht.

Kleingruppenarbeit. Die Teilnehmenden sollen in Zweiergruppen Unterschiede zwischen erlebter Sexualität im Alltag und der dargestellten Sexualität in der Pornografie diskutieren und dazugehörige Stichworte auf Blankokärtchen notieren.

Viele von Ihnen werden Erfahrungen mit sexuellen Bildern im Internet haben und/oder auch eigene Erfahrungen mit Sexualität in Beziehungen oder anderweitigen Kontakten gemacht haben. Wir wollen nun Unterschiede zwischen der abgebildeten Sexualität - wie sie z.B. in Pornos dargestellt wird - und der Sexualität in der Wirklichkeit herausarbeiten. Es kann sein, dass Sie schon konkrete Erfahrungen mit dem einen oder anderen gemacht haben. Sie können aber auch Vermutungen oder Ideen einbringen, die Sie anderweitig gehört oder gesehen haben.

Setzen Sie sich nun in Zweiergruppen zusammen. Diskutieren Sie Unterschiede zwischen Sexualität in Pornografie (Bilder, Videos) und der Realität. Machen Sie sich dazu Stichworte auf den Blankokärtchen. Wir werden die Kärtchen anschließend sammeln und zusammen diskutieren.

Was haben Sie herausgefunden?

Der:die Therapeut:in sollte mit den Teilnehmenden auch besprechen, wie für sie „ein guter" Konsum von Pornografie aussieht. Ab wann wird der Konsum zu einem Problem? Der Konsum von pornografischen Bildern/Filmen ist normalerweise nicht schädlich. Wenn die Pornografie im Leben des:der Konsument:in keine zentrale Bedeutung hat, er:sie den sonstigen Pflichten und Hobbys nachgehen kann und sich darüber bewusst ist, dass Sexualität in der Realität meist ganz anders aussieht als in der Pornografie dargestellt, dann besteht keine direkte Gefahr, abhängig zu werden. Es gibt aber Menschen, die sich so intensiv mit pornografischen Darstellungen beschäftigen, dass sie den Kontakt zur Realität verlieren und in eine Scheinwelt abdriften. Ihre ganze Welt dreht sich dann nur noch um pornografische Darstellungen, z. B. treffen sie sich nicht mehr mit Freund:innen, geben ihre Hobbys auf, vernachlässigen die Arbeit oder die Schule.

Gruppendiskussion. Falls die Teilnehmenden kognitiv in der Lage sind, das Thema eingehender zu diskutieren, kann besprochen werden, inwiefern pornografische Darstellungen sexistisch sein und die Hemmschwelle für reale Gewalttätigkeit herabsetzen können. Werden durch das Anschauen von Pornografie Frauen als Sexualobjekte dargestellt? Wann hat Pornografie schädliche Auswirkungen auf andere? Es sollen aber auch die Vorteile von Pornografie benannt werden (Dampf ablassen, Neugier stillen etc.).

> Wir wollen nun miteinander besprechen, was an Pornografie gut oder schlecht sein kann. Was denken Sie: Kann Pornografie schädlich sein? Machen Pornos süchtig? Was hat Pornografie für einen Nutzen, welche Vorteile kann sie haben? Was ist das Frauenbild und das Männerbild in der Pornografie? Fördert Pornografie Aggressionen?

4.3.3.2 Soziale Medien

Sexualität hat in den *sozialen Medien* einen großen Stellenwert bekommen. Sexuelle Chats und der Austausch von sexuellen Bildern im Internet sind bei vielen Jugendlichen ein großes Thema. Viele Personen fühlen sich im Internet freier und anonymer. Es gelten aber auch für das Verhalten in Chats oder beim Senden von Bildern/Videos die gleichen Regeln wie bei direkten Kontakten. Sexuelle Übergriffe können auch im Internet verübt werden! Diesbezüglich muss auf das Modul F2 (Recht und Gesetze) und die entsprechende Gesetzgebung Bezug genommen werden.

Gruppendiskussion. In einer Gruppendiskussion bzw. Diskussion mit der therapeutischen Leitung sollen Regeln für den Umgang mit sozialen Medien in Bezug auf sexuelle Inhalte erarbeitet werden. Folgende Aspekte/Themen sollen aufgegriffen werden:

- Kennen der Gesetze in Bezug auf Online-Pornografie/Internetkommunikation (siehe auch Modul F2),
- Schutz von Minderjährigen, nur sexuelle Chats/Datenaustausch mit gleichaltrigen oder älteren Personen vornehmen (nach Alter fragen),
- das Gegenüber mit Respekt behandeln, keine Abwertungen und sexistischen Anmerkungen machen,
- keinen Druck oder Gewalt auf andere ausüben.

Gruppendiskussion. Die Teilnehmenden sollen eigene Erfahrungen im Umgang mit sozialen Medien einbringen. Schließlich soll auf die Problematik des „Sexting" (Senden von Bildern im Internet, Strafbarkeit des Versendens von Bildern Minderjähriger) und auf das Phänomen der „Sextorsion" (andere dazu nötigen, Bilder zu schicken oder das Androhen der Veröffentlichung von Bildern im Internet) hingewiesen werden. Der:die Therapeut:in wendet sich an die Teilnehmenden mit folgenden Fragen:

> Die meisten von Ihnen haben Erfahrungen mit sozialen Medien. Da spielt Sex manchmal auch eine große Rolle. Was denken Sie, welche Regeln sind für den Umgang mit Medien in Bezug auf sexuelle Inhalte wichtig? Was ist „Sexting"? Was ist „Sextorsion"? Wann macht man sich rechtlich strafbar? Wir wollen versuchen, die wichtigsten Regeln zu notieren.

4.4 Flexibles Modul F1: Sexuelle Aufklärung

Inhalt	Zeitrahmen
1. Der männliche und der weibliche Körper	30 Min.
2. Die Entwicklungsstufen sexuellen Interesses und der Einwilligungsfähigkeit	30–60 Min.
3. Über Sexualität sprechen können	30 Min.
4. Verhütung und sexuell übertragbare Krankheiten	30–60 Min.
Gesamtdauer (bei Teilnehmenden mit besonders wenig Wissen über Sexualität das Modul evtl. auf mehrere kürzere Sitzungen aufteilen)	ca. 120–180 Min.

Ziele

- Die Teilnehmenden haben ein Basiswissen zum männlichen und weiblichen Körper/Zyklus.
- Die Teilnehmenden kennen den Zusammenhang zwischen Entwicklungsstand und sexuellen Interessen/sexueller Einwilligungsfähigkeit.
- Die Teilnehmenden verstehen die relevanten Begriffe zum Thema Sexualität.
- Die Teilnehmenden verfügen über Wissen über wichtige Geschlechtskrankheiten und Verhütungsmethoden.

Materialien

- Zeichnung aus Sitzung P3 zum männlichen und weiblichen Körper
- Textmarker
- Internetzugang für Recherche, alternativ ausgedruckte Webseiten zu sexuell übertragbaren Krankheiten

Material für die Teilnehmenden:
- Arbeitsblatt F1A1: Sexualentwicklung des Mannes
- Arbeitsblatt F1A2: Sexualentwicklung der Frau
- Arbeitsblatt F1A3: Der Zyklus der Frau
- Arbeitsblatt F1A4: Quiz über Mann und Frau
- Arbeitsblatt F1A5: Ampelkarte zum Entwicklungsstand und zu sexuellen Interessen
- Arbeitsblatt F1A6: Verhütung
- Arbeitsblatt F1A7: Sexuell übertragbare Krankheiten

Material für die Therapeu:tinnen:
- Material F1M1: Sexuelle Begriffe (einzelne Kärtchen ausgeschnitten)

Sexualpädagogische Fachstellen bieten *Materialien zur Aufklärung,* die ebenfalls für dieses Modul eingesetzt werden können, z.B. die Bundeszentrale für gesundheitliche Aufklärung (BZgA) und das Institut für Sexualpädagogik:
- BZgA: https://shop.bzga.de/alle-kategorien/sexualaufklaerung/
- Institut für Sexualpädgogik: https://www.isp-sexualpaedagogik.org/

Material findet sich zudem auf den folgenden Internetseiten:
- https://www.liebesleben.de/fuer-alle/infomaterial/
- https://www.jugendportal.at/sites/default/files/uploads/a5-broschuere_erster-sex_3-auflage_web2.pdf
- https://www.lustundfrust.ch

Hausaufgabe

Wiederholung der Arbeitsblätter dieses Moduls.

Allgemeine Hinweise

Dieses Modul baut auf dem Modul P3 (Umgang mit Sexualität und Pornografie) auf. Neben den biologischen Aspekten der männlichen und weiblichen Sexualanatomie werden verschiedene Aspekte von sexuellen Verhaltensweisen besprochen und es wird auf Geschlechtskrankheiten und Verhütungsmethoden eingegangen. Während der Nutzen für die Sexualkompetenz auf der Hand liegt, hat dieses Modul aber auch in legalprognostischer Hinsicht eine Bedeutung: Je besser sich jemand mit Sexualität auskennt, desto mehr ist er sich ihrer schützenswerten Aspekte bewusst, desto sensibler für die Nuancen und Facetten von Sexualität wird er, desto höher die Schwelle, sich mechanisch und unreflektiert über sexuelle Grenzen hinwegzusetzen. Dieses Modul beinhaltet viel Wissensvermittlung und es besteht die Gefahr, dass jüngere Teilnehmende überfordert sind. Es bietet sich daher an, dieses Modul im Einzelsetting mit jüngeren Teilnehmenden auf zwei bis drei Sitzungen aufzuteilen und die Inhalte im Rahmen der therapeutischen Freiheit spielerisch aufzubereiten.

4.4.1 Der männliche und der weibliche Körper

Wiederholung. Im Modul P3 wurden die männlichen und weiblichen Sexualorgane benannt und auf einem Körperumriss für alle sichtbar aufgezeichnet. Die genannten Sexualorgane sollen in einem ersten Schritt mit den Teilnehmenden kurz repetiert werden (vgl. hierzu den Kasten „Geschlechtsorgane und Geschlechtsmerkmale“ in Kap. 4.3.1). Das Vorkommen von Personen, welche sich keinem biologischen Geschlecht eindeutig zuordnen lassen, soll nochmals kurz aufgegriffen werden (Existenz von „Transgender“ und Personen mit einem sexuell diversen Geschlecht).

> Ich zeige ihnen hier nochmals das in der Sitzung P3 erstellte Bild vom männlichen und weiblichen Körper (Zeigen der Zeichnung aus der Sitzung P3). Wer weiß noch, welche primären und sekundären Geschlechtsmerkmale es bei Mann und Frau gibt?

Die Teilnehmenden sollen sich im Rahmen dieses Moduls vertieft mit der männlichen und weiblichen Sexualentwicklung auseinandersetzten und ein Wissen über die Anatomie und die Funktionen von sexuellen Körperteilen entwickeln. Dieses Wissen ermöglicht den Teilnehmenden, selbstbewusster mit dem Thema Sexualität umzugehen. Viele Jugendliche wissen nicht genau Bescheid und haben Vorurteile über den männlichen und weiblichen Körper. Das genaue Wissen über den Körper und dessen sexuelle Funktionsweisen ermöglicht ein unbefangeneres Sprechen über Sexualität, was für einvernehmliche sexuelle Kontakte von zentraler Bedeutung ist. Weiter sollen dieses verbesserte sexuelle Wissen und die offene Diskussion im Rahmen der Therapie das sexuelle Selbstwerterleben der Teilnehmenden stärken.

Einzelarbeit. Die Teilnehmenden erhalten gleichzeitig die Arbeitsblätter F1A1 zum männlichen Körper und F1A2 zum weiblichen Körper. Zudem erhalten sie das Arbeitsblatt F1A3 zum Zyklus der Frau.

> Bitte lesen Sie sich die Arbeitsblätter „Sexualentwicklung des Mannes“, „Sexualentwicklung der Frau“ und „Der Zyklus der Frau“ sorgfältig durch. Versuchen Sie, die Inhalte möglichst gut zu verstehen. Was Sie nicht verstanden haben, markieren Sie mit einem Fragezeichen. Sie können im Anschluss Fragen stellen.

Einzelarbeit. Schließlich erhalten alle das Arbeitsblatt F1A4 (Quiz über Mann und Frau; vgl. Abb. 10). Zur Beantwortung der Fragen sollen die Teilnehmenden auf den vorherigen Arbeitsblättern die entscheidenden Stellen im Text markieren und auf dem Arbeitsblatt F1A4 die richtige Lösung ankreuzen (richtig oder falsch). Die Teilnehmenden sollen in einem weiteren Schritt selbstständig die zeichnerische Aufgabe auf dem Arbeitsblatt F1A4 (Zeichnen der Vagina) lösen, möglichst ohne das Arbeitsblatt F1A2 zu Hilfe zu nehmen. Bei Unsicherheiten dürfen sie aber auf der entsprechenden Grafik nachschauen. Bei jüngeren Teilnehmenden können die Arbeitsblätter auch von der therapeutischen Leitung oder einem anderen Gruppenmitglied vorgelesen werden.

> Nachdem Sie die Arbeitsblätter gelesen haben, erhalten Sie nun ein Arbeitsblatt mit Fragen und einer Aufgabe (Quiz über Mann und Frau). Bitte markieren Sie zur Beantwortung der Fragen die entsprechenden Textstellen auf den ersten drei Arbeitsblättern mittels eines Textmarkers. Bearbeiten Sie alle Aufgaben des Quiz.

Gruppendiskussion. Anschließend soll mit den Teilnehmenden eine Gruppendiskussion stattfinden, bei der die Inhalte wiederholt und offene Fragen geklärt werden. Der:die Therapeut:in kann folgende *Leitfragen* zur Anregung der Diskussion stellen:

- Was ist für Sie wichtig bei der sexuellen Entwicklung des Mannes?
- Was ist für Sie wichtig bei der sexuellen Entwicklung der Frau?
- Wie funktioniert der Zyklus der Frau?
- Wieso ist es gut, den genauen Aufbau und die Funktion des eigenen und des anderen Geschlechts zu kennen?
- Was für eine Rolle spielt die Psyche bei der Sexualentwicklung?
- Wann und in welcher Entwicklungsstufe beginnt man, sich für Sexualität zu interessieren?

4.4.2 Die Entwicklungsstufen sexuellen Interesses und der Einwilligungsfähigkeit

In einem weiteren Schritt wird mit den Teilnehmenden der Zusammenhang zwischen dem körperlichen/

psychischen Entwicklungstand und den dazu korrespondierenden sexuellen Interessen besprochen.

Gruppendiskussion. Der:die Therapeut:in zeigt das leere Arbeitsblatt F1A5 (Ampelkarte zum Entwicklungsstand und zu sexuellen Interessen; vgl. Abb. 12) für alle gut sichtbar. Alternativ kann die Tabelle des Arbeitsblattes auf der Flipchart aufgezeichnet werden, die Erklärungen für die Ampeln können dabei zunächst weggelassen werden. In einer Gruppendiskussion werden die Sexualität und das Verhalten von Kindern, Jugendlichen und Erwachsenen besprochen und die wichtigsten Ergebnisse für alle sichtbar notiert.

Sie sehen hier eine Tabelle. Unterschieden wird der Entwicklungsstand von Kindern, Jugendlichen und Erwachsenen. Was sind die Interessen und Verhaltensweisen von Kindern, Jugendlichen und Erwachsenen? Was könnte mit der Ampel gemeint sein?

Entscheidend sind die Unterschiede in den sexuellen Interessen und den Möglichkeiten der Einwilligung für die jeweiligen Altersstufen. An dieser Stelle soll auf die Problematik des sexuellen Missbrauchs von Kindern bzw. des Machtmissbrauchs bei einem Altersunterschied eingegangen werden. Es besteht ein Bezug zur Gesetzgebung, die im Modul F2 (Recht und Gesetze) behandelt wird, und die den Schutz von Kindern vor sexuellen Übergriffen gewährleisten soll. Der:die Therapeut:in sollte die entsprechenden Überlegungen in die Diskussion einbringen, wenn sie nicht

Arbeitsblatt F1A4 — Flexibles Modul F1: Sexuelle Aufklärung

Quiz über Mann und Frau

Nr.	Behauptung	Richtig	Falsch
1.	Eine Frau uriniert durch ihre Klitoris.	☐	☐
2.	Das Ende der Klitoris hat im Allgemeinen die Größe einer Erbse.	☐	☐
3.	Bei sexueller Erregung wird die Vagina der Frau feucht.	☐	☐
4.	Der Penis wird hart, weil der innere Knochen hart wird.	☐	☐
5.	Die Prostata ist der empfindsamste Teil des weiblichen Geschlechts.	☐	☐
6.	Spermien sind Samenzellen des Mannes.	☐	☐
7.	Die Klitoris befindet sich im vorderen Teil des Geschlechtsbereichs, ungefähr dort, wo die Schamlippen beginnen.	☐	☐
8.	Die männlichen Sexualhormone heißen Testosteron und Östrogen.	☐	☐
9.	Eine Frau hat große (äußere) und kleine (innere) Schamlippen.	☐	☐
10.	Spermien wandern den Eileiter hoch, um eine Eizelle zu befruchten.	☐	☐
11.	Die Menstruation der Frau findet gleichzeitig wie der Eisprung statt.	☐	☐
12.	Bei der Menstruation wird die befruchtete Eizelle ausgeschieden.	☐	☐

Aufgabe: Zeichnen Sie unten die Vagina der Frau mit den Schamlippen, Klitoris, Venushügel und Anus ein!

Abbildung 10: Quiz zum weiblichen und männlichen Körper sowie zu sexuellen Funktionsweisen

von den Teilnehmenden selbst kommen. Folgende Ergebnisse sollten aus der Diskussion resultieren:

1. *Kinder:* nur kindliche sexuelle Interessen an anderen (z.B. Doktorspiele); keine Möglichkeit, in sexuelle Kontakte mit älteren Personen einzuwilligen,
2. *Jugendliche:* in Entdeckungsphase/Ausprobieren von Sexualität; haben ein Schutzalter bzw. ist ein Machtmissbrauch durch ältere Personen möglich,
3. *Erwachsene:* sexuelle Verantwortung und Selbstbestimmung; erlaubt ist alles, was einvernehmlich ist.

Einzelarbeit. Im Anschluss an die Diskussion tragen die Teilnehmenden die relevanten Erkenntnisse in ihr eigenes Arbeitsblatt F1A5 ein.

Videomaterial. Zur Vertiefung des Erlernten kann zusätzlich geeignetes Videomaterial eingesetzt werden.

Videomaterial zur Vertiefung des Erlernten

- YouTube-Video: *Was passiert wann in der Pubertät?! | Jungsfragen.de* (https://www.youtube.com/watch?v=8zoCLmC433M)
- Doku des SRF: *Sex und Liebe in der Jugend* (https://www.youtube.com/watch?v=PF_q_KOb_6s)
- YouTube-Video: *Sex we can* (https://www.youtube.com/watch?v=O7h3pkf0sCY)
- YouTube-Video: *Everyone knows your name* (https://www.youtube.com/watch?v=dT1GvPQG904)

Anmerkung: Gegebenenfalls sollte vor der Sitzung die Verfügbarkeit der Videos sichergestellt oder aktuell verfügbares Videomaterial recherchiert werden.

Arbeitsblatt F1A5 — Flexibles Modul F1: Sexuelle Aufklärung

Ampelkarte zum Entwicklungsstand und zu sexuellen Interessen

Entwicklungsstand	Sexualität/Verhalten	Ampel
Kinder (bis ca. 12 Jahre)	• Neugier • eigenen Körper entdecken • nur kindliches sexuelles Interesse an anderen • können nicht einwilligen	STOPP! KEIN SEX!
Jugendliche (ca. 12–16 Jahre)	• Ausprobieren • sexuelle Neugier, aber noch unreif! • Entdecken von Sexualität mit Gleichaltrigen • Achtung: können nur bedingt einwilligen, Machtmissbrauch möglich!	ACHTUNG! SCHUTZALTER UND MACHTMISSBRAUCH
Erwachsene (ab ca. 17 Jahre)	• sexuelle Interessen • Verantwortung und sexuelle Selbstbestimmung • sexuelles Experimentieren • Romantik und Liebe	EINVERNEHMLICHER SEX MÖGLICH

Abbildung 11: Beispielhaft ausgefülltes Arbeitsblatt F1A5

4.4.3 Über Sexualität sprechen können

Sexuelle Begriffe sollen aufgegriffen und eingeordnet werden. Dazu soll Material F1M1 (Sexuelle Begriffe) vorab ausgedruckt und die einzelnen Kärtchen sollen auseinandergeschnitten werden; evtl. können die Kärtchen auch auf Karton oder stärkeres Papier geklebt werden.

Gruppenübung. Die Kärtchen mit den einzelnen Begriffen werden verdeckt ausgebreitet. Jedes Gruppenmitglied nimmt eine verdeckte Karte und versucht, den Begriff zu erklären (wenn es ihn kennt), ohne aber den Begriff selbst zu benennen. Die anderen Teilnehmenden versuchen, den Begriff zu erraten. Wenn alle Begriffe durchgenommen wurden, können die Teilnehmenden eigene Begriffe einbringen. Wenn nötig, erklärt die therapeutische Leitung, was damit gemeint ist. Die Begriffe können, nachdem sie erraten oder erklärt wurden, anhand der Zeichnungen zum männlichen und weiblichen Körper (aus der Sitzung P3) eingeordnet werden (z. B. zu entsprechenden Körperteilen).

Sexualität ist vielfältig und umfasst verschiedene Verhaltensweisen. Im Modul P3 haben wir schon ein Modell der Sexualität mit vier verschiedenen Aspekten kennengelernt. Sie erinnern sich an die körperliche Sexualität, die emotionale Sexualität, das Wissen über Sexualität und das Verhalten/die soziale Sexualität. Jetzt wollen wir uns nochmals mit den verschiedenen Begriffen sowie Verhaltensweisen zum Thema Sexualität befassen.

In dieser Übung lernen wir darum einige Begriffe rund um das Thema Sex genauer kennen. Ich habe hier Kärtchen mit Begriffen darauf. Manche der Begriffe werden im Alltag verwendet, um sexuelle Verhaltensweisen zu bezeichnen. Es sind jedoch keine abwertenden und sexistischen Begriffe dabei. Es ist gut, die wichtigsten sexuellen Begriffe zu kennen und zu wissen, was damit gemeint ist.

Bitte nehmen Sie eine Karte und schauen Sie sich den Begriff an. Wenn Sie den Begriff nicht verstehen, können Sie ihn einfach zurücklegen und einen anderen verwenden. Versuchen Sie nun, den anderen Teilnehmenden den Begriff zu erklären, jedoch *ohne den eigentlichen Begriff zu nennen.* Die anderen Teilnehmenden versuchen, den Begriff zu erraten. Danach können Sie die Karte auf der Flipchart an einer passenden Stelle anbringen.

Begriffe aus der Umgangssprache sind erlaubt, es sollten jedoch keine abwertenden und sexistischen Begriffe verwendet werden. Die therapeutische Leitung sollte mit den Teilnehmenden im Vorfeld die Bedeutung von Abwertungen und sexistischen Sprüchen diskutieren. Es soll darauf hingewiesen werden, dass dies andere Personen verletzen kann. Für dieses Spiel wird eine Vertrautheit zwischen den Teilnehmenden und der therapeutischen Leitung benötigt. Jugendliche gehen oft davon aus, dass sie alles schon wissen müssen. Es ist daher zentral, vor der Übung darauf hinzuweisen, dass es in Ordnung ist, nicht alle Begriffe zur Sexualität zu kennen. Die therapeutische Leitung kann z. B. darauf hinweisen, dass sie selbst gewisse Begriffe bis vor Kurzem auch nicht kannte.

4.4.4 Verhütung und sexuell übertragbare Krankheiten

Die Teilnehmenden sollen darüber hinaus die wichtigsten Verhütungsmethoden und sexuell übertragbaren Krankheiten kennen. Es ist wichtig, die Risiken zu kennen und einschätzen zu können sowie einen verantwortungsvollen Umgang mit Sexualität zu erlernen. Ein aufgeklärtes Gespräch mit potenziellen Sexualpartner:innen über dieses Thema führen zu können, ist daher zentral. Mit entsprechenden Kenntnissen und einer angemessenen Verhütung wird es den Teilnehmenden möglich sein, Sexualität unbeschwert und angstfrei zu genießen.

Kleingruppenarbeit. Die Teilnehmenden sollen dazu zu zweit (in einem Einzelsetting der:die Teilnehmende gemeinsam mit dem:der Therapeut:in) zu den auf den Arbeitsblättern F1A6 (Verhütung) und F1A7 (Sexuell übertragbare Krankheiten) stehenden Verhütungsmethoden und Krankheiten recherchieren (wenn möglich im Internet direkt, wenn dies nicht möglich ist, druckt der:die Therapeut:in entsprechende Webseiten aus) und ein offenes Gespräch über Vor- und Nachteile von Verhütungsmitteln sowie zur Bedeutung von Geschlechtskrankheiten führen. Auf den Arbeitsblättern sollen sie anschließend die wichtigsten Erkenntnisse aufschreiben.

Es ist wichtig, wenn wir über Sexualität sprechen, auch über Verhütungsmethoden und über sexuelle Krankheiten zu sprechen. Wir alle sollten über die wichtigsten Verhütungsmethoden und über sexuell übertragbare Krankheiten Bescheid wissen. Wir können aus Zeitgründen nicht auf alle Verhütungsmethoden und sexuell übertragbaren Krankheiten einzeln eingehen. Viele Informationen finden Sie zu diesem Thema im Internet. Suchen Sie zu zweit im Internet (bzw. auf den ausgedruckten Seiten) nach den relevanten Informationen zu Verhütungsmitteln und sexuell übertragbaren Krankheiten. Schreiben Sie diese auf die Arbeitsblätter

F1A6 (Verhütung) und F1A7 (Sexuell übertragbare Krankheiten) auf. Erörtern Sie zu zweit (1) Vor- und Nachteile von Verhütungsmethoden sowie die wichtigsten Verhütungsmethoden und (2) erörtern Sie die wichtigsten Punkte zu sexuell übertragbaren Krankheiten und wie Sie sich davor schützen können. Schreiben Sie anschließend die Erkenntnisse auf die Arbeitsblätter F1A6 und F1A7 auf.

Bei jüngeren Teilnehmenden müssen die Inhalte dem Entwicklungsstand angepasst und zu komplexe Inhalte weggelassen werden (z. B. den Fokus auf Kondome und Pille als Verhütungsmittel bzw. Aids als eine mögliche Krankheit legen). Weiter können bei jüngeren Jugendlichen mit kognitiven oder sprachlichen Einschränkungen, die mit schriftlichen Informationen überfordert sind, zusätzliche Hilfsmittel (z. B. Bildkarten mit Verhütungsmitteln) hinzugezogen werden (z. B. über die BZgA oder das Institut für Sexualpädagogik; Internetadressen siehe im Kasten zu Beginn dieses Moduls).

4.4.5 Hausaufgabe

Die Teilnehmenden sollen sich selbstständig die in diesem Modul ausgehändigten Arbeitsblätter nochmals genau durchlesen und sich weitere Fragen, die beim Lesen aufkommen, notieren.

Die Hausaufgabe wird in der nächsten Sitzung kurz aufgegriffen. Die Teilnehmenden sollen dann aufgefordert werden, jeweils ein bis zwei Punkte zu benennen, welche sie im Rahmen des Moduls F1 gelernt haben. Sie können weiter auch ergänzende Fragen zu den Arbeitsblättern stellen.

4.5 Flexibles Modul F2: Recht und Gesetze

Inhalt	Zeitrahmen
1. Warum gibt es Gesetze?	20 Min.
2. Grundzüge des Jugendstrafgesetzes	15 Min.
3. Gesetzestexte im Zusammenhang mit der Verletzung der sexuellen Integrität	30 Min.
4. Wiederholung der gelernten Gesetze	15 Min.
Gesamtdauer	ca. 80 Min.

Ziele

- Sinn und Zweck von Gesetzen sind in ihren Grundzügen vermittelt.
- Die auf die Verletzung der sexuellen Integrität bezogenen Gesetze sind bekannt.
- Die Teilnehmenden kennen die Unterschiede zwischen Erwachsenen- und Jugendgesetzgebung.
- Die Teilnehmenden wissen, welche ihrer Verhaltensweisen strafbar sind.
- Die Teilnehmenden verstehen den Straftatbestand, der ihnen vorgeworfen wird bzw. werden könnte.
- Die Teilnehmenden kennen die strafrechtlichen Folgen von Delinquenz im Erwachsenenalter.

Materialien

Material für die Teilnehmenden:
- Arbeitsblatt F2A1_CH/F2A1_D/F2A1_A: Gesetzestexte (entsprechende Version für die Schweiz, Deutschland oder Österreich)
- Arbeitsblatt F2A2: Wiederholung Recht und Gesetze

Hausaufgabe

Ausfüllen des Arbeitsblattes F2A2: Wiederholung Recht und Gesetze. Die Teilnehmenden können in der nächsten Therapiesitzung benennen, gegen welchen Gesetzestext sie verstoßen haben bzw. welcher Straftatbestand gemäß Gesetz ihrem grenzverletzenden Verhalten am nächsten kommt.

Allgemeine Hinweise

Es soll im gesamten Modul darauf geachtet werden, die komplexe Sprache der Gesetztestexte inhaltlich korrekt, aber vereinfacht zu halten. Ziel ist, dass die Teilnehmenden das Wesen der einzelnen Straftatbestände verstehen. Das eigene grenzverletzende Verhalten sollten die Teilnehmenden gemäß Gesetzestext einordnen und benennen können.

Einführung. Der:die Therapeut:in führt in das Thema ein, indem er:sie erklärt, dass es im Folgenden darum gehen wird, bei den Teilnehmenden einen Wissenszuwachs zu erreichen durch Informationen über Gesetze und die möglichen Konsequenzen bei deren Nichtbefolgen. Die Teilnehmenden sollten am Ende des Moduls wissen, welche Verhaltensweisen gesetzlich verboten sind und welche Strafen für die einzelnen Straftaten drohen. Es soll vermittelt werden, dass dieses Wissen bereits schon deliktpräventiv wirkt: Das Wissen darüber, was verboten ist, hilft, sich anders zu verhalten. Weiter sollten die Teilnehmenden erfahren, dass es außer Strafen noch andere rechtliche Konsequenzen gibt, z. B. dass (Erziehungs-)Maßnahmen angeordnet werden können. Im Weiteren sollten sie Kenntnis darüber haben, dass für Jugendliche und junge Erwachsene/Heranwachsende andere Interventionsgedanken ausschlaggebend sind als für Erwachsene.

4.5.1 Warum gibt es Gesetze?

Gruppendiskussion. Es wird eine Diskussion angeleitet, in welcher folgende Fragen besprochen werden können:
- Warum gibt es Gesetze, was bringen sie?
- Was wäre, wenn es keine Gesetze gäbe?
- Was ist Selbstjustiz?
- Sind gewisse Gesetze übertrieben, andere zu „locker"?
- Sind die Gesetze in allen Ländern dieselben?
- Wer macht die Gesetze?

Je nach Diskussionsfreudigkeit der Teilnehmenden dürfen weitere Diskussionspunkte eingebracht und besprochen werden. Die Informationsvermittlung aus der Diskussion sollte zu einem Verständnis hinsichtlich Rechtssicherheit, Schutz, Gerechtigkeit, Regeln des Zusammenlebens, moralischer Verpflichtung, Verantwortung des Staates vs. Eigenverantwortung u.Ä. führen.

4.5.2 Grundzüge des Jugendstrafgesetzes

Wissensvermittlung. Der:die Therapeut:in erläutert die Grundideen des Jugendstrafgesetzes im Sinne eines kurzen und einfach gehaltenen theoretischen Inputs. Länderspezifische Informationen finden sich im vorliegenden Manual in Kapitel 3.1 (Rechtliche Rahmenbedingungen) sowie auf die Zuweisung bezogen in Kapitel 3.2. Dabei geht es im Wesentlichen darum, den Teilnehmenden die Grundgedanken der speziellen Behandlung von jugendlichen und jungen erwachsenen Straftäter:innen im Rahmen des Gesetzes näherzubringen: Es geht um Schutz und Erziehung des:der Jugendlichen und um seine:ihre Persönlichkeitsentwicklung. Es wird auch berücksichtigt, in welchem Umfeld und welchen Entwicklungsbedingungen sich ein jugendlicher Mensch befindet. Damit wird der noch nicht abgeschlossenen Entwicklung der betreffenden Person Rechnung getragen. Bestrafung steht in der Regel im Hintergrund. Die Vermittlung dieser Informationen sollte weiter zur Botschaft hinführen, dass die gesetzlichen Vorgaben härter werden, wenn die Betroffenen im Erwachsenenalter (weiter) delinquieren.

4.5.3 Gesetzestexte im Zusammenhang mit der Verletzung der sexuellen Integrität

Plenum. In der Gruppe wird gesammelt, über welche Kenntnisse die Teilnehmenden bezüglich der Strafbarkeit sexuellen Verhaltens bereits verfügen. Die Stichworte dazu werden für alle sichtbar notiert. Bei Wortmeldungen werden die Teilnehmenden jeweils gefragt, was das Genannte ihrem Verständnis nach bedeutet (z.B. nennt ein Teilnehmer „Vergewaltigung" und der:die Therapeut:in antwortet: „Genau, Vergewaltigung ist verboten. Wer kann erklären, was Vergewaltigung bedeutet?"). Schließlich wird die Liste der aufgezählten Straftaten gemäß Gesetzestexten (z.B. im vorliegenden Manual in Kapitel 3.1: Rechtliche Rahmenbedingungen) von dem:der Therapeut:in ergänzt und inhaltlich erläutert.

Einzelarbeit. In der Folge wird den Teilnehmenden das Arbeitsblatt F2A1 (Gesetzestexte; in der Version für das entsprechende Land: Schweiz, Deutschland oder Österreich) ausgehändigt. Es handelt sich dabei um eine Auswahl der gemäß der Erfahrung der Autor:innen relevantesten Gesetzestexte für die Teilnehmenden des ThePaS. Die Arbeitsblätter können um weitere Gesetzestexte ergänzt werden. Alle Teilnehmenden erhalten die Aufgabe, sich zu überlegen, gegen welchen Gesetzestext oder gegen welche Gesetzestexte sie mit ihrem Fehlverhalten verstoßen haben könnten. Sie schreiben dazu den Inhalt in eigenen Worten auf und erläutern ihre Überlegungen. Es geht an dieser Stelle nicht darum, das grenzverletzende Verhalten, welches zur Teilnahme am ThePaS geführt hat, im Detail zu schildern; dies steht zu einem späteren Zeitpunkt im Zentrum.

Es kommt vor, dass Teilnehmende ihr grenzverletzendes Verhalten gemäß dem Vorwurf oder gar dem Urteil nicht anerkennen. Es sollte in einem solchen Fall abgewogen werden, wie sehr man sich auf diese Diskussion einlassen möchte. Auf die Verbindlichkeit eines richterlichen Beschlusses soll hingewiesen werden. Es sollte aber auch dem Umstand Rechnung getragen werden, dass zum Zeitpunkt der Durchführung des ThePaS möglicherweise (noch) nicht klar ist, was juristisch weiter gegen die beschuldigte Person Bestand haben wird bzw. haben könnte. In diesem Zusammenhang kann es sinnvoll sein, auf das grenzverletzende Verhalten gegenüber dem Opfer/der beteiligten Person hinzuweisen. Häufig sind unabhängig von dem, was juristisch Bestand hat, auf psychologischer Ebene durchaus Grenzverletzungen auszumachen. Diese zu erkennen, ist eines der zentralen Ziele des ThePaS, unabhängig von einem juristischen Schuldspruch. Es sollten an dieser Stelle allerdings nicht zu ausführliche Diskussionen darüber geführt werden, sondern vielmehr auf entsprechende Module, in denen diese Themen behandelt werden, verwiesen werden (z.B. Modul P5, in welchem das grenzverletzende Verhalten ausführlich besprochen wird, oder die Module P7.1 und P7.2, in denen es um die Perspektive der Opfer geht).

Je nach Bedarf ist es sinnvoll, bestimmte Gesetzesinhalte/Straftaten besonders hervorzuheben. So ist es beispielsweise durchaus gerechtfertigt, einen präventiven Einschub zum Umgang mit Nacktfotos auf dem Mobiltelefon vorzunehmen (z.B. die Herstellung von illegaler Pornografie durch Fotografieren/Filmen der nackten Partnerin, ggf. auch die gleichzeitige Erfüllung des Straftatbestandes der Nötigung durch Unter-Druck-Setzen mit den Bildmaterialien, Verbreitung von illegaler Pornografie durch Weitersenden o.Ä.). Allerdings sollte darauf geachtet werden, dass in einer eventuellen Diskussion die zentrale Thematik die Gesetzgebung bleibt – weiterführende Themen sollten in andere Module verlegt werden, z.B. in die Module P7.1 und P7.2 mit Bezug auf die Empathie mit Geschädigten.

4.5.4 Wiederholung der gelernten Gesetze

Bei der folgenden Übung geht es weniger darum, dass die Teilnehmenden das soeben Gelernte detailliert abrufen können, sondern sie soll vielmehr als Einprägungshilfe dienen.

Wiederholung. Die gesammelten Notizen und die Arbeitsblätter werden nun weggelegt. Die Teilnehmenden werden zu den Inhalten der einzelnen Gesetzestexte abgefragt („Wie kann man gegen das Pornografiegesetz verstoßen?", „Was bedeutet Vergewaltigung?" etc.). Es werden von der therapeutischen Leitung vier bis fünf Delikte herausgesucht. Dabei wird darauf geachtet, dass es nicht die gleichen sind, die in der vorherigen Übung (vgl. Abschnitt 4.5.3) von den Teilnehmenden als eigene grenzverletzende Verhaltensweisen vorgestellt wurden, oder dass zumindest nicht die betreffende Person dazu Auskunft gibt.

4.5.5 Hausaufgabe

Die Teilnehmenden füllen das Arbeitsblatt F2A2 (Wiederholung Recht und Gesetze) aus. Sie können in der nächsten Sitzung auswendig benennen, gegen welchen Gesetzestext sie verstoßen haben bzw. welcher Straftatbestand ihrer Grenzüberschreitung am nächsten kommt (vgl. Frage 5 von Arbeitsblatt F2A2). Es geht dabei nicht darum, den Artikel/Paragrafen des Straftatbestands auswendig wiedergeben, sondern den Titel und den Inhalt desselben in eigenen Worten benennen zu können.

4.6 Pflichtmodul P4 (Einzelsetting): Das grenzverletzende Verhalten verstehen

Inhalt	Zeitrahmen
1. Darstellung des grenzverletzenden Verhaltens („Storyboard“)	ca. 35 Min.
2. Vertiefte Analyse der entscheidenden verhaltensbegünstigenden Faktoren – Grundlegende Lebensumstände und Erlebenszustände – Direkte Auslöser und Einflussfaktoren – Warum wird grenzverletzendes Verhalten verübt?	ca. 35 Min.
3. Individuelle Faktoren – Warum habe ich mich grenzverletzend verhalten?	20 Min.
Gesamtdauer	ca. 60–90 Min.

Ziele

- Der:die Teilnehmende zeichnet sein:ihr grenzverletzendes Verhalten (als Arbeitsgrundlage).
- Der:die Teilnehmende analysiert den Ablauf seines:ihres grenzverletzenden Verhaltens.
- Der:die Teilnehmende erlangt Verständnis für die für das grenzverletzende Verhalten relevanten inneren und äußeren Umstände und Einflussfaktoren.
- Der:die Teilnehmende kennt die wesentlichen individuellen Faktoren, die das grenzverletzende Verhalten begünstigten.

Materialien

Material für die Teilnehmenden:

- Arbeitsblatt P4A1: Darstellung meines grenzverletzenden Verhaltens
- Arbeitsblatt P4A2: Meine Situation, meine Belastung und mein Zustand zum Zeitpunkt des grenzverletzenden Verhaltens
- Arbeitsblatt P4A3: Auslöser und Einflussfaktoren auf das grenzverletzende Verhalten
- Arbeitsblatt P4A4: Warum habe ich mich grenzverletzend verhalten?

Hausaufgabe

Übertragung der Darstellung des grenzverletzenden Verhaltens auf das Arbeitsblatt P4A1: Darstellung meines grenzverletzenden Verhaltens (als Arbeitsgrundlage für das nächste Modul).

Allgemeine Hinweise

Bei diesem Modul handelt es sich um den Kern der deliktfokussierten Behandlung. Da die nachfolgenden zentralen Module P5, aber auch P9) darauf basieren, muss dieses Modul tiefgehend und (möglichst) vollständig und in der Regel im Einzelsetting behandelt werden. Nur in Ausnahmefällen (einfaches Deliktverständnis, gute Vorabklärung, kognitiv starke und besonders kooperative Teilnehmende sowie kleine Teilnehmendenzahl von zwei bis drei Personen) kann das Modul in der Gruppe durchgeführt werden. Nicht immer gelingt die Erarbeitung der Modulziele auf Anhieb. Je nach Komplexität der zu erfolgenden Analyse, eventuell eingeschränkter Möglichkeiten und/oder Widerständen des:der Teilnehmenden sollte mehr als eine Sitzung dafür aufgewendet werden.

Einführung. Der:die Therapeut:in sollte die zentrale Bedeutung des Moduls betonen und dass für die Erreichung der Ziele des Moduls voraussichtlich zwei Sitzungen nötig sein werden. Sie erklärt, dass es sich beim ThePaS auch bzw. vor allem um eine (delikt-)präventive psychotherapeutische Intervention handelt, bei der die Aufarbeitung des grenzverletzenden Verhaltens im Zentrum steht. Die wesentlichen Faktoren, die das grenzverletzende Verhalten begünstigt haben, müssen herausgefunden werden, damit der:die Teilnehmende zukünftig grenzverletzendes Verhalten vermeiden kann.

Beachte

Sollte sich erst nach Absolvieren dieses Moduls (und nicht bereits in der Abklärung) herausstellen, dass das grenzverletzende Verhalten auf Faktoren beruht, die eine Kontraindikation nach sich ziehen (hätten müssen), muss ausdrücklich die weiterführende Teilnahme des:der Teilnehmenden am ThePaS überprüft werden. Zuweilen können trotz einer solchen Kontraindikation gewisse Module des ThePaS dennoch hilfreich sein. Wenn man sich dafür entscheidet, das ThePaS mit dem:der Teilnehmenden weiterzuführen, empfiehlt es sich aber in den meisten Fällen, es im Einzelsetting und individuell zugeschnitten weiterzuführen.

4.6.1 Darstellung des grenzverletzenden Verhaltens („Storyboard")

Auf den (bei Bedarf zu erweiternden) sechs Feldern (zunächst auf einer gewählten Vorlage nach Wahl, dann auf dem Arbeitsblatt P4A1: Darstellung meines grenzverletzenden Verhaltens) soll in einem ersten Schritt die Tathandlung in Etappen zeitlich chronologisch zeichnerisch im Comic-Stil dargestellt werden (vgl. Abb. 12). Es sollen zudem (sofort oder in einem zweiten Durchgang) die bei jeder Etappe relevanten Gefühle, Gedanken, Körperempfindungen und Verhaltensweisen stichwortartig beschrieben werden (dies kann z. B. in Sprechblasen erfolgen).

Die zeichnerische Darstellung sollte folgende drei Aspekte berücksichtigen:

1. *Tatvorlauf (ein bis zwei Bilder):* Darstellung von situativen externen (Aufenthaltsort, Peer-Einfluss, Lebensumstände, Rauschmittelkonsum, Pornografiekonsum, externer Auslöser usw.) und psychologischen internen Faktoren (Stimmung, Emotion, Beschlussfassung usw.). Leitfragen: Wie bin ich auf die Idee zur Planung des grenzverletzenden Verhaltens gekommen? Was war vorher? Welche Umstände haben dazu beigetragen?
2. *Tatablauf (drei bis fünf Bilder):* Verhalten und konkrete Handlungen der Beteiligten, relevante Umstände, Reaktionen der Geschädigten, Dynamik, Tatwaffe usw.
3. *Nachtatverhalten (ein bis zwei Bilder):* Verhalten und konkrete Handlungen (Sicherungsstrategien, Flucht etc.), Gefühle (Trauer, Stolz, „gemischte Gefühle", Anspannung ...), Rationalisierungen und/oder Verzerrungen („Er/sie wollte es so"), Grübeln, Reaktionen von Freunden oder Eltern, positive und negative Konsequenzen.

Erläuterung der Übung. Der:die Therapeut:in erklärt die Aufgabe anhand einer selbst gezeichneten Vorlage, die aus sechs nummerierten Felder besteht:

Sie haben nun die Aufgabe, Ihr grenzverhaltendes Verhalten in sechs Bildern zu zeichnen. Ich werde Sie dabei unterstützen. Wenn Sie mehrmals grenzverletzendes Verhalten begangen haben, wählen Sie das (für Sie oder von anderen berichtet) schwerste oder dasjenige, weswegen sie am ThePaS teilnehmen. Sie müssen für diese Aufgabe nicht gut zeichnen können. Es geht nicht um eine künstlerische Leistung, Sie können Strichmännchen machen und – wie im Comic – Sprechblasen verwenden. Es geht um den Inhalt. Zeichnen Sie Ihr Verhalten und dasjenige der Beteiligten sowie die jeweiligen Umstände (Ort, Zeit, Objekte, Räumlichkeiten usw.) in Etappen auf. In einem zweiten Schritt schreiben Sie direkt in die Zeichnung die jeweils aufgekommenen Gedanken, Gefühle und Körperempfindungen stichwortartig auf.

Beginnen Sie auf Bild 1 bereits mehrere Stunden oder gar Tage (evtl. auch Bild 2 nutzen) vor dem grenzverletzenden Verhalten, je nachdem, wo nach Ihrem Verständnis der Beginn des grenzverletzenden Verhaltens liegt. Stellen Sie dar, was Sie vorher gemacht haben, mit wem Sie zusammen waren und wie es Ihnen ging. Stellen Sie dann (auf Bild 2 bis 4) dar, was Sie beim grenzverletzenden Verhalten getan haben, und schließlich, was nach dem grenzverletzenden Verhalten (Bild 6) geschehen ist.

Ziel ist es, dass Sie danach verstehen, wie es zum grenzverletzenden Verhalten gekommen ist, wie das Delikt bzw. das Fehlverhalten abgelaufen ist, was danach geschah und welche inneren und äußeren Faktoren über den gesamten Zeitraum hinweg wichtig waren. Das Ergebnis soll detailliert genug sein, dass man es als „Skript" für einen Kurzfilm benutzen könnte.

Einzelarbeit. Der:die Teilnehmende erhält nun Zeit, um die Zeichnungen zu erstellen.

Es empfiehlt sich, zunächst einen Entwurf des Storyboards auf einer Vorlage nach Wahl anfertigen zu lassen, bevor das Ergebnis auf dem Arbeitsblatt nochmals sorgfältiger dargestellt wird. Der:die Therapeut:in denkt auf der Grundlage seines:ihres in der Abklärung erarbeiteten Verständnisses oder seiner:ihrer Hypothese des grenzverletzenden Verhaltens aktiv mit, fragt aber offen und lässt damit zunächst viel Spielraum. Der:die Therapeut:in verzichtet auf ein Lenken, bietet aber Unterstützung an. Dabei sind bei den häufig wenig introspektiven und wenig verbalisierungsmotivierten und/oder -fähigen Teilnehmenden zuweilen konkrete Hilfestellungen nötig („halten wir fest, dass dieser Faktor wichtig war"). Die erfahrungsgemäß bezüglich ihrer Motivlage beim grenzverletzenden Verhalten bewusst und/oder unbewusst „ahnungslosen" Teilnehmenden bedürfen meist einer aktiven Hinführung zu einer plausiblen Analyse. Suggestive Einflüsse sind zu vermeiden. Vermeiden Sie

VORHER
Sali. Kommst du zu mir nach Hause?
OK.
WÄHREND 1
Willst du Sex?
Wieso nicht
WÄHREND 2
WÄHREND 3
WÄHREND 4
Ich will nach Hause gehen.
OK. Ciao.
NACHHER
Ich bin unschuldig!!

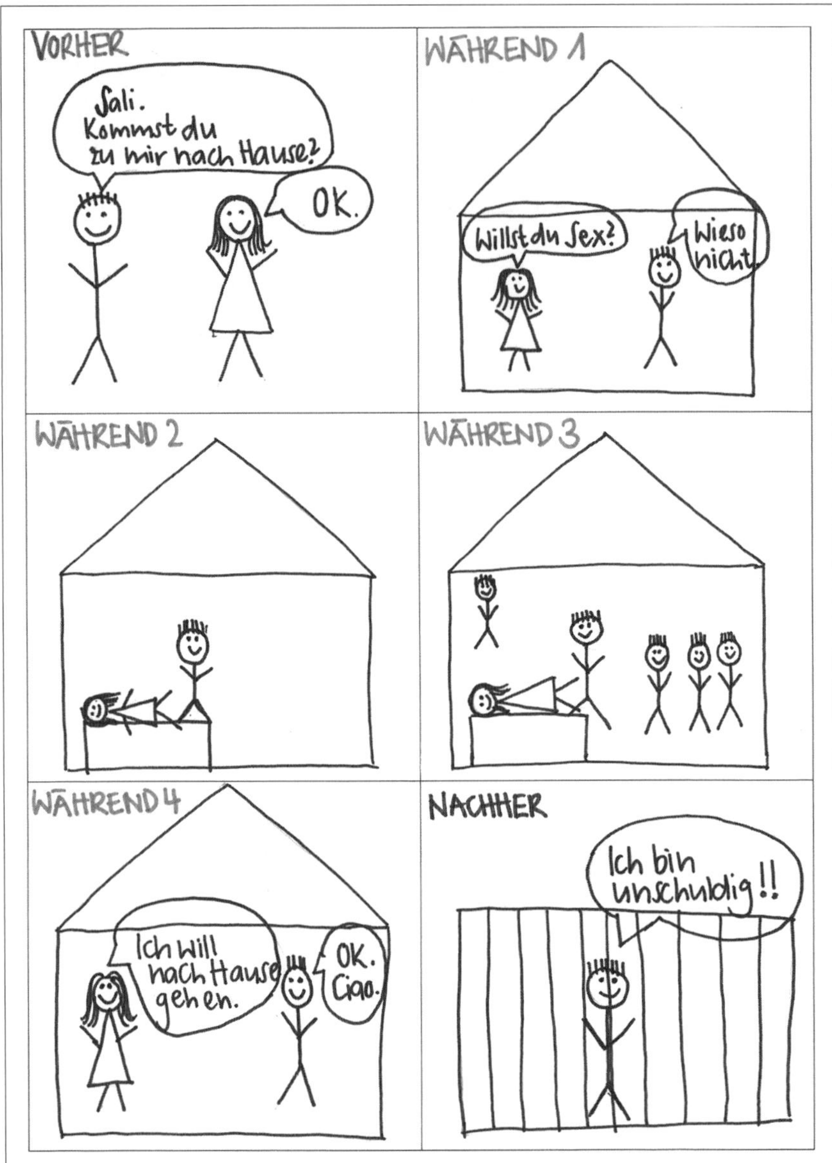

Abbildung 12:
Beispiel für ein Storyboard (ohne Gefühle, Gedanken, Körperempfindungen)

zudem möglichst „Warum-Fragen", weil diese negative Gefühle und Reaktanz erzeugen können und eher Rationalisierungen, Beschönigungs- und Rechtfertigungsverhalten bewirken. Benutzen Sie deshalb eher andere „W-Fragen" (Was? Wie? Wo? Worin? Welche? ...). Stellen Sie zunächst offene, dann konkretere und/oder geschlossene Fragen. Im Falle von Schwierigkeiten in der psychologischen Introspektions- und Verbalisierungsfähigkeit der Teilnehmenden kann im Sinne einer nicht suggestiven Hilfestellung erfragt werden, ob typische Hintergrundbedingungen erkannt werden können (z. B. Langeweile, „Frust", Druck von Peers, Streit, Konflikte, Alkohol, Partystimmung, Pornografiekonsum, „Grooming", bestimmte Kontakte und Umstände; vgl. Abschnitt 4.6.2.3).

4.6.2 Vertiefte Analyse des grenzverletzenden Verhaltens

Der:die Therapeut:in erklärt Ablauf und Zweck der vertieften Analyse des Storyboards:

> Hat man sich grenzverletzend verhalten, ist es wichtig, sich intensiv darüber Gedanken zu machen. Das kann unangenehme Gefühle auslösen und unangenehm sein. Aber: Je besser man über sein Verhalten Bescheid weiß und sich bewusst ist, was genau zum grenzverletzenden Verhalten geführt hat, desto besser kann man ein solches oder auch ein ähnliches Verhalten in Zukunft vermeiden. Es ist deshalb wichtig, dass Sie sich erneut an ihr (sexuell) grenzverletzendes Verhalten erinnern und sich damit auseinandersetzen. Nur wenn Sie

die Motive, Hintergründe und Umstände Ihres Verhaltens genau kennen, wird es Ihnen möglich, Ihr Verhalten in den entscheidenden Punkten zu verändern. Dies ist vergleichbar mit einem Sprinter, der sich mit seinen Bewegungen in Zeitlupe auseinandersetzt, um seinen Laufstil zu verbessern. Genau so sollen Sie vorgehen: Sie betrachten den gesamten Ablauf Ihres grenzverletzenden Verhaltens in Etappen und in Zeitlupe. Deshalb vertiefen wir die von Ihnen notierte Geschichte auf dem Storyboard noch und schreiben die entscheidenden Punkte dazu auf.

Die Zeichnung ist nun fertig und dient als plastische und einprägsame Grundlage, die sich außerdem bestens dafür eignet, sie den anderen Teilnehmenden im Modul P5 (Das grenzverletzende Verhalten vorstellen, vgl. Kap. 4.10) vorzulegen. Die Vertiefung ist bereits ansatzweise während der Erarbeitung des Storyboards erfolgt (begleitende Gedanken, Gefühle und Körperempfindungen). In den nachfolgenden Schritten wird diese mittels der Arbeitsblätter P4A2 (Meine Situation, meine Belastung und mein Zustand zum Zeitpunkt des grenzverletzenden Verhaltens) und P4A3(Auslöser und Einflussfaktoren auf das grenzverletzende Verhalten) prozessual aktiviert. Dies dient der Wiederholung und der Einprägung der wesentlichen Faktoren (für die spätere Erinnerung ohne Storyboard). Nachdem die Auseinandersetzung mit dem eigenen grenzverletzenden Verhalten im Rahmen der Erstellung des Storyboards erlebnisnah aktiviert wurde, ist über diese Zwischenschritte hinweg die rationale Schlussfolgerung (vgl. Arbeitsblatt P4A4: Warum habe ich mich grenzverletzend verhalten?) das Ziel. Dabei ist darauf zu achten, dass dieser Prozess nicht allzu abstrakt-theoretisch abläuft. Vielmehr sollte der:die Therapeut:in auf eine teilnehmernahe, einprägsame Sprache achten. Sehr wohl muss der:die Therapeut:in aber die wichtigen, hinter dem grenzverletzenden Verhalten liegenden psychologischen Konstrukte präsent haben (wie die Motivation, den Zusammenhang zwischen Emotionen, Gedanken, Körperempfindungen und Verhalten sowie forensisch relevante Faktoren, wie etwa Planungsgrad, Einzel- vs. Gruppenverhalten, „heiße“ vs. „kalte“ Emotionen u.Ä. sowie deliktanalytische Konstrukte).

Die Übergänge zwischen Schritt 1 des Moduls (auf dem Storyboard werden die jeweiligen Gefühle, Gedanken, Körperempfindungen und Verhaltensweisen beschrieben) und dem vertiefenden Schritt 2 sowie dem zusammenfassenden Fazit sind konzeptionell und je nach Fähigkeit und Motivation des:der Teilnehmenden fließend. Aufmerksame und aktive Mitarbeit vonseiten dem:der Therapeut:in ist in diesem Modul gefragt bis notwendig. Die Repetitionen bieten Gelegenheit zur Plausibilitätsprüfung der jeweiligen Faktoren und dienen der Einprägung bzw. der Vertiefung der Inhalte.

4.6.2.1 Grundlegende Lebensumstände und Erlebenszustände

Einzelarbeit mit Nachbearbeitung. Der:die Teilnehmende arbeitet für sich das Arbeitsblatt P4A2 (Meine Situation, meine Belastung und mein Zustand zum Zeitpunkt des grenzverletzenden Verhaltens) durch. Mit dem:der Therapeut:in wird dann Frage für Frage des Arbeitsblattes durchgearbeitet. Die erarbeiteten Punkte werden von dem:der Teilnehmenden notiert.

Diese Wiederholung, in anderer Form als der bereits im Storyboard ansatzweise erarbeiteten Inhalte, hat den Zweck, dass sich der:die Teilnehmende der eigenen wesentlichen, das grenzverletzende Verhalten begünstigenden Faktoren gewahr wird und diese dann geordneter den anderen Teilnehmenden darstellen kann.

Hintergrundbedingungen sind eher „innen“ (psychologisch, psychopathologisch), tieferliegend, persönlichkeitsbezogener, individuell, langfristig, mit der Grundstimmung zusammenhängend.

4.6.2.2 Direkte Auslöser und Einflussfaktoren

Einzelarbeit mit Nachbearbeitung. Der:die Teilnehmende arbeitet für sich das Arbeitsblatt P4A3 (Auslöser und Einflussfaktoren auf das grenzverletzende Verhalten) durch. Der:die Therapeut:in hilft sofort oder in einem zweiten Schritt bei der Durcharbeitung des Arbeitsblattes (vgl. Abb. 12). Die Besonderheiten des Ablaufs werden auf einer gut sichtbaren Arbeitsunterlage notiert.

Auch diese Übung hat zum Ziel, dass sich der:die Teilnehmende der eigenen wesentlichen, das grenzverletzende Verhalten begünstigenden Faktoren gewahr wird und diese dann geordneter den anderen Teilnehmenden darstellen kann. Jugendtypische Risikobedingungen sollen von den Teilnehmenden kennengelernt und deren einschränkende Wirkung auf die Steuerungsfähigkeit erkannt werden (z.B. Gruppendynamik, Gruppendruck, Einfluss von Rauschmitteln, Sexualtrieb, kognitive Verzerrungen, momentane Gefühlslage).

Auslöser und konstellative Bedingungen sind eher „außen“: umgebungs- und umständebezogen, oberflächlich, situativ und meist allgemein-jugendtypisch, insbesondere in Bezug auf die Peer-Dynamik. Zudem

Arbeitsblatt P4A3 | Modul P4: Das grenzverletzende Verhalten verstehen

Auslöser und Einflussfaktoren auf das grenzverletzende Verhalten

Wie/wo fing es an, wie genau war das Verhalten von mir und von anderen?

Das waren die Auslöser:

Mein Kumpel und ich hatten wieder zusammen Pornos geschaut.

Ich hatte fantasiert, das einmal auszuprobieren.

Dann haben wir den Entschluss gefasst und abgemacht. Wir haben uns gegenseitig angespornt.

So war die Situation, als ich das grenzverletzende Verhalten zeigte:

Das Nachbarmädchen, das ich immer am Mittwochnachmittag hütete, war wie üblich bei mir.

Mein Kumpel X war wie abgemacht/geplant/zufällig auch dabei.

Wir schlossen extra die Tür.

Wir hatten sie dazu überredet, ein neues Spiel zu spielen, damit meinten wir das „Sexspiel".

Dies waren mein Verhalten, meine Gefühle und Gedanken:

Ich hatte ein Kribbeln im Bauch, es war etwas komisch, aber auch spannend.

Ich dachte mir: „Jetzt oder nie."/„Egal."/„Sie hat ja nicht Nein gesagt."

Ich fühlte mich ...

Ich sagte zu X: „Mach doch endlich!"/Ich hielt sie fest./ ...

So habe ich mich *danach* verhalten und gefühlt; dies habe ich gedacht:

Wir haben mit ihr abgemacht, dass sie niemandem etwas sagt, indem wir im Wortlaut X sagten.

Es war ein komisches Gefühl./Ich habe das Foto von ihr an Y geschickt.

Am Abend konnte ich nicht einschlafen ...

Abbildung 13: Beispielhaft ausgefülltes Arbeitsblatt P4A3

können der Einfluss von Rauschmitteln, der pubertäre Erlebnishunger, die Neugierde und der biologisch naturgemäß pubertäre Sexualtrieb eine Rolle spielen. Unmittelbar-kurzfristig können starke Emotionen das Geschehen prägen und kollektive kognitive Verzerrungen den Weg für grenzverletzendes Verhalten ebnen („Sch ...egal, Mann!").

4.6.2.3 Warum wird grenzverletzendes Verhalten verübt?

Dieser Einschub soll nicht von der individuellen Analyse ablenken, sondern Gedankenanstöße für eine vertieftere Analyse liefern. Der:die Therapeut:in stellt die Behauptung auf, dass man im Leben kaum etwas tut, ohne dass dies für die ausführende Person Sinn macht. Für jede Person macht die eigene Handlungsweise unter den aktuell gegebenen Rahmenbedingungen Sinn, auch wenn diese sich im Nachhinein für die betreffende Person als sehr ungünstig herausstellt:

Jede Handlung ergibt für jeden Sinn, auch wenn der Zeitabschnitt noch so kurz ist. Das heißt, die Bilanz der Abwägung von Vor- bzw. Nachteilen fällt zugunsten der Handlung aus und darum handeln wir so. Wir wollen mit unserem Handeln etwas für uns erreichen: z. B. essen wir, um satt zu werden, oder wir rauchen, um uns zu entspannen. Manchmal verfolgen wir mit einer Handlung gleich mehrere Ziele: Wir essen, um satt zu werden, um die Langeweile zu vertreiben und um mit unserer Familie zusammen zu sein. Manchmal sind uns unsere

Arbeitsblatt P4A4 Modul P4: Das grenzverletzende Verhalten verstehen

Warum habe ich mich grenzverletzend verhalten?

Ziele des grenzverletzenden Verhaltens: Was wollte ich damals erreichen?

Wesentliche Faktoren, die eine Rolle gespielt haben:

Ich wollte endlich mal wie meine Freunde etwas mit Sex erlebt haben.

Ich spürte, dass die Pornos mich „dazu drückten".

Wenn ich ehrlich bin, fühlte ich mich von meinen Freunden dazu gedrängt. Andererseits wollte ich es auch.

Den Freunden gegenüber mit Erfahrungen angeben können.

Eigenes Bedürfnis.

Mein Gedanke: „Ich mache es einfach" / „Egal" / „Das wird schon niemand merken".

Mein Gefühl: „Ich will es unbedingt".

Ich habe nur an den Moment gedacht und nicht an die Konsequenzen.

Ich habe mir eingeredet, dass der Junge es auch will.

Ich habe verdrängt, dass er noch ein Kind ist und dass man das nicht tun darf.

Abbildung 14: Beispielhaft ausgefülltes Arbeitsblatt P4A4

Ziele bewusst, manchmal denken wir überhaupt nicht darüber nach. Auch wenn grenzverletzendes Verhalten verübt wird, verhält sich dies so. Mit den meisten grenzverletzenden Verhaltensweisen verfolgen wir eines oder mehrere Ziele. Welche Ziele Sie nun mit Ihrem Fehlverhalten verfolgt haben, sollen Sie jetzt aber selbst herausfinden.

Gemeinsames Erarbeiten. Der:die Teilnehmende wird aufgefordert, Ziele zu nennen, die Jugendliche ganz generell mit sexuell grenzüberschreitendem Verhalten erreichen wollen. Der:die Therapeut:in kann selbst Vorschläge einbringen. Mögliche Ziele sind: „Sex haben", „(einmal) einen Orgasmus erleben", „Geschlechtsverkehr/Oralsex/Analverkehr ausprobieren", „Pornos nachstellen", „Anerkennung in der Gruppe bekommen", „Gewinnen einer Wette", „Vermeidung von Ablehnung", „Überwindung von Langeweile", „Erleben von Aufregung und Spaß", „Erleben von Dominanz", „Beweisen von Mut", „Auf sich aufmerksam machen", „Ausüben von Rache", „Erfahrung machen", „nicht unerfahren abgehängt werden", „nicht der einzige sein, der noch nicht hat" usw.

Es ist denkbar, diesen Einschub früher im Modul durchzuführen, wegzulassen oder vereinzelt bzw. direkt in den jeweiligen Schritten einfließen zu lassen. Bei einem frühen Einsatz besteht allerdings die Gefahr, dass der:die Teilnehmende dankbar Erklärungsangebote annimmt, die dem eigenen tatsächlichen Erleben aber nicht entsprechen, und dass sich Therapeut:in und Teilnehmende:r zu früh und zu pauschal auf eine nur vermeintliche „Wahrheit" einigen.

Tabelle 7: Elemente des grenzverletzenden Verhaltens – Hilfestellung für die Analyse der tieferliegenden Bedürfnisse

1. Hintergrund	2. Auslöser und Ablauf	3. Ziele
Was waren die Grundvoraussetzungen bei mir?	Was spielte unmittelbar davor eine Rolle? Wie habe ich gehandelt?	Was wollte ich *eigentlich* erreichen?
…	…	…

Um den etappenweisen Ablauf eines grenzverletzenden Verhaltens auf eine andere Weise aufzuzeigen, können die in Tabelle 7 genannten Inhalte von links nach rechts aufgeschrieben und zur Hilfe genommen werden.

4.6.3 Individuelle Faktoren – Warum habe ich mich grenzverletzend verhalten?

Der:die Therapeut:in prüft, ob das Erarbeitete bei dem:der Teilnehmenden noch präsent ist.

Einzelarbeit. Der:die Teilnehmende füllt zunächst das Arbeitsblatt P4A4 (Warum habe ich mich grenzverletzend verhalten?) aus (vgl. Abb. 14).

Diskussion. Anschließend zählt der:die Teilnehmende die drei wichtigsten persönlichen Ziele des grenzverletzenden Verhaltens auf. Ziel der Diskussion über die aufgeführten Ziele ist die Einsicht, dass es sich bei Zielen wie „Sex haben", „ausprobieren", „Erregungsabbau", „Wunsch nach Erleben von Männlichkeit", „als respektierte Person wahrgenommen werden", „vor den Freunden angeben zu können" usw. um nachvollziehbare und altersgemäße Ziele handelt, die legitim bzw. nicht a priori illegal sind. Daraus lässt sich ableiten, dass es nicht anzustreben ist, auf die Erfüllung dieser Ziele zu verzichten („ich werde nie mehr Sex haben", „ich darf nicht mehr mit Freund X losziehen"). Vielmehr sollte versucht werden, andere (prosoziale) Wege zur Zielerfüllung zu finden.

Beachte

Achtung vor Rationalisierungstendenzen! Die „Warum-Frage" verleitet Personen, denen sie gestellt wird, rationalisierend ins Philosophieren, Die-Schuld-Suchen, Die-Schuld-Abschieben, Psychologisieren etc. kommen und sich so von den wesentlichen konkreten und gefühlsnahen Faktoren zu entfernen.

An dieser Stelle des Programms sollten Rationalisierungen allerdings weniger ein Problem darstellen dürfen, da der:die Teilnehmende die individuellen Faktoren, die zum grenzverletzenden Verhalten geführt haben, bereits erarbeitet hat und kennt. Letztlich sollte der:die Teilnehmende eben diese, bereits erarbeiteten Risikofaktoren erneut benennen können. Dennoch bedarf es einer Führung und Unterstützung des:der Teilnehmenden. Mit einem ergiebigeren Resultat ist zu rechnen, wenn andere „W-Fragen" (Was? Wer? Wo? Wann? Wie?) im Zentrum stehen. Zumeist begünstigt ein Zusammentreffen verschiedener Faktoren und Umstände ein Fehlverhalten, und selten kann ein solches durch einen alleinigen Faktor verstanden und entsprechend mit einem Fokalsatz (zu welchem man durch die „Warum-Frage" verführt wird) beantwortet werden. Dies sollte Therapeut:in *und* Teilnehmer:in klar sein.

Rückfallprophylaxe. Abschließend fordert der:die Therapeut:in den:die Teilnehmende auf, persönlich bedeutsame Punkte der Sitzung zu nennen, die einen Rückfall zukünftig vermeiden helfen können:

> Nennen Sie Punkte dieser Therapiesitzung, die für Sie besonders wichtig waren, und sagen Sie, wie diese Ihnen im konkreten Alltag helfen könnten, weiteres grenzverletzendes Verhalten zu vermeiden.

4.7 Flexibles Modul F3: Mein Körper

Inhalt	Zeitrahmen
1. Einführung	5 Min.
2. Körperübung: Wie spüre ich meinen Körper?	20 Min.
3. Körperübung: Wie fühlt sich mein Körper an, wenn ich ihn bewege?	15 Min.
4. Körperübung: Wie findet mein Körper das Gleichgewicht?	15 Min.
5. Körperübung: Wie koordiniert mein Körper Bewegungen?	15 Min.
6. Körperübung: Wo sind meine körperlich spürbaren Grenzen? (Nähe-Distanz-Regulation)	20 Min.
Gesamtdauer	ca. 90 Min.

Ziele

- Die bewusste Wahrnehmung von Körperempfindungen ist verbessert.
- Sensibilisierung für „körperlich" definierte Grenzen (Nähe-Distanz-Regulation).

Materialien

Einzelsetting: ein Seil (Länge ca. 5m)

Gruppensetting: keine Materialien

Hausaufgabe

Keine

Allgemeine Hinweise

Dieses Modul verfolgt zwei zentrale Ziele: (1) Die Wahrnehmung des eigenen Körpers soll gefördert werden. Dahinter steht die Überlegung, dass es für ein angemessenes (und auch befriedigendes) Sexualverhalten hilfreich ist, Signale des eigenen Körpers wahrzunehmen und bewusst damit umzugehen. (2) Eine Sensibilisierung für „körperlich" definierte Grenzen – bei sich selbst und bei anderen – soll stattfinden. Diese soll konkret der Prävention von grenzverletzendem Verhalten dienen, indem die Teilnehmenden befähigt werden, Nähe- und Distanzregulation besser wahrzunehmen. Nähe-Distanz-Regulation hat aber auch weit vor der Prävention von grenzverletzendem Verhalten eine wichtige Funktion in der Beziehungsgestaltung (siehe mehr dazu unter Abschnitt 4.7.6) Die Heranführung an diese zentralen Themen erfolgt im vorliegenden Modul über die Anleitung einer bewussten Wahrnehmung des eigenen Körpers in verschiedenen Übungen. Es wird den Teilnehmenden Raum gegeben, um in Kontakt mit dem eigenen Körper zu kommen, diesen in Ruhe, aber auch in Bewegung zu spüren, zu akzeptieren und wertzuschätzen. Nach der Ankündigung des Themas (vgl. Abschnitt 4.7.1) sollte direkt mit der ersten Körperübung gestartet werden, da es in diesem Modul in erster Linie um die praktische Erfahrung und nicht um theoretische Inhalte gehen soll. Zudem kann ein zügiger und dennoch sensibel geführter Einstieg verhindern, dass sich Unsicherheiten und Ängste gegenüber den bevorstehenden Übungen aufbauen. Die Arbeitsatmosphäre während des Moduls sollte wohlwollend und motivierend sein, die Übungen dürfen Spaß machen.

4.7.1 Einführung

Der:die Therapeut:in führt in das Thema ein:

Sexualität hat viel mit dem Körper und den Körperempfindungen zu tun. Wenn Sie Ihren eigenen Körper gut kennen, spüren und wahrnehmen, kann Ihnen das helfen in Bezug auf eine angemessene und auch bewusste, befriedigende Sexualität. Es geht in unserem Modul „Mein Körper" aber auch darum, körperliche Grenzen von sich selbst und von den anderen kennenzulernen. Dass man körperliche Grenzen wahrnehmen kann, ist wiederum für die Prävention von grenzverletzendem Verhalten zentral. Es ist wichtig, dass Sie merken, ob Sie jemandem zu nahe kommen oder umgekehrt auch, ob *Ihnen* jemand zu nahe kommt, Ihre persönliche körperliche Grenze überschreitet.

Wir probieren heute mittels verschiedener Übungen aus, wie sich der Körper in Ruhe, in Bewegung und auf der Suche nach dem Gleichgewicht anfühlt. Wir testen auch unsere persönlichen körperlichen Grenzen aus. Bei den folgenden Übungen wird es darum gehen, dass sich jeder auf sich und auf den eigenen Körper konzentriert. Versuchen Sie also, nicht weiter auf die anderen zu achten und Ihre Aufmerksamkeit ganz bei sich zu behalten. Bitte kommentieren Sie nicht, was andere tun oder nicht tun. Lachen Sie höchstens (freundlich) über sich selbst, nicht aber über die anderen. Weiter ist zu betonen, dass es bei den Körperübungen nicht um Leistung geht und es nicht schlimm ist, wenn die eine oder andere Übung schwerfällt oder nicht gelingt. Probieren Sie einfach aus, seien Sie neugierig auf das, was möglich ist und was nicht, und seien Sie freundlich zu sich selbst.

4.7.2 Körperübung: Wie spüre ich meinen Körper?

Der:die Therapeut:in kündigt an, dass jetzt eine Reise durch den Körper in Gedanken folgt. Sie fordert die Teilnehmenden auf, sich bequem auf dem Stuhl hinzusetzen, beide Füße auf den Boden zu stellen und die Hände auf die Oberschenkel zu legen. Dann weist sie sie an, die Augen zu schließen oder einen Punkt vor sich auf dem Boden zu fixieren und die Wahrnehmung auf den eigenen Körper zu lenken.

Die Anleitung für diese Imaginationsübung erfolgt in ruhiger, langsamer, eher monotoner Sprechweise. Dazwischen werden Sprechpausen eingelegt, um den Teilnehmenden Zeit für die Wahrnehmungen zu lassen (im folgenden grauen Kasten beispielhaft mit „…" markiert). Es werden nacheinander und aufsteigend verschiedene Körperpartien bis hoch zum Scheitel benannt. Zur Wahrnehmungshilfe für die Teilnehmenden können z. B. Auflageflächen, Temperaturen, Gewicht der einzelnen Körperteile benannt werden (Genitalien werden nicht benannt). Zwischenzeitlich sollte daran erinnert werden, dass es normal ist, dass Gedanken abschweifen, man dann aber einfach wieder versuchen sollte, die Aufmerksamkeit zurückzuholen. Die Übung soll ca. 15 Minuten dauern.

Setzen Sie sich auf Ihrem Stuhl bequem hin, stellen Sie die Füße nebeneinander auf den Boden. Legen Sie Ihre Hände auf die Oberschenkel. Im Folgenden dürfen Sie sich einfach leiten lassen von dem, was ich sage. Normalerweise schweifen die Gedanken immer wieder mal ab, versuchen Sie dann aber, diese abschweifenden Gedanken wieder loszulassen und Ihre Aufmerksamkeit auf Ihren Körper und meine Worte zu lenken. Sie dürfen nun die Augen schließen oder fixieren Sie einen Punkt vor sich auf dem Boden. Atmen Sie ein paar Mal tief durch … Lassen Sie die Eindrücke und Erlebnisse vom heutigen Tag und auch von dieser Gruppe hinter sich; es geht jetzt gerade nur um Sie und Ihren Körper. Richten Sie Ihre Aufmerksamkeit auf Ihren Körper … Spüren Sie, wie Sie mit Ihren Füßen fest auf dem Boden stehen … Gehen Sie nun mit Ihrer Aufmerksamkeit zu Ihren Zehen. Spüren Sie die einzelnen Zehen. Achten Sie darauf, wie Sie sich anfühlen … Ob sie warm sind oder kalt, ob sich alle gleich anfühlen oder unterschiedlich? … Nehmen Sie nun auch Ihre Füße wahr, die Zehenballen, die Fersen. Gleiten Sie mit Ihrer Aufmerksamkeit weiter zu den Unterschenkeln …

(Nun werden weiterführend folgende Körperpartien benannt: Oberschenkel, Gesäß, Bauch, Rücken, Nacken, Schultern, Oberarme, Unterarme, Hände, Finger – wieder hoch über die Arme und Schultern zum Hals, Hinterkopf, Gesicht, Stirn bis zum Scheitel. Es ist dabei dem:der Therapeut:in überlassen, welche Körperteile ggf. zusammen genannt werden, bei welchen Körperteilen sie länger verweilen bzw. welche sie nur benennen will.)

Bleiben Sie nun noch einen Augenblick ganz bei sich und Ihrem Körper. Versuchen Sie, wahrzunehmen, wie es Ihrem Körper gerade geht, wie sich die einzelnen Körperpartien anfühlen … Atmen Sie noch ein paar Mal tief ein und aus …, bevor Sie sich mit Ihrer Aufmerksamkeit wieder hier in diesen Raum orientieren. Öffnen Sie nun langsam die Augen, strecken Sie sich oder bewegen Sie sich so, wie es Ihnen guttut.

Plenum. Der:die Therapeut:in fragt danach die Teilnehmenden nach ihren Erfahrungen, die sie bei dieser Begegnung mit dem eigenen Körper gemacht haben. Dabei geht es um Wahrnehmungen, Gefühle und Gedanken. Wenn die Teilnehmenden berichten, dass sie mit ihrer Aufmerksamkeit abgeschweift sind, ist es wichtig, dass dies nicht kritisiert, sondern als normal klassifizert wird.

4.7.3 Körperübung: Wie fühlt sich mein Körper an, wenn ich ihn bewege?

Der:die Therapeut:in leitet die nächste Übung ein, indem sie die Teilnehmenden bittet, aufzustehen und sich im Raum zu verteilen. Die therapeutische Leitung macht die Übung nach Möglichkeit mit. Es soll auf langsame Bewegungen geachtet werden. Es geht nicht um ein Muskeltraining, sondern um die bewusste Ausführung der Bewegungen. Die Übung dauert ca. fünf Minuten:

Stellen Sie sich auf die Zehenspitzen. Rollen Sie den Fuß nun langsam nach unten ab, bis Sie auch mit der Ferse wieder auf dem Boden stehen. Diese Bewegungsabfolge machen wir nun mehrmals hintereinander. *(Therapeut:in macht vor.)* Wir bleiben kurz auf den Zehen stehen, rollen ab, gehen wieder auf die Zehen ... Tun Sie das langsam und ganz bewusst.

Nun versuchen wir, zu der Bewegung zusätzlich die Arme über die Seiten dazuzunehmen *(Therapeut:in macht vor)*, indem wir die Arme nach oben nehmen, bis sich die Hände über dem Kopf berühren, während wir auf die Zehenspitzen gehen; wenn wir den Fuß wieder abrollen, nehmen wir die Arme über die Seite langsam wieder nach unten ... Auch das wiederholen wir gleich ein paar Mal ... Versuchen Sie es einfach, so gut es geht. Führen Sie die Bewegungen langsam aus. Möglicherweise ist es gar nicht einfach, bei den langsamen Bewegungen das Gleichgewicht zu halten. Versuchen Sie, erfahren Sie Grenzen und respektieren Sie diese auch. Nicht jeder Körper ist gleich, jeder macht es so gut, wie sein bzw. ihr Körper es erlaubt.

Nun wollen wir dazu noch gut ein- und ausatmen. Wenn wir nach oben gehen, atmen wir durch die Nase ein, beim Abrollen atmen wir langsam und gerne auch mit einem erleichternden Geräusch alles aus ...

Plenum. Der:die Therapeut:in fragt danach die Teilnehmenden erneut nach ihren Erfahrungen, die sie mit der Körperaktivierung gemacht haben. Auch hier geht es um ein wertfreies Sammeln von Wahrnehmungen, Gefühlen und Gedanken.

4.7.4 Körperübung: Wie findet mein Körper das Gleichgewicht?

Gruppendiskussion. Der:die Therapeut:in fordert die Teilnehmenden auf, den Begriff „Gleichgewicht“ zu erläutern, und es wird darüber gesprochen, wie der Körper das Gleichgewicht herstellt (z.B. Hinweis auf das Gleichgewichtsorgan im Ohr/Kleinhirn).

Gleichgewichtsübung. In der Folge fordert der:die Therapeut:in die Teilnehmenden auf, sich auf ein Bein zu stellen, und macht die Übung nach Möglichkeit selbst mit. Der Schwierigkeitsgrad der Übung darf durch den:die Therapeut:in selbst gewählt werden, es ist beispielsweise auch möglich, klassische Yogastellungen wie der Baum o.Ä. anzuweisen. Wichtig ist dabei, dass die Teilnehmenden dabei bestärkt werden, das zu machen, was für sie möglich ist. Es soll keine Wettbewerbssituation entstehen, sondern jede:r Teilnehmende sollte für sich nach seinen:ihren Möglichkeiten das Gleichgewicht des eigenen Körpers austesten und erfahren können. Die Übung dauert ca. fünf bis zehn Minuten.

Bitte stellen Sie sich auf ein Bein ... Gehen Sie leicht in die Knie ... Sehr gut. Das allein braucht schon ein gutes Gleichgewichtsgefühl. Vielleicht geht es mit dem einen Bein besser als mit dem anderen, probieren Sie es einfach aus. Nun können Sie sich noch etwas herausfordern, indem Sie beispielsweise das freie Bein nach vorne ausstrecken ... oder indem Sie versuchen, das freie Bein über das Knie des Standbeines zu legen ... Wenn es möglich ist, führen Sie nun Ihre Hände nach oben *(Therapeut:in macht vor)* und legen Sie sie über dem Kopf wie ein Spitzdach zusammen. Versuchen Sie nun, eine Zeit lang in dieser Position zu bleiben ... Probieren Sie einmal aus, ob das auch mit geschlossenen Augen möglich ist? ...

Plenum. Der:die Therapeut:in fragt danach die Teilnehmenden erneut nach ihren Erfahrungen, die sie mit dem Gleichgewicht gemacht haben. Auch hier geht es um ein wertfreies Sammeln von Wahrnehmungen, Gefühle und Gedanken.

4.7.5 Körperübung: Wie koordiniert mein Körper Bewegungen?

Die Koordinationsübung sollte ca. drei Minuten lang ausgeführt werden.

Führen Sie eine Hand in Kreisbewegungen über den Bauch. *(Therapeut:in zeigt vor.)* Nun beginnen Sie, mit der anderen Hand sanft auf den Kopf zu tippen ... Einfach mal probieren ... Nun wechseln Sie die Hände ...

Nachbesprechung. Im Anschluss an die Übung sollte darauf eingegangen werden, warum diese Übung Schwierigkeiten bereiten kann: Die Bewegungsschemata im Körper gehen oft mit einer Gleichschaltung der Körperhälften einher. Diese Gleichschaltung kann aber durch bewusste Steuerung unterbrochen werden, wie die Koordinationsübung zeigen sollte.

4.7.6 Körperübung: Wo sind meine körperlich spürbaren Grenzen? (Nähe-Distanz-Regulation)

4.7.6.1 Übung für das Gruppensetting

Die Nähe-Distanz-Regulation ist für die Gestaltung von Kontakten ein zentrales Thema. Diese Regulation steht in Zusammenhang mit dem Gespür für den eigenen Körper und dem Bezug zum Gegenüber. Durch diese Regulation findet – ohne Worte – auch die Art der Beziehung Ausdruck. Durch die Bildung einer bestimmten Nähe bzw. Distanz wird dem Gegenüber eine wichtige Information über die gewünschte Beziehungsform vermittelt. Bestehen in diesem Bereich Unsicherheiten, kommt es leicht zu Missverständnissen; werden persönliche körperliche Grenzen überschritten, sprechen wir von grenzverletzendem Verhalten, möglicherweise im strafrechtlich relevanten Sinn. In der Sexualität spielen körperliche Annäherung und die Wahrnehmung der eigenen körperlichen Grenzen und derjenigen des Gegenübers eine wesentliche Rolle. Mit der folgenden Körperübung soll den Teilnehmenden bewusst gemacht werden, wie sich die körperlich definierte Grenze anfühlt, wie die Nähe-Distanz-Regulation körperlich wahrnehmbar ist, welchen Einfluss diese Regulation auf den Umgang mit dem Gegenüber bzw. auf dessen Empfindungen hat und wie dadurch die Beziehungsgestaltung beeinflusst wird. Die Wahrnehmung der eigenen Körpersignale – auch in der Rolle des Empfängers von körperlicher Nähe (in der folgenden Übung die Rolle des Beobachters) – spielt dabei eine wichtige Rolle.

> Soziale Kontakte werden u.a. dadurch geregelt, wie nahe oder wie weit weg ich mich jemandem gegenüber positioniere. *(Hinweis: Gibt es eine:n Co-Therapeut:in, kann das Gesagte während des Sprechens direkt mit diesem:dieser dargestellt werden, indem sich die sprechende Person mal ganz nahe hinstellt, mal weiter weg.)* Ja nachdem wie nahe oder eben wie distanziert man sich jemandem gegenüber positioniert, sagt das etwas über die Beziehung zwischen den Personen aus. Wir positionieren uns beispielsweise unseren Familienmitgliedern oder Freund:innen gegenüber körperlich näher als einem Verkäufer oder der Chefin. Damit die Nähe-Distanz-Regelung, so nennt man das, gut funktioniert, brauche ich aber vorerst ein sicheres Gefühl für meinen Raum. *(An dieser Stelle sollte mit einer Geste der Raum um sich herum bezeichnet werden.)* In der nächsten Körperübung wollen wir diesen Raum nun erkunden.

Nähe-Distanz-Übung. Der:die Therapeut:in fordert die Teilnehmenden auf, sich in Zweiergruppen zu formieren und sich einander gegenüber aufzustellen. Es gibt eine beobachtende und eine agierende Person. Die agierende Person bewegt sich nun langsam von einer Distanz von ca. zwei bis drei Metern auf die beobachtende Person zu. Bevor die Distanz für die beobachtende Person zu nahe wird, bedeutet sie mit der Hand „Stopp“. Die agierende Person bleibt stehen. Die beobachtende Person versucht, ihre Wahrnehmungen in Worte zu fassen. Dies können z. B. Körperwahrnehmungen, Sinneseindrücke, Gefühle oder Gedanken sein. In einem nächsten Schritt werden die Agierenden von dem:der Therapeut:in gebeten, einen kleinen Schritt weiter zu gehen, also die persönliche Grenze der beobachtenden Person minimal zu überschreiten. Erneut wird die beobachtende Person nach ihren Wahrnehmungen gefragt. Im Anschluss daran werden die Rollen gewechselt. Die Übung dauert ca. 15 Minuten.

4.7.6.2 Alternativübung für das Einzelsetting

Der:die Teilnehmende wird aufgefordert, mit einem Seil einen Kreis um sich herum zu legen in einem Abstand, den er:sie benötigt, um sich wohlzufühlen. Der Kreis soll seinen:ihren persönlichen Raum symbolisieren. Der:die Therapeut:in stellt nun einen Stuhl im Abstand von einem bis zwei Metern zum Kreis ausgerichtet auf, während der:die Teilnehmende weiterhin im persönlichen Raum steht und den Stuhl betrachtet. Er:sie soll sich vorstellen, dass es sich dabei um eine bekannte/unbekannte Person handelt. In einem ersten Schritt soll der:die Teilnehmende wahrnehmen, welche Distanz des Stuhls zum eigenen, persönlichen Raum für ihn:sie passend ist – dazu verstellt der:die Therapeut:in den Stuhl nach den Anweisungen des:der Teilnehmenden. Diese Distanz stellt die unausgesprochene natürliche Distanz zum Gegenüber dar – sie kann variieren je nach Nähegefühl zur symbolisierten Person. Der:die Teilnehmende soll nun die eigenen Beobachtungen wahrnehmen und zu beschreiben versuchen. Es kann sich dabei z. B. um Körperwahrnehmungen, Sinneseindrücke, Gefühle oder Gedanken handeln. In ein bis zwei weiteren Schritten soll der Stuhl von der optimalen Distanz dem persönlichen Raum des:der Teilnehmenden angenähert bzw. soll die persönliche Grenze (Schnur) in einem letzten Schritt überschritten werden. Es wird bei jedem Schritt innegehalten und der:die Teilnehmende soll spüren, wie sich die Annäherung für ihn:sie anfühlt. Die Übung dauert ca. zehn Minuten.

4.8 Flexibles Modul F4: Achtsamkeit

Inhalt	Zeitrahmen
1. Achtsamkeit – was ist das?	20 Min.
2. Achtsamkeitsübungen	45 Min.
3. Wie unser Verhalten mit unseren Gefühlen und Gedanken zusammenhängt	20 Min.
Gesamtdauer	ca. 85 Min.

Ziele

- Erleben von achtsamen Momenten.
- Anregungen zum Aufbau von mehr Bewusstheit im Alltag.
- Vermitteln von Strategien zur Verbesserung der eigenen Steuerungsmöglichkeiten.
- Sensibilisierung für eigene (sexuelle) Bedürfnisse und diejenigen Dritter.

Materialien

- einzeln verpackte Stücke Schokolade
- Kopfmassagegeräte

Material für die Teilnehmenden:
- Arbeitsblatt F4A1: Bewusstes Wahrnehmen

Hausaufgabe

Freiwillig: Achtsamkeit üben im Alltag.

Allgemeine Hinweise

Achtsamkeitstraining hat seinen Ursprung in östlichen Meditationsformen. Inzwischen haben Achtsamkeitsübungen ihren Platz gefunden als Methode in verschiedenen Therapierichtungen (z.B. dialektisch-behaviorale Therapie, kognitive Verhaltenstherapie). Achtsam sein bedeutet, den gegenwärtigen Moment, die eigenen Gefühle und Gedanken sowie die Umgebung bewusst und bewertungsfrei wahrzunehmen. Die Wahrnehmung bezieht sich dabei stets auf den gegenwärtigen Moment, möglichst ohne Ablenkung und gedankliche Abschweifung (Michalak, Heidenreich & Williams, 2022).

Im ThePaS wird davon ausgegangen, dass die Fähigkeit zum achtsamen Wahrnehmen auch hilfreich ist in Bezug auf die Sensibilität gegenüber eigenen und anderen Bedürfnissen, auch körperlichen und konkret sexuellen. Achtsames Wahrnehmen der momentanen Bedürfnisse, Achtsamkeit für das Gegenüber und ein bewusstes Erleben des Moments sollen zum einen dazu beitragen, eine befriedigende Sexualität zu erleben, und zum anderen das Risiko eines unreflektierten und damit unangemessenen oder grenzüberschreitenden Sexualverhaltens zu vermindern. Ziel des vorliegenden Moduls ist es, den Teilnehmenden zumindest einen Einblick in das Gebiet der Achtsamkeit zu ermöglichen – eine Vertiefung bzw. ein eigentliches Training der Achtsamkeit ist in diesem Rahmen nicht möglich.

Es soll darauf geachtet werden, dass die folgenden Übungen für die Teilnehmenden in einer wohlwollenden Atmosphäre durchgeführt werden und der Einblick in das achtsame Wahrnehmen eine möglichst angenehme und lustvolle Erfahrung sein kann. Die Sprechweise bei den Anleitungen zu den folgenden Achtsamkeitsübungen soll ruhig, langsam und eher monoton sein. Es werden regelmäßig Sprechpausen eingelegt, in den Anweisungen werden diese beispielhaft mit „…“ gekennzeichnet.

4.8.1 Achtsamkeit – was ist das?

Einführung. Der:die Therapeut:in führt in das Thema ein:

In diesem Modul geht es darum, die Idee der Achtsamkeit kennenzulernen. Achtsam sein bedeutet, den gegenwärtigen Moment, die eigenen Gefühle und Gedanken sowie die Umgebung bewusst und bewertungsfrei wahrzunehmen. Es geht darum, das wahrzunehmen, was gerade jetzt, in diesem Moment, in uns drinnen und um uns herum geschieht, ohne das gedanklich zu kommentieren. Das ist gar nicht so einfach, wie es jetzt vielleicht klingt. Wir sind nämlich gewohnt, ständig irgendwelchen Gedanken nachzugehen, z.B. darüber, was wir nachher noch vorhaben, was XY heute gepostet hat, wo der Sitznachbar wohl seine Schuhe gekauft hat etc. Wir sind auch leicht ablenkbar durch unsere Umgebung, z.B. wenn unser Sitznachbar mit den Beinen wackelt oder ein Handy klingelt, was vielleicht gerade stört oder nervt. Bei der Achtsamkeit geht es nun darum, ganz bewusst wahrzunehmen: „Ich sitze gerade auf einem Stuhl. Meine Beine sind entspannt. Am Rücken zwickt es. Aha, ich höre ein Handy klingeln. Ich nehme es wahr, ohne mir weitere Gedanken darüber zu machen. Ich nehme wahr, dass mein Sitznachbar mit seinen Beinen wackelt. Ich führe meine Wahrnehmung wieder zurück zu mir. Was fühle ich gerade? ..."

Achtsam sein für den Moment, für mich, für mein Gegenüber kann verschiedene Vorteile bringen: Wir können besser verstehen, warum wir uns gerade so fühlen, wie wir uns fühlen, wir können z.B. in Konflikten bewusster reagieren oder wir können besser mit Stress umgehen. Auch für die Sexualität ist es hilfreich, wenn wir gut wahrnehmen können, was gerade in diesem Moment unsere Bedürfnisse sind, was das Gegenüber gerade für Signale aussendet oder wie ich mich jetzt gerade, in der aktuellen Situation, fühle. Wir probieren heute in verschiedenen Übungen einfach einmal aus, achtsam zu sein, bewusst wahrzunehmen und bewusst zu handeln. Es geht darum, Ihnen einen Einblick zu geben, was Achtsam-Sein bedeutet. Um langfristig Achtsamkeit für innere Vorgänge zu erlangen, braucht es aber regelmäßiges Training, ähnlich wie beim Sport. Vielleicht bekommt ja jemand durch die heutigen Übungen Lust dazu, Achtsamkeit für sich zu üben. Gerne helfen wir mit weiteren Ideen und Übungen weiter. Sie dürfen gerne mit Ihren diesbezüglichen Wünschen auf uns zukommen, wenn Sie mehr über das Training von Achtsamkeit wissen möchten. Man findet auch im Internet viele Informationen und auch Videos mit entsprechenden Übungen.

Als weiterführende Literatur für den:die Therapeut:in kann z.B. das *Training emotionaler Kompetenzen* von Berking (2017) dienen.

4.8.2 Achtsamkeitsübungen

Gemeinsames Erarbeiten. Als Beobachtung bzw. Essenz der Einstiegsübungen (bewusstes Atmen und achtsames Gehen) sollte herausgearbeitet werden, dass es bei der Achtsamkeit darum geht, die Aufmerksamkeit voll auf eine Sache zu lenken, ganz fokussiert zu sein. Bei der Achtsamkeit geht es darum, Gedanken, Gefühle oder Handlungen ganz bewusst wahrzunehmen, eben nicht nebenher laufen zu lassen. Es geht darum, einen „inneren Beobachter" zu haben, der uns immer wieder achtsam wahrnehmen lässt.

4.8.2.1 Bewusstes Atmen

Der:die Therapeut:in weist die Teilnehmenden an, für einen kurzen Moment die Augen zu schließen oder einen Punkt vor sich auf dem Boden zu fixieren und die Aufmerksamkeit einfach einmal auf den eigenen Atem zu richten (Dauer der Übung ca. fünf Minuten):

Setzen Sie sich bequem hin und nehmen Sie einfach mal wahr, wie der Atem automatisch, ohne dass Sie etwas dafür tun müssen, ein- und ausfließt. Ein ... und ... aus ... Achten Sie darauf, wie die Luft durch die Nase oder den Mund in den Körper einfließt ... und beim Ausatmen durch die Nase oder den Mund wieder ausströmt. Bleiben Sie mit Ihrer Aufmerksamkeit noch kurz bei Ihrem Atem, ... bevor Sie dann mit Ihrer Aufmerksamkeit wieder in den Raum zurückkommen.

Es wird ohne Nachbesprechung direkt übergeleitet zur nächsten Übung.

4.8.2.2 Achtsames Gehen

Der:die Therapeut:in macht die Übung mit, geht also mit den Teilnehmenden im Raum umher, während er:sie Anleitungen gibt (Dauer der Übung ca. fünf Minuten):

Stehen Sie bitte auf und gehen Sie langsam ihm Raum umher. Versuchen Sie, mit Ihrer Aufmerksamkeit ganz bei sich zu bleiben und nicht auf die anderen zu achten. Nehmen Sie keinen Kontakt auf, sondern bleiben Sie ganz bei sich. Richten Sie nun Ihre Aufmerksamkeit ganz auf Ihre Füße. Ihre Füße und Beine führen die Schritte und Bewegungen beim Gehen normalerweise ganz automatisch aus, ohne dass wir darauf achten müssen. Nun wollen wir einmal ganz achtsam gehen, ganz bewusst ... Wir versuchen, bewusst wahrzunehmen, wie sich der Fuß mit der Ferse voran auf den Boden absetzt, wie der Fuß über den Zehenballen abrollt ... Wie in der Zwischenzeit der andere Fuß nach vorne gebracht wird ... Wie er sich auf den Boden aufsetzt, während sich der andere Fuß vom Boden abhebt ...

Achten Sie ganz bewusst auf Ihre Füße, wie sie die Bewegungen ausführen, während Sie im Raum umhergehen ...

Plenum. In der Folge wird im Plenum, im Kreis stehend, gesammelt: Welche Beobachtungen wurden in beiden Übungen gemacht? Was lässt sich aus diesen beiden Übungen ableiten, was Achtsamkeit ist? Die Rückmeldungen erfolgen mündlich, es muss nichts aufgeschrieben werden.

Bei den nun folgenden Übungen geht es darum, sich den verschiedenen Sinneswahrnehmungen zu nähern und diese achtsam wahrzunehmen. Sie können sitzend oder stehend durchgeführt werden.

4.8.2.3 Bewusstes Spüren, Fühlen, Denken

Der:die Therapeut:in leitet die Übung z. B. wie folgt an (Dauer der Übung ca. drei Minuten):

Führen Sie Ihren Finger über Ihre Handinnenfläche ... *(Der:die Therapeut:in macht vor.)* Achten Sie dabei auf folgende Wahrnehmungen:

- Was spüren Sie auf der Handinnenfläche bzw. an der Fingerkuppe? ...
- Welche Gefühle steigen in Ihnen auf? ...
- Was für Gedanken tauchen auf? ...

... Nehmen sie das einfach mal für sich wahr ...

Plenum. In der Folge werden Wahrnehmungen gemäß der gestellten Fragen gesammelt. Es muss nichts aufgeschrieben werden. Am Ende sollte u. a. die Feststellung resultieren, dass die Wahrnehmungen der Gefühle und Gedanken verschiedener Personen sehr unterschiedlich sein können und dass es keine „korrekten“ und „falschen“ Wahrnehmungen gibt.

4.8.2.4 Bewusstes Sehen, Hören, Tasten, Schmecken, Fühlen, Denken

Der:die Therapeut:in teilt an alle Teilnehmenden ein einzeln verpacktes Stück Schokolade sowie das Arbeitsblatt F4A1 (Bewusstes Wahrnehmen) aus.

Ich habe Ihnen eingepackte Schokolade ausgeteilt. Beobachten Sie die Oberflächenstruktur, die Verpackung, die Faltenlegung der Verpackung etc. ganz genau. Es geht dabei jetzt nur um das Sehen ... *(ca. zwei Minuten)* Schreiben Sie sich dazu ein paar Stichworte auf das Arbeitsblatt F4A1 (Bewusstes Wahrnehmen) auf.

Der:die Therapeut:in gibt den Teilnehmenden drei Minuten Zeit.

Jetzt öffnen Sie langsam und sorgfältig die Verpackung. Nicht essen! Beobachten Sie: Was sehen Sie? Was hören Sie? ... Achten Sie auch auf den Tastsinn Ihrer Fingerkuppen ... Was riechen Sie? ... Was fühlen und was denken Sie dabei? ... *(ca. drei Minuten)* Schreiben Sie zu jedem Sinneseindruck ein oder mehrere Stichworte auf und studieren Sie die Schokolade genau. Legen Sie die ausgepackte Schokolade vor sich auf das Einpackpapier – die Schokolade darf aber nicht gegessen werden! Schreiben Sie Ihre Beobachtungen auf das Arbeitsblatt auf.

Der:die Therapeut:in gibt den Teilnehmenden weitere drei Minuten Zeit. Im Anschluss werden die verschiedenen Wahrnehmungen in der Gruppe kurz besprochen.

Jetzt dürfen Sie die Schokolade in den Mund nehmen. Aber beißen Sie nicht darauf, sondern lassen Sie diese zunächst einen Moment auf der Zunge liegen ... Achten Sie darauf, wo, was und wie Sie wahrnehmen ... Dabei geht es ums Spüren ... ums Schmecken ... Beobachten Sie die Reaktionen Ihres Körpers? ... Nehmen Sie sich Zeit ... Was beobachten Sie für Sinneseindrücke, was für Gefühle? ... Was für Gedanken? ... *(ca. zwei Minuten)* Sie dürfen dann die Schokolade langsam und achtsam kauen und schlucken. Achten Sie auch dabei auf Ihre Wahrnehmungen. Auch dazu schreiben Sie Stichworte auf das Arbeitsblatt auf.

Der:die Therapeut:in gibt den Teilnehmenden wieder drei Minuten Zeit.

Plenum. Im Anschluss werden die verschiedenen Wahrnehmungen in der Gruppe kurz besprochen.

Nachbearbeitung. Die verschiedenen Erfahrungen aus dieser Übung werden von dem:der Therapeut:in noch einmal beispielhaft nach den Sinneswahrnehmungen sortiert: nach Handlungen (langsames Entpacken der Schokoladenverpackung, Zum-Mund-Führen der Schokolade, Zerbeißen etc.), nach Sinneswahrnehmungen (Spüren, Fühlen, Sehen, Hören, Riechen), nach Gefühlen (Freude, Ungeduld, Anspannung, Ärger etc.) und nach Gedanken („Ich kann fast nicht mehr warten“, „Die Verpackung ist mühsam zu öffnen“, „Ich hätte lieber etwas anderes gehabt als Schokolade“ etc.).

Gruppendiskussion. Daraufhin soll ein allgemeiner Austausch darüber folgen, was die Schokoladenübung bei den einzelnen Teilnehmenden bewirkt hat, mit dem Ziel, die fokussierte Aufmerksamkeit zu betonen und noch einmal aufzuzeigen, was mit Achtsamkeit gemeint ist.

4.8.2.5 Sinnliche Körperwahrnehmungen

Das Ziel des nächsten Inhalts ist die Annäherung an das Thema der Sexualität durch die Sensibilisierung auf achtsames Wahrnehmen von sinnlichen/erotischen Erfahrungen. Besondere Beachtung benötigt bei der Übung der Umstand, dass sich die erotische/sexuelle Erfahrung mit einem Gegenüber bei einzelnen Teilnehmenden zuweilen einzig auf den Vorfall, der zur Teilnahme am ThePaS geführt hat, beschränkt. Es braucht das Fingerspitzengefühl des:der Therapeut:in, in dieser Gesprächsrunde niemanden bloßzustellen und gleichzeitig keine „Erotisierung" eines grenzverletzenden Verhaltens (und der Übung als Gesamtes) zuzulassen. Weiter sollte geachtet werden auf einen vertrauensvollen, wohlwollenden und gleichzeitig sachlichen Rahmen, der es den Teilnehmenden ermöglichen sollte, sich auf die folgenden Erfahrungen und Gespräche einzulassen. Es ist hilfreich, wenn der:die Therapeut:in selbst einen unbeschwerten und offenen Zugang zum Thema vorleben kann.

Für die Übung erhält jedes Gruppenmitglied ein Kopfmassagegerät (vgl. Abb. 15). Die Teilnehmenden werden angewiesen, etwas auseinander zu sitzen und sich den Rücken zuzudrehen, sodass sich jeder unbeobachtet fühlen kann. Die Übung kann drei bis fünf Minuten dauern.

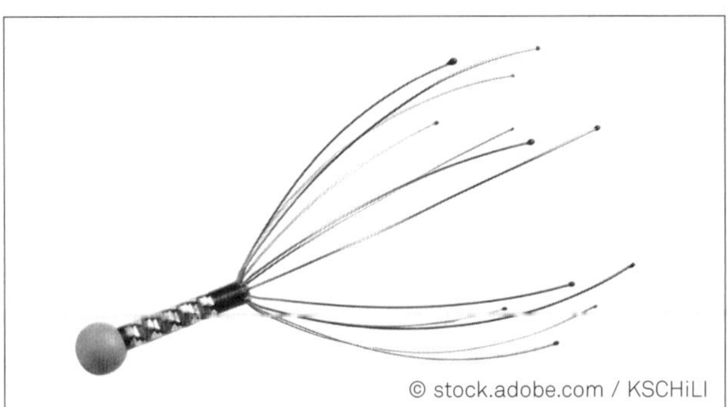

Abbildung 15: Kopfmassagegerät für Übung 5

> Führen Sie das Kopfmassagegerät auf Ihrem Kopf sanft hoch und runter, bewegen Sie es so, wie es für Sie angenehm ist. Wenn Sie mögen, schließen Sie die Augen ... Gönnen Sie sich diese sanfte Massage der Kopfhaut ... Nehmen Sie dabei achtsam wahr, welche Körperempfindungen diese Massage bei Ihnen auslöst ... Was Ihre Sinne wahrnehmen ... Was Sie fühlen ... Welche Gedanken Ihnen vielleicht durch den Kopf gehen ... Machen Sie diese Wahrnehmungen ganz für sich, ohne dass Sie danach jemandem darüber berichten müssen.

Die Teilnehmenden werden nun gebeten, die Kopfmassagegeräte wegzulegen und sich wieder in den Kreis zu setzen. Es wird nun übergeleitet zu einem Austausch:

> Das Kopfmassagegerät löst bei vielen Menschen ein angenehmes Gefühl aus, wie auch andere Massagen, Streicheln u. Ä. Solche zärtlichen Berührungen können erotische/sexuelle Bedürfnisse wecken; man nennt sie daher „sinnliche Berührungen". Wir möchten gerne sammeln, was für „sinnlichen Berührungen" Sie kennen, die Sie vielleicht schon selbst erfahren haben oder von denen Sie gehört haben. Es können Berührungen sein, die mit einer Partnerin oder einem Partner ausgetauscht werden, oder auch Berührungen, die an sich selbst ausprobiert werden.

Der Begriff der „Berührungen" kann hier sehr breit verstanden werden; damit kann Streicheln an verschiedenen Körperstellen, Küssen, Petting, aber auch Selbstbefriedigung oder Penetration etc. gemeint sein. Es sollte darauf geachtet werden, dass „Fremdwörter" (z. B. „oral", „Penetration", „Petting") übersetzt bzw. erklärt werden. Die Erfahrung zeigt, dass Teilnehmende, auch wenn sie das Gegenteil behaupten mögen, teilweise solche Begriffe nicht verstehen und nicht wissen, was damit gemeint ist, sogar dann, wenn sie die Begriffe auch selbst benutzen.

Plenum. Die Erfahrungen werden nun im Rahmen eines mündlichen Austausches im Plenum von dem:der Therapeut:in wertfrei zusammengetragen; es muss nichts aufgeschrieben werden. Wenn sich Teilnehmende nicht von sich aus melden, sollen sie dazu ermuntert werden, ohne dass ein Druck entstehen soll, dass jeder etwas sagen muss. Es hängt sehr von den einzelnen Teilnehmenden und von der Gruppenatmosphäre ab, wie ergiebig diese Übung inhaltlich ist. Der:die Therapeut:in fasst am Ende der Übung einzelne Wahrnehmungen zusammen, die sich aus dem Gespräch ergeben haben, und betont, dass die Wahrnehmungen sehr unterschiedlich sein können, von Person zu Person, von Situation zu Situation. Zudem sollte an dieser Stelle noch einmal die Botschaft vermittelt werden, dass achtsames Wahrnehmen/den Moment bewusst erleben auch für die eigenen sexuellen Erfahrungen, für das Eingehen auf eigene Bedürfnisse und diejenigen des Gegenübers hilfreich sein kann. Zudem ist anzunehmen, dass achtsames Wahrnehmen das Risiko für grenzüberschreitende Verhaltensweisen verringert.

4.8.3 Wie unser Verhalten mit unseren Gedanken und Gefühlen zusammenhängt

Die in diesem Modul geübte Achtsamkeit soll helfen, auch die genannten „inneren Vorgänge" bewusster wahrzunehmen. Wenn es gelingt, Gefühle und Gedanken bewusst wahrzunehmen, kann darauf Einfluss genommen und schließlich das Verhalten gesteuert werden. Diese Zusammenhänge werden mittels des in der kognitiven Verhaltenstherapie etablierten ABC-Modell nach Ellis (1962) vermittelt. Es ist den Autor:innen bewusst, dass das ursprüngliche Modell von Ellis selbst und von anderen Autor:innen laufend ergänzt und weiterbearbeitet wurde. Es steht dem:der Therapeut:in frei, ein anderes als das ursprüngliche ABC-Modell zur Veranschaulichung für die Teilnehmenden zu verwenden.

Theoretischer Input und Plenum. Das ABC-Modell (vgl. Abb. 16) wird für alle ersichtlich aufgezeichnet und erläutert. Es werden einige Beispiele aus dem Alltag der Teilnehmenden gesammelt, anhand derer das Modell anschaulich erklärt werden kann, z.B.:

A: Arbeitskollege kritisiert die eigene Arbeitsweise (äußeres oder inneres Ereignis).
B: „Der meint wohl, er sei etwas Besseres als ich" (Beurteilung, Interpretation, Annahme).
C: Ich werde wütend und beleidige den Arbeitskollegen (Konsequenzen).

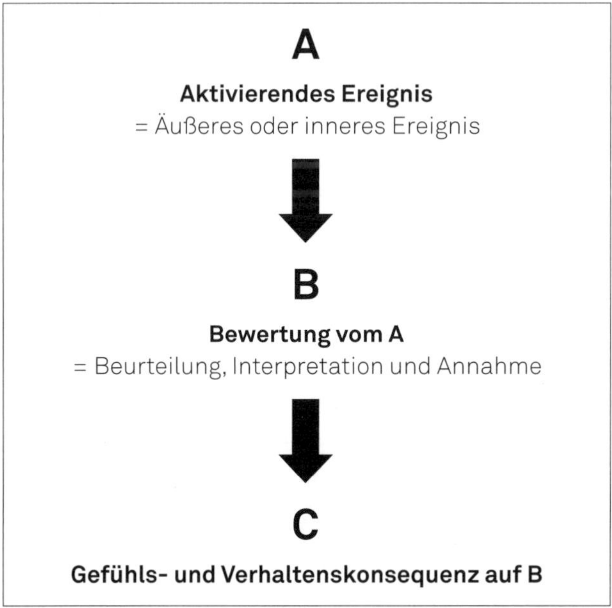

Abbildung 16: ABC-Modell

Fazit ziehen. Es wird zusammenfassend festgehalten, dass es sich lohnen kann, in bestimmten Situationen achtsam zu sein und dass Achtsamkeit auch Spaß machen kann. Achtsamkeit kann man jederzeit und überall üben, sei es beim Gehen, beim Essen, beim Sitzen (z.B. im Bus), mit seinem Atem etc., und Außenstehende merken nicht einmal, dass man gerade übt. Achtsamkeit tut gut, und weil unsere inneren Vorgänge (Sinneswahrnehmungen, Gefühle und Gedanken) auch noch beeinflussen, wie wir uns in einer bestimmten Situation verhalten, erhöht Achtsamkeit sogar noch unsere Kontrolle über unsere Handlungen.

4.8.4 Hausaufgabe

Es ergibt sich aus diesem Modul keine Pflichthausaufgabe. Die Teilnehmenden sollen aber aus oben genannten Gründen dazu angeregt werden, sich ab und zu in ihrem Alltag in Achtsamkeit zu üben. Dabei kann ihnen die Botschaft mitgegeben werden, dass sie sich mit jedem Mal, mit dem sie das tun, etwas Gutes tun.

In der nächsten Sitzung erfolgt die Nachfrage, welche Teilnehmenden eine oder mehrere Übungen in ihren Alltag eingebaut haben oder wer etwas erlebt hat, was ihn an das ABC-Modell erinnert hat. Etwaige Berichte werden würdigend aufgenommen und genutzt, um die eine oder andere Strategie, den Sinn von Achtsamkeitsübungen oder die Idee des ABC-Modells je nach Bedarf zu wiederholen.

4.9 Flexibles Modul F5: Umgang mit Gefühlen

Inhalt	Zeitrahmen
1. Sammeln von (Grund-)Gefühlen	20 Min.
2. Funktion von Gefühlen: Wozu haben/brauchen wir Gefühle?	30 Min.
3. Woran kann ich Gefühle erkennen?	30 Min.
4. Was muss ich im Umgang mit Gefühlen wissen?	30 Min.
Gesamtdauer	ca. 110 Min.

Ziele

- Die Teilnehmenden kennen verschiedene (Grund-)Gefühle.
- Die Teilnehmenden wissen, woran man Gefühle erkennen kann.
- Die Teilnehmenden verstehen, wozu Gefühle hilfreich sind.
- Die Teilnehmenden kennen Strategien zur Gefühlsregulation.

Materialien

- Flipchart
- Haftzettel (z. B. Post-it)

Material für die Teilnehmenden:
- Arbeitsblatt F5A1: Gefühlsprotokoll

Material für die Therapeu:tinnen:
- Material F5M1: Gefühlefotos Trauer
- Material F5M2: Gefühlefotos Angst
- Material F5M3: Gefühlefotos Freude
- Material F5M4: Gefühlefotos Überraschung und Unsicherheit
- Material F5M5: Gefühlefotos Trauer, Verzweiflung und Misstrauen

Hausaufgabe

Eine Woche lang tägliches Ausfüllen des Gefühlsprotokolls (Arbeitsblatt F5A1).

Allgemeine Hinweise

In diesem Modul sollen die Teilnehmenden sich mit ihrer Gefühlswelt auseinandersetzen. Dies vor dem Hintergrund, dass Sexualität von Gefühlen begleitet ist und wiederum Gefühle auslöst. Die Teilnehmenden des The-PaS sollten daher fähig sein, Gefühle bei sich wahrzunehmen und zu benennen. Weiter sollten sie in der Lage sein, die Gefühle des Gegenübers wahrzunehmen, denn dies ist eine wichtige Grundlage für die Fähigkeit zur Empathie. Die Fähigkeit zur Empathie kann wiederum dazu beitragen, in Zukunft weiteres grenzverletzendes Verhalten zu vermeiden.

Die Teilnehmenden lernen in diesem Modul, Gefühle zu erkennen und zu benennen. Sie lernen die Funktionen von Gefühlen kennen und erfahren, wie Gefühle erzeugt, verstärkt und reguliert werden können.

4.9.1 Sammeln von (Grund-)Gefühlen

Plenum. Der:die Therapeut:in fragt die Teilnehmenden nach ihnen bekannten Gefühlen. Diese werden für alle ersichtlich notiert. Nachdem die Teilnehmenden einige Gefühle aufgezählt haben, werden die Gefühlefotos (Material F5M1 bis F5M5) ausgelegt und die Teilnehmenden angeregt, die darauf erkannten Gefühle zu benennen. Zusätzlich genannte Gefühle werden in der Liste ergänzt. Der:die Therapeut:in schreibt die Grundgefühle in einer anderen Farbe oder hebt sie hervor, z. B. durch Unterstreichen. Fällt den Teilnehmenden nichts mehr ein, erklärt der:die Therapeut:in, dass es sogenannte Grundgefühle gibt und ergänzt die Liste um die fehlenden.

Grundgefühle

- Freude
- Liebe
- Ärger
- Angst
- Trauer
- Neid
- Scham
- Ekel
- Schuld

Der:die Therapeut:in fragt die Teilnehmenden danach, welche der aufgelisteten Gefühle sie kennen bzw. schon erlebt haben:

> Welche der aufgelisteten Gefühle kennen Sie persönlich? Berichten Sie von Momenten, in denen Sie eines oder mehrere der aufgelisteten Gefühle erlebt haben. Waren Sie schon einmal neidisch? Haben Sie Ekel gehabt? Berichten Sie ...

Plenum. Es wird gesammelt und ggf. ein Austausch in der Gruppe angeregt. Es muss nichts notiert werden.

4.9.2 Funktion von Gefühlen: Wozu haben/brauchen wir Gefühle?

Der:die Therapeut:in beginnt die Übung mit den Fragen:

> Alle Menschen haben Gefühle. Aber warum eigentlich? Was ist die Funktion von Gefühlen?

Plenum. Es wird gesammelt und ggf. ein Austausch in der Gruppe angeregt. Es muss nichts notiert werden.

Beispiele für übergeordnete Funktionen von Gefühlen

- Gefühle informieren uns darüber, wie eine Situation/eine Erfahrung auf uns wirkt (z.B. die Ärgergefühle über den Arbeitskollegen zeigen mir, dass mir sein Verhalten mir gegenüber nicht passt).
- Gefühle steuern Verhalten (vgl. Modul F4: ABC-Modell, vgl. Abschnitt 4.8.3; z.B. führt der Ärger über den Arbeitskollegen dazu, dass ich mich beim Chef über diesen beschwere).
- Durch Gefühle fühlen wir uns lebendig und auch die anderen erleben uns als lebendig (z.B. im Gegensatz zu einem gefühllosen Roboter).
- Gefühle informieren uns darüber, was uns gefällt (Freude, Stolz etc.) und was uns nicht gefällt (Ärger, Trauer etc.).

4.9.3 Woran kann ich Gefühle erkennen?

Gruppenübung. Der:die Therapeut:in geht mit den Teilnehmenden die gesammelten Gefühle durch und fragt jeweils, woran sich das jeweilige Gefühl bei einem selbst und/oder bei anderen erkennen lässt (vgl. Tab. 8). Die Rückmeldungen der Teilnehmenden werden auf Haftzetteln notiert. Der:die Therapeut:in ordnet die Haftzettel an einer Wand oder am Boden vor den Teilnehmenden nach folgenden Kategorien, ohne diese zunächst zu benennen:

- Körpersprache (Gestik/Mimik),
- Körper-/Sinneswahrnehmung,
- kognitive Bewertung/Denken,
- Handlungsimpuls (Handlungen häufig von Gefühlen gesteuert).

In der Folge leitet der:die Therapeut:in die Teilnehmenden an, die Kategorien selbst benennen zu können im Sinne von „Aha, bei dieser Gruppe ist gemeinsam, dass es etwas mit dem Körper zu tun hat“ oder „Was in dieser Gruppe steht, sind eigentlich Gedanken“. Auf die Benennung der Kategorien soll allerdings nicht zu viel Zeit verwendet werden, und es ist ggf. die Hilfe der therapeutischen Leitung erforderlich.

Für die Erklärung kann Tabelle 8 als Hilfestellung für den:die Therapeut:in nützlich sein. Es ist nicht vorgesehen, die Tabelle den Teilnehmenden auszuhändigen, da sie für die meisten zu ausführlich sein dürfte. Es ist nicht Ziel dieser Übung, dass die Teilnehmenden zu allen Gefühlen Funktion, Mimik etc. kennen, sondern dass sie ein Grundverständnis dafür entwickeln, dass Gefühle, auch wenn sie als unangenehm erlebt werden, eine grundsätzlich sinnvolle Funktion haben. Weiter sollen sie eine Sensibiltät dafür entwickeln, dass sich Gefühle bei einem selbst und bei anderen durch konkrete Signale äußern.

4.9.4 Was muss ich im Umgang mit Gefühlen wissen?

4.9.4.1 (Wie) Lassen sich Gefühle steuern?

Der:die Therapeut:in leitet zur nächsten Übung/Frage über:

> Nun wollen wir uns damit befassen, wie wir damit umgehen können, wenn unsere Gedanken und unser Verhalten von starken Gefühlen geleitet werden, wenn wir z.B. sehr traurig oder wütend sind (auch andere Gefühle sollen einbezogen werden). Was machen Sie in solchen Situationen?

Gruppendiskussion. Der:die Therapeut:in sammelt Rückmeldungen (diese müssen nicht unbedingt aufgeschrieben werden). Sie greift dann passende Beispiele auf und fragt bei der erzählenden Person nach, ob sie sich auch anders hätte verhalten können bzw.

Tabelle 8: Funktion und Begleiterscheinungen von Gefühlen

Gefühl	Funktion	Gestik/Mimik	Typische Körpersignale	Typische Gedanken	Typischer Handlungsimpuls
Freude	• motiviert, bestätigt	• Mundwinkel nach oben • Gesicht entspannt	• erhöhter Puls • schneller Herzschlag • mehr Energie	• Das ist toll! • Super! • Weiter so!	• lachen • dabei bleiben • hüpfen, springen
Liebe	• gibt Verbundenheit, Sicherheit	• intensiver Blickkontakt • Schmunzeln bis strahlendes Lachen	• Schmetter-linge im Bauch • Herzklopfen • Entspannung	• Ich bin nicht allein. • Ich bin glück-lich.	• Suche nach Nähe, Körper-berührungen
Ärger	• Vorbereitung auf Auseinan-dersetzung • Hilft, sich durchzusetzen • dient dem eigenen Schutz	• zusammengezo-gene Augen-brauen • schmale Augen • geballte Faust	• Anspannung • schneller Herzschlag • schneller und flacher Atem	• Dieser Idiot! • So nicht mit mir!	• schimpfen • fluchen • streiten • sich wehren
Angst	• Gefahr erkennen • Vorbereitung auf Flucht	• Augen aufgerissen • hochgezogene Augenbrauen • Hände vors Gesicht	• schneller Herzschlag • schneller flacher Atem • schwitzen • zittern	• Achtung Gefahr! • Das kommt/ wird nicht gut!	• fliehen • weglaufen • vermeiden • sich verstecken
Trauer	• sich von etwas oder jeman-dem lösen	• herunter-hängende Mundwinkel • an der Innenseite zusammen- und hochgezogene Augenbrauen	• weinen • Verlang-samung • Energie-verlust	• Das ist schlimm! • Das kommt nie wieder ...	• sich zurückziehen • nichts mehr tun wollen
Neid	• hilft, sich an-zustrengen, etwas errei-chen wollen	• zusammenge-presste Lippen	• Anspannung	• Das will ich auch haben/ können.	• sich bemühen, sich anstrengen • aktiv werden • wegnehmen
Schuld	• führt dazu, einen Fehler wieder gutmachen zu wollen	• vgl. Trauer	• Energie-verlust	• Ich bin zu weit gegangen. • Das war ein Fehler.	• entschuldigen • Demut zeigen • Schaden wie-der gut ma-chen wollen
Scham	• hilft, sich nach den gesell-schaftlichen Regeln zu verhalten	• gesenkter Blick • Hände vors Ge-sicht	• rot werden • heiß werden • unruhig werden	• Das ist mir peinlich! • Hoffentlich merkt das niemand!	• vermeiden • ausweichen • verdecken
Ekel	• schützt vor Schädlichem	• hochgezogene Oberlippe und Nase • Falten zwischen Nasenflügeln und Mundwinkeln	• Übelkeit • Erbrechen • Nase rümpfen	• Nur weg! • Igitt! • Das lasse ich lieber sein	• sich abwenden

ob sie sich ein anderes Verhalten wünschen würde. Es soll eine Diskussion angeregt werden, in der es darum geht, ob und wie wir unsere Gefühle steuern können, sodass es uns in der Folge vielleicht besser geht oder wir ein anderes Verhalten zeigen können.

Fazit mitteilen. Schließlich soll das Fazit aus der Diskussion gezogen bzw. die Botschaft von therapeutischer Seite vermittelt werden, dass wir nicht auf Gedeih und Verderb starken Gefühlen ohnmächtig ausgesetzt sein müssen, sondern dass Gefühle gesteuert werden können und dass man den Umgang auch mit schwierigen Gefühlen erlernen kann. Gefühle kann und soll man nicht „wegmachen", aber man kann Strategien entwickeln, um mit ihnen gut klarzukommen.

4.9.4.2 Strategien zur Steuerung von Gefühlen

Der:die Therapeut:in fragt die Teilnehmenden nach ihnen bekannten Strategien zum Umgang mit Gefühlen:

> Damit uns die Gefühle nicht überschwemmen und wir ihnen nicht hilflos ausgeliefert sind, gibt es verschiedene Strategien, um mit Gefühlen hilfreich umgehen zu können. Was kann z. B. helfen, wenn man traurig/wütend/beschämt etc. ist? Wie gehen Sie normalerweise damit um? Was haben Sie für Erfahrungen? Vielleicht haben Sie für die anderen gute Tipps? Was haben Sie für Ideen, was würden Sie vielleicht gerne mal ausprobieren, wenn Sie das nächste Mal traurig/wütend/beschämt sind?

Gruppenarbeit. Mit den Teilnehmenden werden für verschiedene Gefühle (in erster Linie Trauer, Ärger, Angst) Strategien gesucht, die im Umgang mit diesen Gefühlen helfen können. Die Vorschläge werden für alle ersichtlich notiert und allenfalls durch Ideen der Therapeut:innen ergänzt.

Lieber wenige Gefühle einleuchtend durchspielen als alle Gefühle oberflächlich „abarbeiten". Dabei soll vermittelt werden: Es geht nicht darum, diese Gefühle nicht mehr zu haben, denn Gefühle sind eine wichtige Informations- und Orientierungsquelle, sondern es geht einzig um einen adäquaten Umgang mit ihnen. Weiter soll auch vermittelt werden, dass es zudem noch andere Möglichkeiten gibt, die emotionale Verwundbarkeit zu verringern. Das sind ausreichender Schlaf, ausgewogene Ernährung, regelmäßige Bewegung, Vermeiden von Drogen, soziale Kontakte etc.

4.9.5 Hausaufgabe

Die Teilnehmenden sollen in der nächsten Woche ihre Gefühle beobachten und ins Gefühlsprotokoll (Arbeitsblatt F5A1) eintragen.

In der nächsten Sitzung wird von den Teilnehmenden erfragt, ob das Ausfüllen des Protokolls gut geklappt hat (Beispielfragen: „Wie hat das mit dem Ausfüllen des Gefühlprotokolls geklappt?" „Konnten Sie täglich etwas eintragen?" „Fiel es manchmal einfacher, manchmal schwerer, die eigenen Gefühle wahrzunehmen?") Schwierigkeiten, Fragen, Bemerkungen werden kurz aufgenommen und besprochen. Es geht bei der Nachbesprechung nicht zentral um die Kontrolle, dass jedes Gruppenmitglied zu jedem Tag etwas eingetragen hat bzw. um die konkreten Kreuzsetzungen, sondern die Teilnehmenden sollen in ihren Erfahrungen mit der Wahrnehmung der Gefühle ernst genommen und gewürdigt werden. Je nach Bedarf können dennoch einzelne Einträge der Teilnehmenden durchgegangen werden.

4.10 Pflichtmodul P5: Das grenzverletzende Verhalten vorstellen

Inhalt	Zeitrahmen
1. Gegenseitiges Vorstellen des Storyboards	60 Min.
2. Alternative Möglichkeiten der Zielerreichung	20 Min.
Gesamtdauer	ca. 80 Min.

Ziele

- Die Teilnehmenden haben sich zusammen mit den anderen Teilnehmenden mit ihrem grenzverletzenden Verhalten auseinandergesetzt.
- Die Teilnehmenden haben das Verständnis ihres grenzverletzenden Verhaltens vertieft.
- Die Teilnehmenden wissen, dass dem grenzverletzenden Verhalten zwar legitime Bedürfnisse zugrunde liegen können, dass sie diese aber grenzverletzend umgesetzt haben.
- Die Teilnehmenden haben über Handlungsalternativen zur Zielerreichung der zugrunde liegenden Bedürfnisse nachgedacht.

Materialien

Material für die Teilnehmenden:

- Arbeitsblatt P4A1: Darstellung meines grenzverletzenden Verhaltens (bereits ausgefüllt)
- Arbeitsblatt P5A1: Wie kann ich meine Ziele ohne grenzverletzendes Verhalten erreichen?

Hausaufgabe

Ausfüllen des Arbeitsblattes P5A1: Wie kann ich meine Ziele ohne grenzverletzendes Verhalten erreichen?

Allgemeine Hinweise

In der Eingangsrunde muss der Wechsel vom Einzel- zurück ins Gruppensetting formell und inhaltlich erklärt werden, damit die Teilnehmenden sich wieder orientieren und neu einstellen können (bei unmittelbarem Aufeinanderfolgen der Pflichtmodule P4 und P5).

4.10.1 Gegenseitiges Vorstellen des Storyboards

Vorstellen in Zweiergruppen. Nach Möglichkeit werden Zweiergruppen gebildet. Die Teilnehmenden erhalten nun den Auftrag, ihrem Gegenüber das von ihnen verübte grenzverletzende Verhalten zu beschreiben und den Ablauf anhand ihrer in Modul P4 (Das grenzverletzende Verhalten verstehen; vgl. Kap. 4.6) angefertigten Zeichnung (Arbeitsblatt P4A1) zu schildern. Anschließend stellt das Gegenüber den anderen Gruppenmitgliedern das ihm geschilderte Verhalten vor. (Sind Zweiergruppen nicht möglich oder nicht sinnvoll, beispielsweise aufgrund der Gruppenkonstellation, dann stellen die Teilnehmenden das von ihnen erstellte Storyboard direkt der Gesamtgruppe vor. Im Einzelsetting stellt der:die Teilnehmende sein:ihr Storyboard dem:der Therapeut:in vor.)

Vorstellen vor der Gruppe. Die Teilnehmenden stellen nun der Reihe nach die ihnen berichtete Darstellung mit dem Ablauf des grenzverletzenden Verhaltens vor. Aus der Beschreibung sollen den anderen Gruppenmitgliedern der Hintergrund, der Ablauf und die Folgen des grenzverletzenden Verhaltens verständlich werden. Es sollen über die reine Handlungsebene hinaus auch die begleitenden Gedanken, Gefühle und Körperempfindungen wiedergegeben werden. An dieser Stelle sollen, im ersten Schritt, keine Beurteilung und keine Wertung des Verhaltens erfolgen. Der:die Therapeut:in regt die anderen Gruppenmitglieder an, Fragen zu stellen, oder bittet selbst um Ergänzungen. Erst dann sollte, begleitet und geführt durch den:die Therapeut:in, in einem zweiten Schritt eine differenzierte Beurteilung des vorgestellten grenzverletzenden Verhaltens erfolgen.

Dass die Teilnehmenden ihr grenzverletzendes Verhalten auf diese differenzierte, bezüglich Selbstanteilen transparente Weise mehreren Personen darlegen, erst recht solchen, die ein vergleichbares Verhalten gezeigt haben, stellt einen wichtigen Schritt im Umgang mit ihrem Verhalten dar. Die Übung stößt eine emotionale Beteiligung an. Es erfordert vonseiten des:der Therapeut:in deshalb Fingerspitzengefühl. Es gilt, eine erneute externalisierende (abwehrende, rationalisierende, verleugnende) Schilderung zu verhindern (und somit auf die Eigenanteile der Teilnehmenden hinzuweisen) und gleichzeitig die Teilnehmenden emotional nicht zu überfordern, indem man plakativ und implizit anklagend und entlarvend „den Finger auf das verübte grenzverletzende Verhalten“ legt. Es kann sich lohnen, dies mit den jeweiligen Teilnehmenden im Einzelsetting in Modul P4 vorzubesprechen. Gewisse intime Details, die zu große negative Gefühle auslösen können, müssen bzw. sollen nicht im Plenum offengelegt werden.

Die Storyboards werden von dem:der Therapeut:in zur weiteren Verwendung in späteren Modulen aufbewahrt.

4.10.2 Alternative Möglichkeiten der Zielerreichung

Der:die Therapeut:in muss abschätzen, ob dieser Schritt zeitlich und inhaltlich an dieser Stelle sinnvoll ist oder ob er nicht besser in das Modul P8 (Rückfallprophylaxe) verschoben werden sollte. Für die sofortige Thematisierung spricht, dass die erarbeiteten Bedürfnisse und Motive zu diesem Zeitpunkt kognitiv und emotional noch präsent sind. Für die Verschiebung auf das Pflichtmodul P8 spricht, dass es das vorliegende Modul P5 überfrachten bzw. die Aufnahmekapazität der Teilnehmenden überfordern könnte. Des Weiteren spricht für das Verschieben auf Modul P8, dass das Thema zur bewältigungsorientierten Rückfallprophylaxe gehört; dagegen spricht, dass es dann neu prozessual aktiviert werden muss.

Gruppendiskussion. Nachdem sich die Teilnehmenden nun im Einzel- und im Gruppensetting intensiv mit ihrem grenzverletzenden Verhalten auseinandergesetzt haben, wechselt der Fokus nun dazu, wie in der entsprechenden Situation alternativ gehandelt werden könnte. Es werden für alle sichtbar schriftlich Möglichkeiten aufgelistet, die Bedürfnisse der Teilnehmenden zu befriedigen, ohne Grenzen zu verletzen oder delinquent zu handeln (z. B. flirten und verführen, Einverständnis erfragen, Eingehen einer Liebesbeziehung, Masturbation, Geltung erlangen, indem man auf Fehlverhalten verzichtet, cool sein, indem man eben *nicht* Gewalt anwenden muss, Zugehörigkeit in anderen Freundeskreisen spüren etc.). Um zusätzlich Ideen zu generieren, wie man Ziele auch ohne grenzverletzendes Verhalten erreichen kann, werden die Teilnehmenden nach ihnen bekannten Personen gefragt, welche die von ihnen angestrebten Ziele auch ohne grenzverletzendes Verhalten erreicht haben:

> Sie haben bis jetzt aufgeschrieben und darüber nachgedacht, was vor dem grenzverletzenden Verhalten war. Sie haben sich auch Gedanken darüber gemacht, was Sie während des grenzverletzenden Verhaltens gefühlt haben und was in Ihrem Kopf abgelaufen ist. Schließlich haben Sie auch darüber diskutiert, was allgemein mit dem Bedürfnis „Sex haben“ verbunden sein kann und was speziell Sie für sich durch Ihr Verhalten haben erreichen wollen. Wir haben also für jeden von Ihnen herausgefunden, welche Bedürfnisse und Ziele hinter Ihrem grenzverletzenden Verhalten steckten. Im Leben sollte man aber diese zumeist legitimen („an sich guten und zum Menschen gehörenden“) Ziele ohne grenzverletzendes Verhalten erreichen können. Nun wollen wir darüber nachdenken, wie Sie ohne erneutes grenzverletzendes Verhalten Ihre Bedürfnisse und Wünsche erfüllen und Ihre Ziele erreichen können.

Wie bei allen Diskussionen im ThePaS ist auch hier von Suggestion, Beeinflussung oder Bevormundung abzusehen. Falls Teilnehmende sich auf den Standpunkt stellen, für ihr Ziel, beispielsweise „Sex haben“, existiere keine andere Herangehensweise als mit einem Opfer ohne Absprache Sex zu haben, sollten nüchtern, aber klar einerseits die Konsequenzen aufgezeigt werden („Wenn es für Sie nur diesen Weg gibt, dann haben Sie also nur die Wahl, entweder auf Sex zu verzichten oder regelmäßig in Strafverfahren verwickelt zu werden“). Andererseits sollten aber auch andere Möglichkeiten eröffnet werden, etwa durch den Verweis auf Personen, die für das Bedürfnis „Sex zu haben“, andere Wege gefunden haben, dieses zu befriedigen (z. B.: „Wie verschafft/verschaffen sich denn ihr nicht delinquenter großer Bruder/die anderen Teilnehmenden/gewisse Filmstars u. Ä. Sex?“). Mehr als unzählige Alternativmöglichkeiten im Detail abzuhandeln, besteht der Kern dieses Moduls darin, den Teilnehmenden klarzumachen, dass ihnen verschiedene legale Handlungsspielräume zur Verfügung stehen, um die dem grenzverletzenden Verhalten zugrunde liegenden Bedürfnisse und Ziele zu erreichen. Einem Verhalten liegen zudem oftmals mehrere explizite und implizite „Ziele“ zugrunde. Dementsprechend sollen explizit über das spezifische Ziel „Sex“ hinaus häufig zugrunde liegende Ziele (Motive, Bedürfnisse), wie Coolsein, Anerkennung und Geltung erlangen (Verbesserung Selbstwertgefühl), Wunsch nach Nähe und Intimität oder Ablenkung vor Problemen, sich gut fühlen wollen usw., thematisiert werden.

4.10.3 Hausaufgabe

Die Teilnehmenden füllen das Arbeitsblatt P5A1 (Wie kann ich meine Ziele ohne weiteres grenzverletzendes Verhalten erreichen?) aus. Hierzu können sie sich auf die in Arbeitsblatt P4A4 (Warum habe ich mich grenzverletzend verhalten?) erarbeiteten Ziele beziehen. (*Hinweis:* Die Überprüfung der Hausaufgabe erfolgt erst in Modul P8.1: Rückfallprophylaxe – Risikofaktoren und Alternativen; vgl. Kap. 4.18.)

4.11 Pflichtmodul P6: Bilanz ziehen und Veränderung anstreben

Inhalt	Zeitrahmen
1. Nachteile des gezeigten grenzverletzenden Verhaltens	15 Min.
2. Vorteile des gezeigten grenzverletzenden Verhaltens	15 Min.
3. Kurzfristige und langfristige Folgen des grenzverletzenden Verhaltens	25 Min.
4. Auswirkungen künftigen grenzverletzenden Verhaltens auf das Erreichen der persönlichen Ziele	30 Min.
Gesamtdauer	ca. 85 Min.

Ziele

- Die Teilnehmenden kennen die Vorteile und die Nachteile ihres grenzverletzenden Verhaltens.
- Die Teilnehmenden vergegenwärtigen sich die kurzfristigen und langfristigen Folgen ihres grenzverletzenden Verhaltens.
- Die Teilnehmenden entscheiden sich für oder gegen weiteres grenzverletzendes Verhalten.
- Die Teilnehmenden wissen, dass sie dazu beitragen müssen und können, nicht mehr grenzverletzendes Verhalten zu zeigen.

Materialien

- rote und grüne Stifte

Material für die Teilnehmenden:

- Arbeitsblatt P6A1: Nachteile meines grenzverletzenden Verhaltens
- Arbeitsblatt P6A2: Vorteile meines grenzverletzenden Verhaltens
- Arbeitsblatt P6A3: Blick in die Zukunft
- Arbeitsblatt P2A1: Meine Lebenspläne und Lebensziele (bereits ausgefüllt)

Hausaufgabe

Keine

Allgemeine Hinweise

Eine Bilanzierung von Verhaltensweisen und eine darauf gestützte Entscheidung, wie man sich künftig verhalten möchte, ist für eine nachhaltige Verhaltensänderung zentral. Dieses Modul zielt (letztlich) darauf ab, den Teilnehmenden bewusst zu machen, dass unüberlegtes weiteres grenzverletzendes Verhalten langfristig unangenehme Konsequenzen hat und dass kurzfristige Vorteile diese nicht aufwiegen. Die Herausforderung liegt dabei darin, die Bilanzierung ohne Suggestion in diese Richtung zu begleiten. Es ist dabei wichtig, dass auch Vorteile des grenzverletzenden Verhaltens benannt werden, da die Teilnehmenden dadurch ihr Verständnis für grenzverletzendes Verhalten begünstigende motivationale Faktoren verbessern. Gleichzeitig verhindert es eine anklagende Haltung („Sie wissen doch, dass es nur Nachteile bringt!"). Es fällt den Teilnehmenden erfahrungsgemäß häufig schwer, Vorteile zu benennen, teilweise aus Scham, teilweise weil sie sich dieser im Rückblick tatsächlich nicht bewusst sind. Bei der Erarbeitung insbesondere der Vorteile sollen die Erkenntnisse aus den Modulen P4 und P5 genutzt werden. Am besten fragt der:die Therapeut:in zuerst offen nach Vor- und Nachteilen, ohne (Hilfs-)Beispiele zu nennen. Anschließend werden alle Vor- und Nachteile der Teilnehmenden in der Runde zusammengetragen und für alle sichtbar aufgeschrieben. Sodann kann der:die Therapeut:in Anregungen für weitere Vor- und Nachteile einbringen (vgl. Tab. 9), die aber nur mit Bestätigung der Teilnehmenden notiert werden. Die Teilnehmenden werden bei der Nennung von Nachteilen jeweils gebeten, diese zu erklären und mit Beispielen zu illustrieren.

Besonders eignet sich in diesem Modul die Darstellung anhand einer Vierfeldertafel mit den Dimensionen Vor-/Nachteile und kurz-/langfristig (vgl. Tab. 10).

Der:die Therapeut:in leitet in das Modul ein:

> Jedes Verhalten hat sowohl Vorteile als auch Nachteile. Das ist auch bei grenzverletzendem Verhalten so. Hätten diese Handlungen keine Vorteile, würde niemand grenzverletzendes Verhalten zeigen. Da jeder die verschiedenen Möglichkeiten seines Handelns immer wieder für sich abwägt, liegt es auf der Hand, dass, wenn grenzverletzendes Verhalten verübt wird, man sich von einem solchen Verhalten mehr Vorteile verspricht bzw. nicht oder zu wenig an mögliche Nachteile denkt. Ob man nun weiterhin Grenzen nicht respektiert, hängt zu einem großen Teil davon ab, ob man sich mehr Vorteile davon erhofft als Nachteile. Welche Vorteile, aber auch welche Nachteile Ihnen Ihr grenzverletzendes Verhalten gebracht hat, sollen Sie mit den nun folgenden Aufgaben und Übungen herausfinden.

4.11.1 Nachteile des grenzverletzenden Verhaltens

Der:die Therapeut:in erteilt den Teilnehmenden zum Einstieg folgende Aufgabe:

> Machen Sie sich nun – jeder für sich – Gedanken über die Nachteile, welche Ihr grenzverletzendes Verhalten für Sie und andere mit sich gebracht hat.

Einzelarbeit und Plenum. Alle Teilnehmenden füllen für sich das Arbeitsblatt P6A1 (Nachteile meines grenzverletzenden Verhaltens) aus. Anschließend werden die erarbeiteten Nachteile im Plenum gesammelt. Bei Bedarf kann die therapeutische Leitung Vorschläge für weitere Vorteile nennen (vgl. Tab. 9).

> **Beachte**
>
> Typischerweise werden die Nachteile für die Geschädigten nicht genannt. Dies zu betonen ist aber hinsichtlich der Sensibilisierung bzw. der Steigerung der Opferempathie wichtig.

4.11.2 Vorteile des grenzverletzenden Verhaltens

Nun lenkt der:die Therapeut:in den Fokus auf die Vorteile des grenzverletzenden Verhaltens:

> Machen Sie sich nun – jeder für sich – Gedanken über die Vorteile, welche Ihr grenzverletzendes Verhalten für Sie und andere mit sich gebracht hat.

Einzelarbeit und Plenum. Es werden nun in ähnlicher Weise Vorteile des begangenen grenzverletzenden Verhaltens gesammelt: Zunächst in Einzelarbeit mit dem Arbeitsblatt P6A2 (Vorteile meines grenzverletzenden Verhaltens), anschließend durch Sammeln im Plenum. Auch hier kann und soll die therapeutische Leitung Vorschläge für weitere Vorteile einbringen (vgl. Tab. 9). Die Teilnehmenden werden bei der Nennung der Vorteile jeweils gebeten, diese zu erklären und mit Beispielen zu erläutern.

Tabelle 9: Beispiele für Vor- und Nachteile von sexuell grenzverletzendem Verhalten

Typische Vorteile von grenzverletzendem Verhalten	Typische Nachteile von grenzverletzendem Verhalten
• Machtgefühl • positiver Ruf als „potenter“ Mann • Gefühl der Stärke • Bewunderung durch Freunde/Mitschüler • endlich Sex gehabt/etwas erreicht haben • Spaß haben • Lustbefriedigung • Anstrengung umgangen (Sexualkontakt legal mühsam zu erreichen) • Anerkennung • Durchsetzungskraft • Spannung und „Action“	• Auseinandersetzung mit Behörden • Konflikte mit den Eltern (evtl. Strafe) • Bußen • Freiheitsentzug • Leid des:der Geschädigten (!) • Bedrohung des Aufenthaltsstatus • soziale Stigmatisierung • Probleme in der Schule oder in der Ausbildung • schlechtes Gewissen • Angst vor Aufdeckung • Stress

4.11.3 Kurz- und langfristige Folgen des grenzverletzenden Verhaltens

Einteilung der Vor- und Nachteile. Der:die Therapeut:in zeichnet eine leere Vierfeldertafel auf die Flipchart. Lediglich die beiden Spalten werden mit „Vorteile" und „Nachteile" beschriftet (vgl. Tab. 10). Die Zeilen sollten jedoch noch nicht beschriftet werden. Die kurzfristigen Vorteile werden links oben in der Vierfeldertafel, die langfristigen Vorteile links unten eingetragen. Die kurzfristigen Nachteile werden rechts oben eingetragen, die langfristigen Nachteile in das Feld rechts unten. Den Teilnehmenden wird der Grund für die Einteilung in die Quadranten zunächst nicht genannt.

Tabelle 10: Erstes Schema für die Vierfeldertafel

Vorteile	Nachteile

Auflösung der Einteilung. In der Regel finden sich viele Nennungen kurzfristiger Vorteile und langfristiger Nachteile. Die Teilnehmenden werden nun gefragt, nach welcher Logik ihre Nennungen auf die vier Felder verteilt wurden. In der Regel erkennen sie das Prinzip selbst. Die Tafel wird nun um die Beschriftung „kurzfristig" und „langfristig" ergänzt (vgl. Tab. 11).

Tabelle 11: Vollständiges Schema für die Vierfeldertafel

	Vorteile	Nachteile
kurzfristig		
langfristig		

Gruppendiskussion. Das Prinzip der kurzfristigen Vorteile und langfristigen Nachteile wird nun in der Gruppe anhand folgender Leitfragen diskutiert:

Weshalb überwiegen bei grenzverletzendem Verhalten die Vorteile, die sofort eintreten, aber nur kurz anhalten?

Mögliche Antwort: Unmittelbare Bedürfnisbefriedigung wie Spaß, Geld, Aufregung oder Bewunderung (egozentrischer Gewinn). Darum begeht man eine Straftat, weil man der Verlockung der schnell eintretenden Vorteile erliegt und die erst später eintretenden Nachteile nicht berücksichtigt. Das Abwägen des Risikos wird meist ausgelassen. „In der Hitze des Gefechts" denkt man nicht an übergeordnete und langfristige Nachteile.

Weshalb kommen die Nachteile eines grenzverletzenden Verhaltens erst später zum Tragen?

Mögliche Antwort: Bis man erwischt, bestraft wird oder die Lehrstelle verliert, kann es lange dauern. Der Effekt der unmittelbaren Lustbefriedigung ist längst versiegt und nüchterne Bilanz holt einen ein.

Weshalb verübt man grenzverletzendes Verhalten, wenn doch die langfristigen Nachteile überwiegen?

Mögliche Antwort: Spaß, Geld, Aufregung oder Bewunderung bekommt man sofort. Darum begeht man ja eine Straftat, weil man der Verlockung der schnell eintretenden Vorteile erliegt und die erst später eintretenden Nachteile nicht berücksichtigt. Das Abwägen des Risikos wird außer Acht gelassen. Man will möglichst sofort eine Befriedigung oder Bestätigung erleben.

Was ist das Gemeinsame am Verüben von grenzverletzendem Verhalten und beispielsweise Fastfood- oder Süßigkeiten-Essen?

Mögliche Antwort: Beides hat viele kurzfristige Vorteile, aber noch mehr langfristige Nachteile.

Der Vergleich mit dem Essen von Fastfood liegt für viele Teilnehmende nahe und enthält anschauliche Parallelen: Trotz des Wissens um (langfristige) Nachteile überwiegen häufig die kurzfristigen Vorteile, was dazu führt, dass doch wieder Fastfood oder Süßigkeiten gegessen wird, obwohl man genau weiß, wie ungesund es ist (weitere Beispiele können angeführt werden, z.B. Rauchen, Drogenkonsum, Lügen usw.).

Ausblick geben. Der:die Therapeut:in vermittelt den Teilnehmenden, dass es besonders schwierig ist, sich Verhaltensweisen abzugewöhnen, die kurzfristig Vorteile bringen und deren Nachteile erst später eintreten. Verhaltensweisen mit vielen stark wirkenden, kurz anhaltenden Vorteilen haben innerpsychisch einen starken Befriedigungscharakter. Wie schwer es nun ist, trotz guter Vorsätze, die man unmittelbar nach einem Fehlverhalten trifft, später nicht wieder nachzugeben und sich erneut fehlzuverhalten, können die Teilnehmenden sicher nachvollziehen. Um sich ein solches Verhalten ab- und ein neues Verhalten anzugewöhnen, braucht man daher einen klaren Entschluss und Durchhaltevermögen. Außerdem braucht man auch „Tricks und Kniffe", um eine Verhaltensänderung zu erreichen.

Sie haben gemerkt, dass Ihnen Ihr grenzverletzendes Verhalten Vorteile und Nachteile gebracht hat. Es ist ähnlich wie bei beim Essen von Fastfood oder zu vielen Süßigkeiten. Kurzfristig bringt das Vorteile, es schmeckt und man ist entspannt. Langfristig aber weiß man, dass es der Gesundheit schadet. Um nicht immer wieder „hereinzufallen", braucht es mehrere Dinge. Man muss einen Entschluss fassen und einen starken Durchhaltewillen haben. Meistens helfen auch „Tricks und Kniffe", um den nächsten Griff zur Zigarette zu verhindern. Über solche „Tricks und Kniffe" werden wir in verschiedenen späteren Sitzungen sprechen.

4.11.4 Auswirkungen künftigen grenzverletzenden Verhaltens auf das Erreichen der persönlichen Ziele

In der nun folgenden Auseinandersetzung geht es darum, die Auswirkungen weiteren grenzverletzenden Verhaltens und die Auswirkungen adäquaten, gesetzestreuen Verhaltens auf die persönlichen Lebenspläne und Lebensziele der Teilnehmenden einander gegenüberzustellen. Dieser Abschnitt des Moduls P6 ist als Zwischenbilanz wichtig, da hier das bisher Erlernte verankert und der Blick in die Zukunft gerichtet wird. Von der Bilanzierung (Abschnitte 4.11.1 bis 4.11.3) in Bezug auf das gezeigte grenzverletzende Verhalten unterscheidet sich diese Übung nämlich dadurch, dass sich die damit verbundenen Folgen auf zukünftiges Verhalten der Teilnehmenden bezieht. Diese Zukunft hängt vom eigenen Verhalten der Teilnehmenden ab. Es geht daher in dieser Übung um die Bewusstmachung:

- der Auswirkungen künftigen grenzverletzenden Verhaltens auf die Erfüllung von persönlichen Zielen,
- dass die Teilnehmenden ohne Reflexion über ihr Verhalten gefährdet sind, (erneutes) grenzverletzendes Verhalten zu zeigen,
- dass die Teilnehmenden es selbst in der Hand haben und dafür verantwortlich sind, über den Mechanismus des Nachgebens und des „Nicht-darüber-Nachdenkens" zu reflektieren,
- dass sie sich selbst bemühen können und müssen, kein grenzverletzendes Verhalten mehr zu zeigen,
- dass die Entscheidung zur Verhaltensänderung den Anfangs- und nicht den Endpunkt des Reflexionsprozesses darstellt.

Wir haben nun die Bilanz der bisherigen Vor- und Nachteile ihrer Grenzverletzung diskutiert. Jetzt geht es darum herauszuarbeiten, wie sich weiteres grenzverletzendes Verhalten auf die Erfüllung Ihrer Ziele im Leben auswirkt.

Einzelarbeit. Der:die Therapeut:in händigt den Teilnehmenden Arbeitsblatt P6A3 (Blick in die Zukunft; vgl. Abb. 17) aus. Die Teilnehmenden schreiben ihre im Pflichtmodul 2 (Lebensziele, Stärke und Fähigkeiten) herausgearbeiteten Pläne/Ziele (Arbeitsblatt P2A1: Meine Lebenspläne und Lebensziele) in die linke Spalte der Tabelle. Weiterhin notieren sie, welche Auswirkungen sie auf die Ziele erwarten, wenn sie (Szenario A) weiteres grenzverletzendes Verhalten begehen oder (Szenario B) kein grenzverletzendes Verhalten mehr zeigen. Bei jedem aufgeführten Ziel wird entweder „Ziel bedroht" (mit rotem Stift) oder „Ziel möglich" (mit grünem Stift) markiert.

Wichtig ist, dass sich die Teilnehmenden nicht nur die Konsequenz („Ziel bedroht oder möglich") vergegenwärtigen, sondern auch berichten, wie sie zu diesem Schluss kommen. Es soll ihnen klar ersichtlich werden, welche konkreten Auswirkungen das eigene Verhalten auf die Erfüllbarkeit der persönlichen Ziele hat (Beispiel: „Würde ich ein weiteres Mal im sexuellen Bereich grenzverletzendes Verhalten zeigen, dann würde ich mit Sicherheit meine Lehrstelle verlieren und ich müsste meine bedingte Freiheitsstrafe absitzen. Dass ich danach noch einmal eine Lehrstelle finde, wird eventuell für lange Zeit nicht möglich sein. Deshalb sehe ich mein Ziel ‚meine Berufslehre abschließen' durch weiteres grenzverletzendes Verhalten bedroht."). Es ist daher wesentlich, die Teilnehmenden durch präzises Nachfragen zu klaren Schlussfolgerungen anzuregen. Alle Teilnehmenden sollen ausführen, auf welche Weise die Erfüllung ihres Lebensplans/ihrer Ziele durch weiteres grenzverletzendes Verhalten bedroht wird.

Arbeitsblatt P6A3 — Modul P6: Bilanz ziehen und Veränderung anstreben

Blick in die Zukunft

Meine Pläne und Ziele	Ich verhalte mich weiter grenzverletzend	Ich verhalte mich nicht mehr grenzverletzend
Berufslehre abschließen	Ziel bedroht	Ziel möglich
eine Freundin haben	Ziel bedroht	Ziel möglich
Sex haben	Ziel möglich	Ziel möglich
Freizeit ohne Stress	Ziel bedroht	Ziel möglich
Spaß haben	Ziel möglich	Ziel möglich
Freunde haben	Ziel bedroht	Ziel möglich
...	...	...

Abbildung 17:
Beispielhaft ausgefülltes Arbeitsblatt P6A3

4.12 Flexibles Modul F6: Flirten und Beziehungsaufbau

Inhalt	Zeitrahmen
1. (Sexuelle) Attraktivität	45 Min.
2. Flirten	45 Min.
3. Aufbau einer Liebesbeziehung	30 Min.
Gesamtdauer	ca. 120 Min.

Ziele

- Die Teilnehmenden wissen, was sie sexuell attraktiv finden und können ihre eigene sexuelle Attraktivität reflektieren.
- Die Teilnehmenden kennen verbale und nonverbale Signale beim Flirten.
- Die Teilnehmenden haben ein Grundwissen über den Aufbau einer (Liebes-)Beziehung.

Materialien

- aktuelle Magazine und/oder Internetzugang/Zugang zu sozialen Online-Medien
- elektronisches Gerät und Internetzugang zum Abspielen von Online-Videomaterial
- Flipchart

Material für die Teilnehmenden:
- Arbeitsblatt F6A1: Was macht mich sexuell anziehend?
- Arbeitsblatt F6A2: Doppelherz: Was ist wichtig in einer Beziehung

Material für die Therapeu:tinnen:
- Material F6M1: Beziehungsspiel (Karten einzeln ausgeschnitten)

Hausaufgabe

Keine

Allgemeine Hinweise

Dies Modul baut auf dem Modul P3 (Umgang mit Sexualität und Pornografie; Kap. 4.3) auf. Der:die Therapeut:in achtet darauf, dass dies in einem wohlwollenden und offenen Rahmen geschehen kann. Sind von Teilnehmenden in der Gruppe (aufgrund vorheriger Abklärungen oder Äußerungen in früheren Therapiesitzungen) homophobe oder sexistische oder anderweitig abwertende Äußerungen zu erwarten, welche nicht oder nur sehr schwer im Kontext der Gruppe aufgegriffen und relativiert werden können, soll auf eine Durchführung in einem Gruppensetting verzichtet und dieses Modul stattdessen im Einzelsetting durchgeführt werden.

4.12.1 (Sexuelle) Attraktivität

Der:die Therapeut:in führt ins Thema ein und erklärt, was unter Attraktivität zu verstehen ist (das, was einem an anderen Personen gefällt, was einen anzieht). Alle Teilnehmenden sollten über ihre eigenen äußeren attraktiven Seiten und auch über ihre inneren Stärken in Bezug auf eine:n potentielle:n Partner:in nachdenken. Jedes Gruppenmitglied sollte wissen, was es für eine:n mögliche:n Partner:in interessant und/oder begehrenswert macht. Aber es soll auch überdacht werden, was jede:r für Wünsche an seine:n potenzielle:n Partner:in hat, was er:sie an anderen attraktiv findet. Die eigene sexuelle Ausrichtung soll aufgegriffen werden. Es sollen offen verschiedene Formen von sexuellen Ausrichtungen angesprochen werden (z. B. Homo- und Heterosexualität, Bisexualität, Pansexualität, Asexualität). Daneben soll auch die Problematik einer pädophilen bzw. hebephilen Ausrichtung aufgegriffen werden. Das ist wichtig, um zu erkennen, ob ein Gruppenmitglied eine weitergehende sexuelle Problematik in Bezug auf die Orientierung hat und zusätzliche Unterstützung benötigt, wenn dies nicht schon im Rahmen der vorherigen Abklärung erfolgt ist.

Die Einleitung in das Modul lässt sich folgendermaßen gestalten:

> Im heutigen Modul geht es um die Kontaktaufnahme mit anderen Personen. Die ist wichtig für den Aufbau einer Intimbeziehung. Man kann aber auch Kontakt aufnehmen einfach zum Flirten oder um mit jemandem Sex zu haben. Es ist wichtig zu

wissen, was man sexuell anziehend und was man attraktiv findet. Welches Geschlecht man attraktiv findet, ist von der eigenen sexuellen Präferenz (sexuellen Ausrichtung) abhängig. Ob man gleichgeschlechtliche oder gegengeschlechtliche Personen oder beides anziehend findet, ist gegeben und kaum veränderbar. Es gibt auch Personen, die sich als pansexuell (Orientierung auf alle möglichen sexuellen Identitäten, Personen) oder als asexuell (keine sexuelle Ausrichtung) definieren. Es kann sein, dass man sich im Jugendalter seiner sexuellen Ausrichtung noch nicht ganz sicher ist und erst herausfinden muss, auf was man steht.

Schwieriger ist es natürlich, wenn man ausschließlich oder teilweise sexuell auf noch vorpubertäre Kinder ausgerichtet ist. Dann muss man lernen, mit dieser sexuellen Ausrichtung umzugehen, ohne Übergriffe zu begehen und ohne Kinder zu missbrauchen. Denn Sex mit Kindern bzw. Minderjährigen im Schutzalter ist verboten und kann zudem bei den Kindern bzw. Minderjährigen Schaden anrichten. Das bedeutet, dass man auf das Ausleben dieser sexuellen Ausrichtung verzichten muss. Niemand kann aber etwas dafür, ob er Kinder oder Jugendliche sexuell anziehend findet. Man ist nicht selbst dafür verantwortlich, dass man pädophil ist. Man ist aber verantwortlich, wenn man egoistisch seine Neigung auslebt und Kinder zur eigenen Lustbefriedigung sexuell missbraucht. Wenn Sie selbst unsicher sind und mit Ihrer sexuellen Orientierung nicht zurechtkommen, sollten Sie sich Hilfe holen. Rufen Sie mich an, kommen Sie nach der Stunde zu mir oder suchen Sie sich bei einer anderen Therapeutin Hilfe.

4.12.1.1 Wen oder was finde ich attraktiv?

Einzelarbeit. Die Teilnehmenden überlegen zuerst selbst, was eine Frau/einen Mann (oder sonstige Personen) für sie anziehend macht und was diese Person haben sollte (Aussehen, Charakter, Art etc.), damit sie sich von ihr angezogen fühlen und sich in sie verlieben. Dazu sollen die Teilnehmenden sich Gedanken machen zu inneren Werten (Sinnlichkeit, warme Ausstrahlung, Ehrlichkeit, Vertrauen, Empathie, soziale Werte etc.). Weiter sollen sie im nächsten Schritt verschiedene Magazine durchblättern oder entsprechende Online-Quellen anschauen (z. B. über öffentliche Profile in sozialen Medien, aus denen sie ansprechende Bilder auswählen). Die Teilnehmenden sollen jeder für sich selbst entsprechende Bilder/Beschreibungen suchen und anschließend der Gruppe oder dem:der Therapeut:in (im Einzelsetting) vorstellen.

Wir wollen uns heute mit dem befassen, was jede:r von uns als sexuell anziehend empfindet. Damit dies möglich ist, ist es wichtig, dass eine offene Atmosphäre besteht und keine beleidigenden oder abwertenden Kommentare zu den Haltungen und Empfindungen von anderen gemacht werden. Jede:r von Ihnen soll und darf offen über seine bzw. ihre Vorlieben berichten. Ok? Denken Sie auch an die Gruppenregeln, welche wir im Modul P1 besprochen haben (niemanden beschimpfen oder auslachen, Ehrlichkeit, kein Weitererzählen/Schweigepflicht).

Überlegen Sie sich, wann eine Person für Sie sexuell anziehend ist. Welche äußeren Merkmale ziehen Sie an? Welche inneren Werte gefallen Ihnen an anderen? In welche Personen verlieben Sie sich? Suchen Sie in den Magazinen und/oder aus den sozialen Medien Personen heraus, welche Sie attraktiv finden, und beschreiben Sie anschließend den anderen (bzw. im Einzelsetting dem:der Therapeut:in), welche äußeren Merkmale und Eigenschaften dies sind.

4.12.1.2 Wie präsentiere ich mich attraktiv?

Plenum. Alle Teilnehmenden sollen weiter auch Möglichkeiten kennenlernen, um sich selbst attraktiver zu präsentieren (z. B. selbstsicher auftreten, Parfüm auflegen, „Gentleman" sein, Hygiene und Pflege wie z. B. Duschen, Rasieren, kämmen etc., sie/ihn verwöhnen und einladen, Gefühle zeigen, den eigenen Körper in Form halten). Um sein eigenes Auftreten kritisch reflektieren zu können, soll jedes Gruppenmitglied sagen, was es an sich selbst gut findet und wie es seine attraktiven Seiten besser betonen kann. Damit sind neben den äußeren Werten auch innere Werte wie Humor, Selbstsicherheit, Ehrlichkeit etc. gemeint.

Wie können Sie sich für andere (sexuell) attraktiv präsentieren? Welche inneren und welche äußeren Merkmale an sich wollen Sie betonen? Versuchen Sie, sich in die Lage einer anderen Person zu versetzen, welche Sie anziehend finden. Was soll diese Person über Sie denken?

Einzelarbeit. Die Teilnehmenden in Einzelarbeit eine Auflistung ihrer persönlichen äußeren und inneren Merkmale, die sie sexuell attraktiv machen. Hierfür wird Arbeitsblatt F6A1 (Was macht mich sexuell anziehend?) benutzt.

Machen Sie eine Liste mit Merkmalen und Eigenschaften, wie Sie bei anderen Personen punkten können. Benutzen Sie dafür das Arbeitsblatt F6A1 (Was macht mich sexuell anziehend?).

4.12.2 Flirten

Jedes Gruppenmitglied sollte wissen, wie es auf respektvolle Art und Weise Kontakt zu einem:einer potenziellen Partner:in aufnehmen kann. Die Teilnehmenden sollten wissen, was Flirten bei anderen und ihnen selbst auslösen kann und kennen Chancen, Facetten und Grenzen des Flirtens. Das Flirten soll unabhängig davon sein, ob es dazu dient, nur sexuelle Kontakte herzustellen oder eine:n Partner:in für eine Beziehung zu finden. Das Modul ist primär auf Teilnehmende ausgerichtet, denen es an Selbstvertrauen fehlt und bei denen Defizite in den sozialen Kontaktfertigkeiten vorliegen. Flirten heißt nicht nur, einen guten Spruch „draufzuhaben", um jemanden auf sich aufmerksam zu machen und in ein Gespräch zu verwickeln. Neben den verbalen Fertigkeiten ist das nonverbale Verhalten von großer Bedeutung. Auch mit der Körpersprache zeigt man, ob man an einer Person interessiert ist. Aber das Erkennen der nonverbalen Signale des Gegenübers ist ebenso wichtig, um abschätzen zu können, ob man bei der anderen Person ankommt. Dabei geht es auch darum, zu spüren, wann eine Person sich eine Annäherung wünscht und wann sie das lieber nicht möchte. Flirten ist ein „Spiel", das sehr viel Sensibilität benötigt.

Videobeispiel. Es wird eine kurze Einführung in das Thema nonverbales Flirten anhand von Videomaterial gegeben. Dazu wird das YouTube-Video *Samy Molcho – Körpersprache beim Flirt* (https://www.youtube.com/watch?v=nTJcoJXMDIg) abgespielt.

Wenn Sie Ihren Entschluss, im sexuellen Bereich keine Grenzverletzungen bzw. Delikte mehr zu begehen, richtig umsetzen wollen, müssen Sie Tricks kennenlernen, wie Sie angemessene Sexualität erreichen können. Oft ist es nicht ganz einfach, auf eine Frau oder einen Mann, die oder der einem gefällt, zuzugehen. Manchmal ist man selbst schüchtern und weiß nicht so recht, ob man ankommen wird oder nicht. Man möchte vielleicht einen guten Spruch machen oder auf eine andere Art flirten. Das wollen wir nun in der Praxis üben. Sie sollen in zukünftigen Situationen wissen, wie Sie eine andere Person auf Ihre positiven Eigenschaften aufmerksam machen können und wie man mit dem Gegenüber richtig flirtet.

Eine besondere Bedeutung hat beim Flirten die Körpersprache. Nicht umsonst heißt ein Sprichwort „ein Blick sagt mehr als tausend Worte". Lassen Sie uns dazu einen kurzen Film schauen und anschließend diskutieren, was wichtig beim nonverbalen Verhalten beim Flirten ist.

Gruppenarbeit. Um den Teilnehmenden konkretere Handlungsanweisungen beim Flirten zu geben, soll das Thema in der Gruppe (im Gruppensetting) oder mit dem:der Therapeut:in (im Einzelsetting) vertieft werden. Die Teilnehmenden sollen gemeinsam ein Plakat (z. B. Flipchartblatt) zum Thema „Flirten" erstellen. Auf diesem Plakat sollen z. B. folgende Themen bearbeitet werden:

Gestalten Sie nun alle zusammen ein Plakat mit den wichtigsten Inhalten zum Flirten. Darin sollen folgende Themen aufgegriffen werden:
- Wie nehme ich Kontakt mit jemandem auf? Wie spreche ich jemanden an? Welches ist der beste und welches der schlechteste Flirtspruch?
- Wie nehme ich im Internet Kontakt auf? Wie chatte ich? Welches sind die besten Sätze/Flirt sprüche in der Online-Kommunikation (Instagram, Facebook etc.)?
- Gute vs. schlechte Flirtsprüche in der Online- und realen Kommunikation.
- Wie reagiere ich selbstsicherer auf Flirten von anderen? Wie halte ich die Interaktion am Laufen?
- Wie merke ich, wenn das Gegenüber nicht auf mich eingehen will?
- Wie kann ich mich abgrenzen, kein Interesse zeigen (gekonnt einen „Korb" austeilen)?

Gruppendiskussion. Anschließend erfolgt eine Diskussion zu den oben von den Teilnehmenden genannten Themen. Der:die Therapeut:in bringt in die Diskussion ein, dass Flirten immer auch ein „Austesten" des eigenen Verhaltens ist. An der Reaktion der anderen Person muss das eigene Verhalten gesteuert werden. Flirten bedingt eine gewisse Selbstsicherheit, welche durch Üben verbessert werden kann. Mit den Teilnehmenden sollen aber auch die Grenzen des Flirtens besprochen werden. Dabei sollen klare Signale der Ablehnung (nonverbale Zeichen und verbale Äußerungen, wiederholtes Ignorieren, kein Interesse zeigen) berücksichtigt und als Grenzen verstanden und akzeptiert werden. Für die Diskussion können folgende Leitfragen aufgegriffen werden:
- Wie reagiert eine Frau/ein Mann, von der/dem ich etwas will und die/der dafür offen ist?
- Wie reagiert eine Frau/ein Mann, von der/dem ich etwas will und die/der dafür *nicht* offen ist?

- Wurde aus Flirten schon einmal mehr und wie läuft das ab?
- Welche Gefühle kann ein Flirt auslösen?
- Was macht Flirten schwierig?
- Vor was habe ich am meisten Angst diesbezüglich?
- Wo sind die Grenzen des Flirtens? Wo beginnt eine sexuelle Belästigung?

4.12.3 Aufbau einer Liebesbeziehung

Die Teilnehmenden werden erneut auf die von ihnen gefällte Entscheidung, kein grenzverletzendes Verhalten mehr zu begehen, hingewiesen. Es wird erwähnt, dass es nicht einfach sein wird, einem solchen Vorsatz zu entsprechen. Eine partnerschaftliche Beziehung, in welcher Sexualität positiv ausgelebt werden kann, kann ein wichtiger Faktor für die Prävention von sexuellen Rückfällen sein. Das Eingehen von einer Beziehung ist für einige Teilnehmende ein wichtiges Ziel, während dies für andere wenig Priorität hat. Für alle Teilnehmenden ist aber wichtig, dass sie ihre Vorstellungen und Wünsche zu Beziehungen kennen und wissen, wie der Aufbau einer Beziehung funktioniert.

Hierzu führt der:die Therapeut:in an:

Ihre Entscheidung, kein sexuell grenzverletzendes Verhalten mehr zu zeigen, soll noch weiter gefestigt werden. Das geschieht nämlich nicht „einfach so". Es braucht dafür ein Nachdenken Ihrerseits, Durchhaltevermögen, aber auch „Tipps und Tricks". Einige von Ihnen wünschen sich eine Beziehung, andere wollen dies aktuell noch nicht. Wir wollen genauer diskutieren, was Sie in Zukunft in Ihrer Partnerschaft gerne für sich erreichen wollen.

4.12.3.1 Bedürfnisse in einer Beziehung

Einzelarbeit. Jede:r einzelne Teilnehmende zeichnet für sich auf dem Arbeitsblatt F6A2 (Doppelherz: Was ist wichtig in einer Beziehung?) zwei sich überschneidende Herzen (vgl. Abb. 18). Anhand dieser Zeichnung sollten sich alle Gedanken darüber machen, was für die Beziehung wichtig ist und was für einen selbst respektive für den:die Partner:in wichtig ist. Teilnehmende, die noch keine Beziehungserfahrungen haben, sollen sich darüber Gedanken machen, was bei einem:einer potenziell mögliche:n Partner:in für Aspekte wichtig sind bzw. was sie sich selbst wünschen.

Zeichnen Sie auf das Arbeitsblatt F6A2 ein Doppelherz *(der:die Therapeut:in kann dazu an der Flipchart für alle sichtbar zwei sich überschneidende Herzen aufzeichnen).* Schreiben Sie danach Begriffe darin auf, welche für eine Liebesbeziehung wichtig sein können. In die Mitte (Schnittmenge der beiden Herzen) werden die Begriffe notiert, welche für die Beziehung wichtig sind. Links (linke Seite des linken Herzens) werden die Aspekte, die nur für Sie selbst wichtig sind, aufgeschrieben und rechts (rechte Seite des rechten Herzens) werden die Aspekte, die nur für ihre:n Freund:in wichtig sind (oder sein könnten), aufgeschrieben.

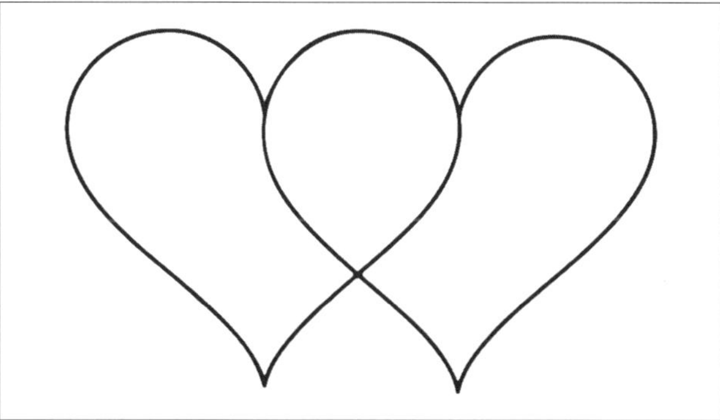

Abbildung 18: Schema für das Doppelherz

Gruppendiskussion. Die Ergebnisse werden in der Gruppe diskutiert. Vorab stellen alle Teilnehmenden ihr persönliches Doppelherz kurz einzeln vor. Anschließend wird eine Diskussion über die verschiedenen Vorstellungen und Ideen zu Freundschaften und intimen Beziehung im Plenum geführt. Im Rahmen dieser Diskussion kann auch das Thema Eifersucht angesprochen werden.

Was haben sie herausgefunden? Stellen Sie ihr Doppelherz kurz vor.

4.12.3.2 Schritte zum Aufbau einer Beziehung

Gruppenübung. Der Aufbau einer Freundschafts- und Intimbeziehung wird anhand des „Beziehungsspiels" dargestellt (vgl. Abb. 19). Das Spiel beinhaltet Karten mit Zeichnungen von verschiedenen Szenen, die den Verlauf des Aufbaus einer Freundschafts- resp. Intimbeziehung darstellen. Diese Karten werden von den Teilnehmenden in der folgenden Übung gemeinsam in die „richtige" Reihenfolge gebracht. Alle Karten sollen erst in beliebiger Reihenfolge hingelegt werden. Alle Teilnehmenden ziehen der Reihe nach eine Karte und legen sie dann folgerichtig mit den anderen Karten in einer Reihe ab. Dazu erklärt jede Person einzeln, wieso sie die Karte an genau diese Stelle legt. Dabei ist wichtig, dass die Teilnehmenden lernen, dass sich eine Beziehung entwickelt und zunehmend vertieft und ein gegenseitiges Vertrauen erst aufgebaut werden muss. Entsprechend sollen die Karten ausgelegt werden. Der Stellenwert und das „Timing“ der Sexualität in einer Beziehung soll mit den Teilnehmenden diskutiert werden.

Jetzt wissen Sie, was Sie in einer Beziehung suchen und was Sie sich wünschen. Wie aber kommen Sie zu einer intimen Freundschaft, falls Sie noch keine haben, ohne dass Sie Grenzen verletzen? Auch das ist nicht immer so einfach. Auf diesen Karten sind Schritte bzw. Verhaltensweisen in einer Beziehung abgebildet *(Karten des Beziehungsspiels werden zufällig ausgebreitet)*. Die Karten müssen allerdings erst in eine richtige bzw. stimmige Reihenfolge gebracht werden. Nehmen Sie der Reihe nach eine Karte und versuchen Sie, einzuschätzen, an welcher Stelle beim Aufbau einer Beziehung dieses Verhalten eine Rolle spielt. Begründen Sie Ihre Entscheidung. Was meinen die anderen Gruppenmitglieder?

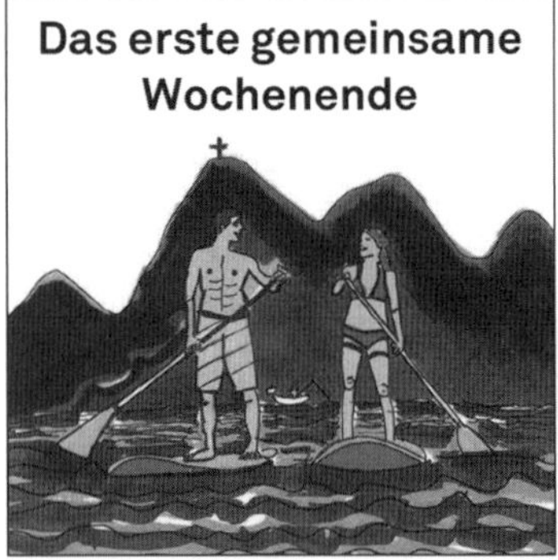

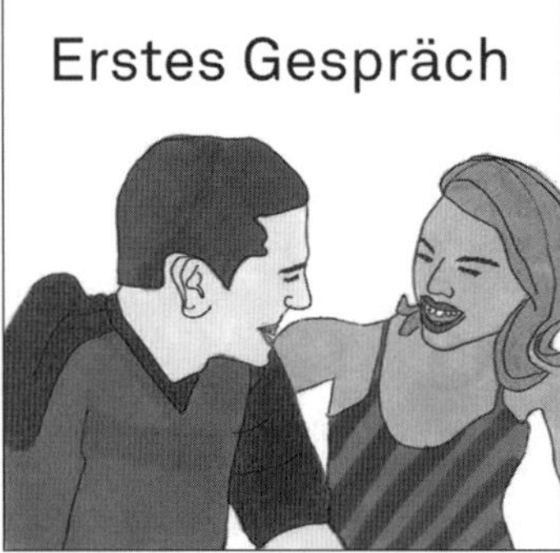

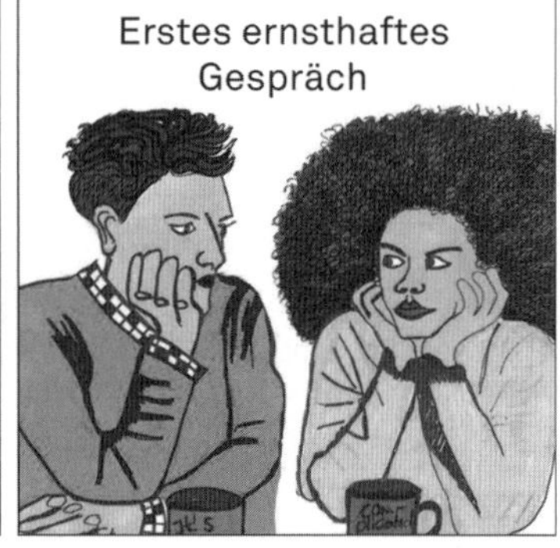

Abbildung 19: Karten aus dem Beziehungsspiel (Beispiele)

4.13 Flexibles Modul F7: Umgang mit schwierigen Situationen

Inhalt	Zeitrahmen
1. Was ist eine schwierige Situation?	25 Min.
2. Lösungen finden in vier Schritten	25 Min.
3. Anwendung des Vier-Schritte-Modells auf eine selbst erlebte Situation	30 Min.
Gesamtdauer	ca. 80 Min.

Ziele

- Die Teilnehmenden akzeptieren, dass es schwierige Situationen im Leben gibt.
- Die Teilnehmenden erkennen, dass es wichtig ist, in schwierigen Situationen strukturiert nach Lösungen zu suchen.
- Die vier Schritte des Lösungsmodells sind den Teilnehmenden bekannt.

Materialien

- Flipchart

Material für die Teilnehmenden:

- Arbeitsblatt F7A1: Schwierige Situationen lösen in vier Schritten
- Arbeitsblatt F7A2: Boris' Problem
- Arbeitsblatt F7A3: Eine selbst erlebte schwierige Situation lösen

Hausaufgabe

Ausfüllen des Arbeitsblattes F7A3: Eine selbst erlebte schwierige Situation lösen.

Allgemeine Hinweise

Das Modell zum Lösen schwieriger Situationen bezieht sich auf unbefriedigende Ausgangssituationen. Zu deren Bewältigung ist ein geplantes, strukturiertes Vorgehen hilfreich. Ein solches Vorgehen umfasst eine Problemdefinition, eine Zieldefinition sowie das Sammeln und Bewerten von Lösungsoptionen. Angestrebt wird ein bewusster Schritt-für-Schritt-Entscheidungsvorgang.

Als Beispiele für sogenannte schwierige Situationen, die auf diese Weise gelöst werden können, eignen sich möglichst banale alltägliche Situationen. Ein Beispiel: Man verpasst den Zug, sollte aber pünktlich zur Verabredung mit einer wichtigen Person kommen. Was kann man dann tun? Die Fertigkeit zum strukturierten Problemlösen hilft, Fehlverhalten zu verhindern. Auch sexuell grenzverletzendes Verhalten oder Delikte werden oft begangen, weil andere Optionen zur Problemlösung scheinbar nicht zur Verfügung gestanden haben.

4.13.1 Was ist eine schwierige Situation?

Der:die Therapeut:in leitet in das Modul ein:

Oft verschlimmern wir eine Situation, weil wir gerade in Schwierigkeiten stecken und dann versuchen, das Problem auf hastige, ungeschickte Weise zu lösen. Zum Beispiel kommt es vor, dass jemand kein Geld hat und deshalb – ohne genügend nachzudenken – Geld stiehlt. Oder jemand ist betrunken, will aber unbedingt nach Hause und fährt dann mit dem Auto los. Auch gibt es Leute, die nicht wissen, wie sie zu Sex kommen und dann jemanden überrumpeln bzw. dazu zwingen. Es kann sein, dass in schwierigen Situationen nicht oder nicht genügend nachgedacht wird. Ohne Planung wird dann die Lösung, die als erstes gerade im Kopf auftaucht, gewählt. Oder es wird ein Verhalten gewählt, das gerade am einfachsten zum Umsetzen erscheint.

Wir lernen heute, wie Sie solche schwierigen Situationen besser lösen können. Dazu bringen wir Ihnen eine einfache Methode bei. Sie soll Ihnen dabei helfen, schwierige Situationen Schritt für Schritt zu bewältigen. Wenn Sie sich diese Methode erarbeitet haben, haben Sie ein Instrument zur Hand, mit dem Sie weiteres Fehlverhalten bzw. grenzverletzendes Verhalten vermeiden können.

Nennen Sie nun Beispiele für schwierige Situationen, die in Ihrem Leben, z. B. in Beziehungen, vorgekommen sind!

Plenum. Die Teilnehmenden nennen nun verschiedene schwierige Situationen, die Sie in ihrem Alltag erlebt haben. Diese werden von einem der Gruppenmitglieder für alle sichtbar notiert.

4.13.2 Lösungen finden in vier Schritten

4.13.2.1 Vorstellen des Vier-Schritte-Modells

Der:die Therapeut:in fragt die Teilnehmenden:

> Welche „Rezepte" kennen Sie, um diese Situationen zu bewältigen, die wir gerade gesammelt haben?

Plenum. Die Teilnehmenden nennen nun verschiedene Lösungsstrategien. Diese werden von einem Gruppenmitglied oder dem:der Therapeut:in für alle sichtbar notiert.

Wissensvermittlung. Der:die Therapeut:in stellt anschließend anhand des Arbeitsblattes F7A1 (Schwierige Situationen lösen in vier Schritten; vgl. Abb. 20) das Vier-Schritte-Modell vor:

> Sie haben verschiedene Strategien aufgezählt, mit denen Sie schwierige Situationen zu bewältigen versucht haben. Einige Strategien funktionieren gut, andere machen die Situation aber nur noch schwieriger. Die meisten Leute machen den Fehler, dass sie, ohne zu überlegen, das Erste machen, was ihnen gerade in den Sinn kommt. Das stellt sich aber meist als keine gute Lösung heraus!
>
> Es gibt eine Methode, wie man solche schwierigen Situationen besser bewältigen kann. Diese Methode beinhaltet vier Schritte. Sie werden diese heute kennen und anwenden lernen.
>
> Der erste Schritt heißt „Anhalten". Das heißt: Nehmen Sie sich Zeit zum Überlegen. Überhastete Entscheidungen sind oft nicht die besten.
>
> Der zweite Schritt heißt „Das Problem und das Ziel kennen". Werden Sie sich klar, was Sie eigentlich erreichen wollen, was nicht klappt und was für ein Ziel Sie haben.
>
> Der dritte Schritt heißt „Ideen sammeln". Überlegen Sie sich so viele Lösungswege wie möglich. Viele Leute denken immer nur an die gleiche Lösung, die vielleicht früher einmal funktioniert hat. Oft muss man sich aber neue Lösungen ausdenken und kreativ sein.
>
> Der vierte Schritt heißt „Entscheiden und handeln". Die gesammelten Lösungen werden im Anschluss daran danach eingeschätzt und bewertet, wie erfolgreich diese höchstwahrscheinlich sind. Wählen Sie dann die Lösung aus, die am ehesten zum Ziel führt und handeln Sie danach.

4.13.2.2 Einüben des Vier-Schritte-Modells

Gruppenübung. Anhand des Vier-Schritte-Modells entwickelt der:die Therapeut:in zusammen mit den Teilnehmenden eine mögliche Herangehensweise an die Problematik. Abbildung 20 zeigt ein Beispiel.

> Wir werden nun diese Methode an einem Beispiel durchgehen und einüben:
>
> Sie haben eine Bekannte bzw. einen Bekannten, in die bzw. den Sie sich etwas verliebt haben. Sie würden sie bzw. ihn nun gerne näher kennenlernen. Wie würden Sie nun mit dieser Situation umgehen?

Gruppenarbeit. Im Folgenden werden nun weitere Beispiele von schwierigen Situationen vorgegeben.

Beispiele für schwierige Situationen

1. Sie merken, dass Sie dummerweise gleichzeitig mit zwei Personen ein Treffen abgemacht haben, die nun beide auf Sie warten.
2. Sie haben Lust auf Sex, Ihr:e Partner:in ist aber müde und möchte schlafen.
3. Sie sind verliebt in jemanden, aber wissen nicht, wie Sie der Person dies sagen sollen.
4. Sie finden jemanden toll. Sie/er hat aber schon einen Freundin/einen Freund.

Gruppenarbeit (Forts.). Der:die Therapeut:in liest eines der Beispiele vor und fragt in die Runde, wie die Teilnehmenden mit einer solchen Situation umgehen würden. Anhand des Vier-Schritte-Modells wird nun wiederum in Zusammenarbeit dem:der Therapeut:in mit den Teilnehmenden eine Strategie entwickelt, wie am erfolgreichsten mit der in dem Beispiel benannten Schwierigkeit umgegangen werden kann. Wiederum Schritt für Schritt wird mit den Teilnehmenden das Vier-Schritte-Modell durchgespielt. Die Teilnehmenden werden so stark wie möglich beim Entwickeln der Lösungswege miteinbezogen. Sie werden insbesondere ermutigt, sich so viele Lösungen wie möglich einfallen zu lassen, auch wenn diese zunächst verrückt klingen mögen. Die jeweiligen Arbeitsschritte werden für alle sichtbar aufgeschrieben. Das Arbeitsblatt F7A1

Arbeitsblatt F7A1 Flexibles Modul F7: Umgang mit schwierigen Situationen

Schwierige Situationen lösen in 4 Schritten

1. Schritt: Anhalten

Was kann ich tun, um ruhig zu werden und nicht überhastet zu handeln?

Ich zähle bis zehn.

Ich gehe kurz nach draußen.

Ich sage mir „nichts überstürzen".

2. Schritt: Das Problem und das Ziel kennen

Das Problem: Was ist das wichtigste Problem in meiner Situation?
Das Ziel: Welches Ziel möchte ich erreichen, damit das Problem gelöst ist?

Problem: Ich möchte meine Freundin küssen, aber ich weiß nicht, wie ich das machen soll.

Ziel: Ich möchte wenigstens mit ihr sprechen.

3. Schritt: Ideen sammeln, um das Ziel zu erreichen

Ganz egal, ob es verrückte Ideen sind – alle könnten hilfreich sein:

Ich könnte mir ihr über das Wetter reden.

Ich könnte sie fragen, ob sie mir bei den Hausaufgaben hilft.

Ich könnte ihr einen Witz erzählen.

Ich könnte ihr sagen, dass ich sie sympathisch finde.

Ich könnte sie einfach mal umarmen und schauen, was passiert.

4. Schritt: Entscheiden und handeln

Bewerten Sie nun die gesammelten Ideen und wählen Sie die beste aus.
Welche Idee hat am meisten Vorteile und am wenigsten Nachteile?

Irgendein belangloses Thema aufgreifen könnte ein guter Einstieg sein, um miteinander ins Gespräch zu kommen. Mit dem Umarmen warte ich besser, denn damit könnte ich sie erschrecken.

Abbildung 20:
Beispielhaft ausgefülltes Arbeitsblatt F7A1 zum Vier-Schritte-Modell

enthält eine Übersicht über die Vier-Schritte-Methode (vgl. Abb. 20). Danach können noch weitere der oben genannten Beispiele gemeinsam besprochen werden.

Kleingruppenarbeit. Nach dem gemeinsamen Durcharbeiten der Beispiele lösen die Teilnehmenden mit der Vier-Schritte-Methode eine weitere Situation. Ein Gruppenmitglied liest dazu die Situation, die auf Arbeitsblatt F7A2 (Boris' Problem) beschrieben wird, vor. Die Teilnehmenden werden anschließend gebeten, in Zweiergruppen das Arbeitsblatt F7A2 auszufüllen. Sie werden dabei, wenn nötig, von der therapeutischen Leitung unterstützt. Anschließend wird das Arbeitsblatt wieder mit allen Teilnehmenden gemeinsam Schritt für Schritt durchgegangen, und die Inputs der Zweiergruppen werden zusammengetragen.

4.13.3 Anwendung des Vier-Schritte-Modells auf eine selbst erlebte Situation

Plenum. Die Teilnehmenden werden nun von dem:der Therapeut:in gebeten, schwierige Situationen zu benennen, die sie selbst erlebt haben. Der:die Therapeut:in greift die von den Teilnehmenden benannten Situationen auf und notiert diese für alle sichtbar. Die Teilnehmenden notieren im Anschluss daran die von ihnen benannte Situation auf dem Arbeitsblatt F7A3 (Eine selbst erlebte schwierige Situation lösen).

4.13.4 Hausaufgabe

Als Hausaufgabe sollen die Teilnehmenden die Vier-Schritte-Methode auf ihre jeweils selbst erlebte Situation anwenden. Es wird sichergestellt, dass jede:r Teilnehmende eine selbst erlebte schwierige Situation benannt hat. Der:die Therapeut:in unterstützt dabei die Teilnehmenden, die Situation möglichst konkret zu formulieren und in das Arbeitsblatt F7A3 einzutragen.

Sie haben nun auf Ihrem Arbeitsblatt eine schwierige Situation eingetragen. Auf diese schwierige Situation wenden Sie nun zu Hause die Vier-Schritte-Methode an, so wie wir es heute geübt haben. Schreiben Sie die möglichen Optionen auf das Arbeitsblatt F7A3.

Den von Ihnen entwickelten Umgang mit der von Ihnen benannten selbst erlebten, schwierigen Situation stellen Sie dann in der nächsten Sitzung vor.

4.14 Flexibles Modul F8: Umgang mit Konflikten

Inhalt	Zeitrahmen
1. Vier Strategien zum Umgang mit Konflikten	5 Min.
2. Kommunikationshilfen	25 Min.
3. Die 3B-Methode (Beobachtung/Bedeutung/Bitte)	30 Min.
Gesamtdauer	ca. 80 Min.

Ziele

- Die Vorteile des Ansprechens von Konflikten und der Zusammenhang mit der Vermeidung von weiterem grenzverletzenden Verhalten werden erkannt.
- Die wichtigsten verbalen und nicht verbalen Kommunikationshilfen sind bekannt.
- Die 3B-Methode wird in einem aktuellen, eigenen Konflikt angewendet.

Materialien

- Flipchart

Material für die Teilnehmenden:

- Arbeitsblatt F8A1: Vier Strategien, mit Konflikten umzugehen
- Arbeitsblatt F8A2: Erfolgreiches Sprechen
- Arbeitsblatt F8A3: Schwächen beim Sprechen
- Arbeitsblatt F8A4: Die 3B-Methode (Beobachtung, Bedeutung, Bitte)

Hausaufgabe

Ausfüllen des Arbeitsblattes F8A4: Die 3B-Methode (Beobachtung, Bedeutung, Bitte).

Allgemeine Hinweise

Grenzverletzendes, übergriffiges Verhalten kann auch der Abfuhr von negativen Emotionen dienen. Die daraus entstehenden Konflikte verschärfen sich aber dadurch meist weiter, und es besteht die Gefahr, dass sich die Probleme in einem Kreislauf weiter aufschaukeln. Ziel des Moduls ist es nun, Konflikte auf eine gewaltfreie Art und Weise zu entschärfen bzw. zu lösen. Strategien der gewaltfreien Kommunikation helfen, möglich drohende Rückfälle zu vermeiden. In diesem Modul werden nun entsprechende Kommunikationsfertigkeiten vermittelt bzw. eingeübt. Dafür sollte im ThePaS genügend Zeit eingeplant werden. Ziel des Moduls ist, dass die Teilnehmenden eine positive Bewältigungserfahrung in Bezug auf den Einsatz gewaltfreier Kommunikation erleben. Das Einüben von gewaltfreien Kommunikationsstrategien erfolgt im Rollenspiel, wobei komplexe Konfliktsituationen nicht fehlerfrei von den Teilnehmenden bewältigt werden müssen. Es genügt, dass die Teilnehmenden sich in der Anwendung der Kommunikationsfertigkeiten üben.

4.14.1 Vier Strategien zum Umgang mit Konflikten

4.14.1.1 Gemeinsame Definition entwickeln

Gruppenarbeit. Der:die Therapeut:in gibt eine kurze Einführung in das *Thema „Konfliktlösen"*: Sie stellt zunächst die Frage, was ein Konflikt überhaupt ist und entwickelt zusammen mit den Teilnehmenden eine Definition dafür:

> Wissen Sie, was Konflikte sind und wie sich diese zeigen? Können Sie Beispiele nennen und erklären, warum es sich dabei um einen Konflikt handelt? Was ist der Vorteil von Konflikten?

Nachdem die Teilnehmenden einige Konflikte benannt haben und eine einigermaßen befriedigende Definition entwickelt wurde, wird auf den Sinn und Zweck von Konflikten eingegangen:

> Der Vorteil von Konflikten ist, dass sie Probleme an die Oberfläche bringen. In Form von Konflikten werden Probleme oft überhaupt erst sichtbar. Das Auftauchen von Konflikten ist daher etwas Positives, denn nur wenn Probleme ins Bewusstsein kommen, können diese auch gelöst werden. Aber viele Menschen reagieren auf Konflikte empfindlich. Sie sind schnell gekränkt, reagieren ärgerlich und/oder ziehen sich zurück. Sie empfinden Konflikte als negativ. Eine solche Einstellung

Tabelle 12: Mögliche Vor- und Nachteile der einzelnen Strategien (Beispiele)

Vorteile	Nachteile
Erste Strategie: Ausweichen	
• Es gibt im Moment keinen Streit. • Niemand ist böse auf mich.	• Der Konflikt ist nicht gelöst. • Ich fühle mich nicht wohl. • Morgen geht's wieder los.
Zweite Strategie: Die andere Person zum Nachgeben zwingen	
• Ich habe gewonnen. • Ich fühle mich stark.	• Die andere Person ist ärgerlich oder sogar wütend. • Ich habe die Grenzen des Gegenübers verletzt. • Die andere Person lehnt mich ab.
Dritte Strategie: Nachgeben	
• Ich habe meine Ruhe. • Die andere Person ist zufrieden. • Ich habe die Wünsche der anderen Person respektiert. • Ich habe keine Grenze verletzt.	• Ich fühle mich gedemütigt. • Ich will nicht immer nachgeben. • Ich bin nicht zum Ziel gekommen. • Irgendwann muss ich meine Bedürfnisse durchsetzen.
Vierte Strategie: Den Konflikt ansprechen	
• Beide sind zufrieden. • Es besteht kein Streit mehr. • Es gab keine Grenzverletzung. • Ich fühle mich kompetent.	• Das ist kompliziert und dauert zu lange. • Es funktioniert nicht immer. • Es braucht Mut. • Ich muss möglicherweise Kompromisse eingehen.

erschwert es, Konflikte zu bewältigen. Wenn es aber gelingt, Konflikte auf eine gute Art und Weise zu lösen, ist das befriedigend und tut gut.

4.14.1.2 Mögliche Reaktionen auf Konflikte

Plenum. Der:die Therapeut:in fordert die Teilnehmenden auf, darüber nachzudenken, wie sie Konflikte erleben und wie sie damit umgehen. So fragt sie nach, welche Reaktionsweisen der Kontrahent:innen die Teilnehmenden schon beobachten konnten und welche sie von sich selbst kennen. Es wird zusammengetragen, was den Teilnehmenden dazu einfällt und für alle sichtbar aufgeschrieben:

Wie können nun Konflikte gelöst werden? Denken sie mal darüber nach ob und wie Sie Konflikte angehen oder eben nicht angehen. Welche Reaktionsweisen kennen Sie von sich? Reagieren andere ähnlich oder gibt es noch weitere Reaktionsformen?

4.14.1.3 Vorstellen und Besprechen der vier Strategien

Vorbereitung der Gruppenübung. Der:die Therapeut:in schreibt die vier Strategien „Ausweichen", „zum Nachgeben zwingen", „Nachgeben" und „Konflikt ansprechen" untereinander für alle sichtbar auf. Anschließend fordert sie die Teilnehmenden auf:

Wie Sie gesehen haben, gibt viele verschiedene Strategien, wie Menschen mit einem Konflikt umgehen – solche, die gut funktionieren und solche, die die Situation eher noch verschlimmern. Wir vergleichen nun vier häufig eingesetzte Strategien miteinander und schauen, welche davon etwas taugt.

Gruppenübung. Die vier Strategien, mit Konflikten umzugehen, werden der Reihe nach besprochen. Für jede Strategie werden Vor- und Nachteile gesammelt (vgl. Tab. 12).

Ziel der Übung ist es, zu erkennen, dass das Ansprechen der Probleme langfristig meistens die beste Art und Weise ist, mit Konflikten umzugehen. Erstens fühlen sich die Teilnehmenden besser, zweitens bleiben keine Ängste/Ärger zurück, welche später zu Delikten beitragen könnten. Alle anderen Strategien (Ausweichen, zum Nachgeben zwingen, Nachgeben) haben langfristig Nachteile, die sich nachhaltig auswirken. Es ist wichtig, dass die Teilnehmenden diese Nachteile selbst erkennen.

4.14.1.4 Sammlung eigener Beispiele

Plenum. Die Teilnehmenden werden gebeten, eigene Konflikte zu nennen, die sie erlebt haben. Ein geeigneter Konflikt wird dann als Beispiel verwendet, um die vier Konfliktlösestrategien nochmals zu illustrieren. Der:die Therapeut:in geht mit den Teilnehmenden das Arbeitsblatt F8A1 (Vier Strategien, mit Konflikten umzugehen) an dem Beispiel nochmals durch.

4.14.2 Kommunikationshilfen

Gerade in der Sexualität spielt die Art und Weise, wie kommuniziert wird, eine wichtige Rolle. Vorwürfe, Verallgemeinerungen und überrissene Forderungen können zu erheblichen Problemen im Umgang miteinander führen. In der therapeutischen Arbeit mit Jugendlichen bzw. jungen Erwachsenen, die grenzverletzendes Sexualverhalten gezeigt haben, ist die Analyse der Art und Weise, wie kommuniziert wird, von großer Bedeutung.

Es gibt einige Hilfestellungen, die eine gewaltfreie Kommunikation ermöglichen und einen guten Austausch erleichtern.

> Wie Sie gesehen haben, hat das Ansprechen von Konflikten einige Vorteile. Es hilft u. a. auch, Fehlverhalten zu vermeiden. Es ist aber oft schwierig, Konflikte anzusprechen, und oft gelingt es einem nicht, das zu sagen, was man eigentlich wollte. Damit das besser klappt, gibt es ein paar Dinge, die Sie beachten sollten. Sie helfen Ihnen, mit dem Gesagten mehr zu erreichen.

4.14.2.1 Vorstellen der Kommunikationshilfen

Gruppenarbeit. Gemeinsam werden die Arbeitsblätter F8A2 (Erfolgreiches Sprechen) und F8A3 (Schwächen beim Sprechen) durchgearbeitet. Zu jedem Punkt werden die Teilnehmenden nach Beispielen gefragt. Auch soll begründet werden, warum diese Hilfestellungen wichtig sind:

> Warum ist es wichtig, auf diese Weise zu kommunizieren? Wozu dienen die Kommunikationshilfen und warum führen Schwächen beim Sprechen zu Misserfolgen?

4.14.2.2 Einüben der Kommunikationshilfen

Um die Kommunikationshilfen noch weiter zu erläutern, sollen nun in einem Rollenspiel diese *einmal beachtet* und einmal *nicht beachtet* werden. Der:die Therapeut:in erläutert hierzu:

> Ich möchte Ihnen nun zeigen, worauf es bei der Kommunikation ankommt. Ich spiele für ca. 30 Sekunden einen Jugendlichen bzw. einen jungen Erwachsenen, der seiner Ex-Freundin erklärt, warum er die Beziehung zu ihr beenden will. Ich spiele den Ex-Freund und eine:r von Ihnen spielt die Freundin, die verlassen wird. Achten Sie auf die Stimme, auf den Gesichtsausdruck und auf die Körperhaltung der Darstellenden.

Rollenspiel. Der:die Therapeut:in und ein Gruppenmitglied führen das Rollenspiel durch. Es soll eine Beendigung einer Liebesbeziehung dargestellt werden. Die Gruppenmitglieder, die im Spiel nicht involviert sind, beobachten den Verlauf des dargestellten Konflikts und die dabei auftretenden Emotionen bei den Beteiligten.

Auswertung des Rollenspiels. Nach der Demonstration des ersten Rollenspiels werden die Teilnehmenden gefragt, was sie beobachtet haben und wie sie den Auftritt bewerten. Aus ihren Beobachtungen sollen die Hilfestellungen für eine erfolgreiche Kommunikation abgeleitet werden. Auch die Darstellenden werden nach ihren Erfahrungen und Empfindungen während des Spiels gefragt.

Zweites Rollenspiel und Nachbearbeitung. Im zweiten Rollenspiel sollen die Kommunikationshilfestellungen nicht mehr berücksichtigt werden. Anschließend werden die Unterschiede der beiden Darstellungen herausgearbeitet und als Kommunikationshilfen benannt.

4.14.3 Die 3B-Methode (Beobachtung/Bedeutung/Bitte)

Der:die Therapeut:in kündigt nun eine einfache Methode an, mit der bei Konflikten die Chance verbessert wird, das erwünschte Ziel zu erreichen, ohne das

Gegenüber zu verärgern. Wenn keine negativen Emotionen hochkochen, ist auch die Wahrscheinlichkeit größer, dass der Konflikt gelöst werden kann.

Theoretischer Input. Der:die Therapeut:in stellt nun die 3B-Methode mit den einzelnen Schritten vor:

Wir lernen nun eine Methode kennen, mit der man jemandem sagen kann, dass einen etwas stört und dass das Gegenüber sich anders verhalten soll – ohne dass der oder die andere ärgerlich und ablehnend darauf reagiert. Diese Methode heißt 3B-Methode, denn die drei Schritte, die diese Methode beinhaltet sind *B*eobachtung, *B*edeutung und *B*itte.

Als erstes geht es darum, eine Beobachtung in Worte zu fassen: Sagen Sie der anderen Person konkret, welche Verhaltensweise Sie ansprechen möchten. Sprechen Sie nur die spezifische Verhaltensweise an, nicht aber Charaktereigenschaften oder lange zurückliegende Dinge. Bewerten Sie nicht, sondern sagen Sie nur, was Sie beobachtet haben. Auf diese Weise hört Ihr Gegenüber zu und fühlt sich nicht von Ihnen kritisiert. Häufige Fehler sind, dass die Vorwürfe zu generell zum Ausdruck gebracht und nicht konkrete Beobachtungen angesprochen werden. Sagen Sie also besser: „Gestern hast du bis Mitternacht laute Musik gehört", statt: „Du bist immer zu laut!"

Als zweites sollten Sie die Bedeutung, welche die Beobachtung für Sie hat, erklären: Sagen Sie, was Sie an dem Verhalten gestört hat. Zum Beispiel sagen Sie: „Ich kann bei lauter Musik nicht einschlafen, aber ich brauche den Schlaf, um bei der Arbeit fit zu sein." Formulieren Sie klare Ich-Botschaften.

Als drittes äußern Sie eine Bitte: Sagen Sie nun, welches Verhalten Sie sich wünschen. Nennen Sie eine einzelne Verhaltensweise, die auch erfüllt werden kann. Stellen Sie also keine übertriebenen oder zu allgemeinen Forderungen. Ein Beispiel dazu wäre: „Würdest du bitte in Zukunft am Abend die Musik leiser stellen?"

Natürlich ist es dabei auch wichtig, mit welchen Worten Sie Ihre Anliegen einbringen. Seien Sie klar, aber nicht beleidigend!

Rollenspiele. Nach dieser Erklärung folgen Rollenspiele mit allen Teilnehmenden. Hierfür ist es wichtig, ein brauchbares Beispiel vorzubereiten, das nicht zu schwierig zu verstehen ist. Es bieten sich z.B. Situationen in der Kontaktaufnahme zu einem:einer möglichen Partner:in oder Situationen in der Partnerschaft an.

Mögliche Situationen für Rollenspiele

- Ich bin in jemanden verliebt, fühle mich aber von dieser Person nicht beachtet und abgelehnt. Ich möchte diese Situation klären.
- Ich bekomme eine Liebeserklärung und eine Anfrage, ob ich bereit bin, in eine Beziehung einzusteigen. Diese Anfrage möchte ich aber ablehnen.
- Ich habe eine Nebenbeziehung meines:meiner Partner:in entdeckt. Ich möchte die Situation ansprechen und klären.
- Ich habe eine Verabredung mit meinem:meiner Partner:in vereinbart. Diese bzw. dieser ist aber ohne Abmeldung einfach nicht erschienen.
- etc.

Die Teilnehmenden einigen sich auf eine Situation, die von allen eingeübt wird. Es ist sinnvoll, eine kurze Sequenz zu wählen. Anhand der 3B-Methode soll im Umgang mit dem Konflikt eine geeignete Kommunikation erarbeitet werden. Die Beobachtungen, was genau gestört hat und was gewünscht wird, sollen herausgearbeitet werden.

Es ist wichtig, dass alle Teilnehmenden die Sequenz spielen und mit der 3B-Methode ein Erfolgserlebnis verbuchen können. Die jeweiligen nicht beteiligten Gruppenmitglieder erhalten präzise Beobachtungsaufgaben zugewiesen, z.B. betreffend nonverbaler oder verbaler Verhaltensaspekte.

4.14.4 Hausaufgabe

Alle Teilnehmenden bekommen die Aufgabe, das 3B-Modell in der nächsten Woche einmal einzusetzen. Die Konfliktsituation soll auf dem Arbeitsblatt F8A4 (Die 3B-Methode [Beobachtung, Bedeutung, Bitte]) eingetragen werden. Zudem sollen in den weiteren auf dem Arbeitsblatt vorgesehenen Feldern die Erfahrungen mit dem 3B-Modell beschrieben werden. Es können auch Schwierigkeiten benannt werden, die dabei aufgetreten sind. Die Hausaufgabe muss zu Beginn der nächsten Sitzung aufgegriffen und besprochen werden.

4.15 Flexibles Modul F9: Nein sagen

Inhalt	Zeitrahmen
1. Warum ist es wichtig, Nein sagen zu können?	20 Min.
2. Selbsteinschätzung der Fähigkeit, Nein zu sagen	20 Min.
3. Tipps zum Nein-Sagen	20 Min.
4. Demonstration zweier „Nein-Sage-Strategien“	10 Min.
5. Einüben des Nein-Sagens	20 Min.
Gesamtdauer	ca. 90 Min.

Ziele

- Die Teilnehmenden erkennen den Nutzen der Fähigkeit, Nein zu sagen.
- Die Teilnehmenden kennen die wichtigsten Regeln, die das Nein-Sagen erleichtern.
- Eine persönlich relevante Situation zum Thema Nein-Sagen wird im Rollenspiel eingeübt.

Materialien

Material für die Teilnehmenden:

- Arbeitsblatt F9A1: Wann ist es schwierig, Nein zu sagen?
- Arbeitsblatt F9A2: Tipps zum Nein-Sagen
- Arbeitsblatt F9A3: Wie könnte ich in schwierigen Situationen Nein sagen?

Hausaufgabe

Ausfüllen des Arbeitsblattes F9A3: Was könnte ich in schwierigen Situationen tun?

Allgemeine Hinweise

Warum ist es wichtig, Nein sagen zu können? Gerade selbstunsichere Jugendliche und junge Erwachsene lassen sich durch Peers beeinflussen. Sie fürchten, kritisiert, bloßgestellt, ausgelacht, abgelehnt und/oder aus der Gleichaltrigengruppe ausgeschlossen zu werden, wenn sie bei einem Vorhaben der Gruppe nicht mitmachen und/oder sich offen dagegenstellen. Diese Befürchtungen erhöhen aber die Gefahr, in grenzverletzendes Verhalten involviert zu werden, ohne dass die Jugendlichen bzw. jungen Erwachsenen das eigentlich wollen.

Eventuell vorliegende Selbstunsicherheit muss aber von möglicher Dissozialität der Jugendlichen abgegrenzt werden. Es muss differenziert werden, ob das Verüben von Grenzverletzungen auf den Einfluss der Peergroup zurückzuführen ist oder ob doch eher die dissozialen Persönlichkeitszüge der Jugendlichen bzw. jungen Erwachsenen eine relevante Rolle spielen. Diesbezüglich ist zu vermerken, dass dissoziale Jugendliche sich meist problemlos vom Einfluss anderer abgrenzen können. Sie verfolgen meist egozentrisch nur ihre eigenen Bedürfnisse.

Das Modul F9 richtet sich aber primär an die eher selbstunsicheren Jugendlichen bzw. jungen Erwachsenen.

4.15.1 Warum ist es wichtig, Nein sagen zu können?

Gruppendiskussion. Es soll unter den Teilnehmenden eine Diskussion über die Frage „Warum Nein-Sagen-Können wichtig ist“ angestoßen werden.

> Haben Sie eine Idee, warum das Nein-Sagen-Können gerade für junge Menschen wichtig sein könnte?
>
> Welche Situationen machen es Ihnen besonders schwer, sich abzugrenzen bzw. eine Bitte abzulehnen und/oder auf eine Aufforderung mit Nein zu antworten?

Im Rahmen dieser Diskussion soll sich herauskristallisieren, dass die meisten Grenzverletzungen, die von jungen Menschen verübt werden, in Gruppen begangen werden. Jugendliche bzw. junge Erwachsene machen oft bei einem Vorhaben mit, obwohl sie, wenn sie spezifisch danach gefragt würden, eine Beteiligung ablehnen würden. Es ist daher wichtig, gerade für junge Menschen, die sich oft in Gruppen bewegen, sich altersadäquat auch abgrenzen zu können, um nicht in eine grenzverletzende Handlung verwickelt zu werden. Jugendliche bzw. junge Erwachsene müssen daher auch Nein sagen können. In der angestoßenen Diskussion soll auch herausgefunden werden, in welchen Situationen das Nein-Sagen besonders schwerfällt.

4.15.2 Selbsteinschätzung der Fähigkeit, Nein zu sagen

Einzelarbeit. Alle Teilnehmenden füllen das Arbeitsblatt F9A1 (Wann ist es schwierig, Nein zu sagen?) für sich aus.

Gruppendiskussion. Anschließend werden die einzelnen Fragen der Reihe nach besprochen. Es kann z. B. ein Gruppenmitglied eine Antwort vorstellen und die anderen fragen anschließend nach. Die Teilnehmenden können zudem gefragt werden, in welcher Situation es für sie am schwierigsten gewesen wäre, sich abzugrenzen. Es kann weiter nachgefragt werden, was es denn für die Teilnehmenden so schwierig gemacht hat, in der von ihnen benannten Situationen Nein zu sagen. Als Hilfestellung kann der:die Therapeut:in ggf. Vorschläge aus der untenstehenden Liste in die Diskussion mit einbringen.

Gründe, die das Nein-Sagen-Können erschweren

- Ich will vor Freund:innen/Mitschüler:innen nicht blöd dastehen.
- Ich will kein Spaßverderber sein.
- Ich will zur Gruppe dazugehören.
- Ich will vermeiden, dass der:die andere mich belächelt.
- Ich will vermeiden, alleine dazustehen.
- Ich denke gar nicht richtig darüber nach.
- Ich weiß nicht richtig, wie ich Nein sagen soll.
- Ich fühle mich gelähmt und mache dann einfach mit.

4.15.3 Tipps zum Nein-Sagen

Der:die Therapeut:in weist darauf hin, dass es nicht genügt, nur Nein sagen zu wollen, sondern dass man auch lernen muss, wie man das macht:

> Es ist nicht einfach, Nein zu sagen. Wie wir das besprochen haben, kann das in gewissen Situationen sogar ein fast unüberwindbares Hindernis darstellen. Es ist daher sinnvoll, sich auf solche Situationen vorzubereiten. Ich habe Ihnen deshalb einige Tipps zusammengestellt, die Ihnen in schwierigen Situationen dabei helfen sollen, Nein sagen zu können.

Gruppenarbeit. Die Tipps auf dem Arbeitsblatt F9A2 (Tipps zum Nein-Sagen) werden vorgelesen und besprochen. Zum Beispiel kann jeder Tipp von einem Gruppenmitglied vorgelesen und kommentiert werden. Die weiteren Teilnehmenden können diese Ausführungen anschließend ergänzen.

4.15.4 Demonstration zweier Strategien, „Nein-Sage-Strategien“

Die Tipps sollen nun ausprobiert und getestet werden. Im folgenden Rollenspiel übernimmt der:die Therapeut:in die Rolle einer jugendlichen Person, die sich abgrenzen sollte. Ein Mitglied der Gruppe bekommt die Aufgabe, den:die Therapeut:in davon zu überzeugen, dass er:sie sich an einem geplanten abendlichen Saufgelage beteiligen soll. Die von dem:der Therapeut:in gespielte Person hat aber keine Lust dazu und will sich daran nicht beteiligen.

> Jetzt wollen wir zusammen ausprobieren, ob die Tipps auch etwas taugen. Wir machen jetzt ein Rollenspiel. Dafür brauchen wir zwei Darstellende. Eine Rolle werde ich übernehmen und die andere wird eine:r von Ihnen spielen. Wer möchte das ausprobieren? ...
>
> Danke, dass Sie sich gemeldet haben. Sie haben nun die Aufgabe, mich dazu zu überreden, an einem geplanten abendlichen Saufgelage teilzunehmen. Wir werden diese Sequenz zweimal spielen, wobei ich zwei unterschiedliche Versionen spielen werde. Diejenigen, die nicht mitspielen, beobachten uns und vergleichen im Anschluss die beiden Versionen. Danach werden wir darüber sprechen, welche Version besser geklappt hat.

Erstes Rollenspiel. Es werden nun zwei Versionen gespielt. In der ersten Durchführung wählt der:die Therapeut:in ungünstige Strategien. Er:sie bringt Ausreden und Ausflüchte ein, rechtfertigt sich, warum er:sie nicht teilnehmen kann, redet leise, vermeidet Blickkontakt, schaut verlegen weg und sagt nicht klar Nein.

Zweites Rollenspiel. In einer zweiten Version wird die gleiche Situation nochmals von den gleichen Darstellenden gespielt. In dieser Version werden dann aber die „Tipps zum Nein-Sagen“ des Arbeitsblattes F9A2 eingesetzt.

Gruppendiskussion. Nachdem die Teilnehmenden sich die beiden Versionen angeschaut haben, werden die Unterschiede der beiden Durchgänge in der Gruppe diskutiert. Insbesondere soll folgende Frage besprochen werden: *„Wie hat das gespielte Verhalten des:der Therapeut:in in der ersten Version und dann in der zweiten Version auf Sie gewirkt?“* Danach werden auch die

Darstellenden in die Diskussion miteinbezogen. Der:die Therapeut:in und die Person, die die überredende Rolle gespielt hat, berichten, wie es ihnen beim Rollenspiel ergangen ist und wie sie sich gefühlt haben. Insbesondere soll die „überredende Person" danach gefragt werden, in welcher Version sie es dem:der Therapeut:in eher abgenommen hat, dass sie nicht mitmachen will. Danach berichtet aber auch der:die Therapeut:in, in welcher Durchführung es ihm:ihr schwerer gefallen ist, sich abzugrenzen und auch dabeizubleiben.

4.15.5 Einüben des Nein-Sagens

Die Teilnehmenden werden nach der Diskussion gebeten, sich jeweils ebenfalls auf ein kurzes Rollenspiel einzulassen. Die Ausgangssituation ist immer die gleiche: Eine Person soll die andere dazu überreden, doch abends noch mit ihr auszugehen. Die zweite Person aber möchte das nicht. Diese zwei Rollen (der:die Überredende und der:die Übende) werden von zwei Teilnehmenden gespielt. Der:die Übende wird vor Beginn des Rollenspiels gebeten, drei wichtige Punkte zu benennen, auf die er:sie beim Sich-Abgrenzen achten will, z. B. einen bestimmten Satz sagen, Augenkontakt halten, keine Ausreden verwenden.

Nun üben wir das Nein-Sagen in kurzen Rollenspielen. Die Aufgabe ist es, sich nicht zu etwas überreden zu lassen, das man eigentlich nicht will. Konkret geht es darum, dass eine Person eine andere dazu überreden möchte, doch abends noch mit ihr und anderen auszugehen. Eine:r von Ihnen spielt den:die Überredende:n. Sie versuchen, die andere Person zum Mitgehen zu überreden. Die zweite Person übt das Nein-Sagen und hat die Aufgabe, sich abzugrenzen und Nein zu sagen.

Rollenspiele. Jedes Rollenspiel sollte nur wenige Minuten dauern. Nach jedem Rollenspiel wird die Person, die versucht hat, zu überreden, gefragt, ob sie die Ablehnungsversuche der übenden Person als überzeugend wahrgenommen hat, was an deren Verhalten am überzeugendsten war und was am besten funktioniert hat. Falls nötig, kann das Rollenspiel wiederholt werden, um einen bestimmten Verhaltensaspekt zu trainieren. Anschließend werden die Rollen gewechselt, sodass jedes Gruppenmitglied einmal die überredende und einmal die übende Rolle einnehmen konnte.

Beachte

Es ist zentral, dass die Rollenspiele einen aufmunternden Effekt haben, damit die Teilnehmenden motiviert sind, ein ähnliches Verhalten auch in ihrem Alltag zu zeigen. Der:die Therapeut:in sollte deshalb allzu negatives Feedback auffangen und den Blick auf hilfreiche Verhaltensaspekte der übenden Person lenken.

4.15.6 Hausaufgabe

Die Teilnehmenden sollen drei Situationen benennen, in denen es ihnen schwerfällt, Nein zu sagen, und dann überlegen, was ihnen helfen könnte, sich abzugrenzen und sich nicht verleiten zu lassen. Die Situationen und Überlegungen dazu sind in das Arbeitsblatt F9A3 (Wie könnte ich in schwierigen Situationen Nein sagen?) einzutragen.

4.16 Pflichtmodul P7.1: Empathie mit der geschädigten Person – Gefühle

Inhalt	Zeitrahmen
1. Einführung	10 Min.
2. Gefühle im Bereich der Liebe/Sexualität	30 Min.
3. Mitgefühl	30 Min.
4. Brief an die geschädigte Person vorbereiten	20 Min.
Gesamtdauer	ca. 90 Min.

Ziele

Das grenzverletzende Verhalten aus der Sicht der geschädigten Person betrachten können.

Materialien

- Flipchart
- Blankozettel
- ggf. verschiedenfarbige Stifte

Material für die Teilnehmenden:

- Arbeitsblatt P7.1A1: Gefühlsdiagramm
- Arbeitsblatt P7.1A2: Gefühlsdiagramme für die Fallbeispiele
- Arbeitsblatt P7.1A3: Brief an die geschädigte Person – Vorbereitung
- Arbeitsblatt P7.1A4: Entschuldigungsbrief an die geschädigte Person
- Material P7.1M1: Fallbeispiele

Hausaufgabe

Ausformulieren des Briefs an die geschädigte Person (Arbeitsblatt P7.1A4).

Allgemeine Hinweise

Unter Jugendlichen und jungen Erwachsenen wird „Opfer sein" oft als Schimpfwort gebraucht. Junge Menschen wollen sich nicht als schwach erleben. Wird das Thema „Empathie mit der geschädigten Person" besprochen, ist daher mit Abwehrreaktionen, wie sich über die Opfer lustig zu machen oder sich gänzlich dem Thema zu verweigern, zu rechnen. Das kann den Einstieg in diese Thematik erschweren. Einen Übergriff zu erleiden, ist aber nicht gleichzusetzen mit „schwach sein", und das Zulassen und Zeigen von Gefühlen für Geschädigte ist nicht mit „Schwäche zeigen" zu vergleichen. Das zu vermitteln ist das erste Ziel des Moduls „Empathie mit der geschädigten Person – Gefühle". Den einzelnen Teil nehmenden soll es ermöglicht werden, Zugang zu ihren Gefühlen zu finden und für Geschädigte Mitgefühl zu entwickeln. Zweitens soll als kognitiver Aspekt der Empathie die Fähigkeit, sich in die Situation von geschädigten Personen einzufühlen, anhand von Fallbeispielen gefördert werden. Im letzten Teil dieses Moduls werden dann die Teilnehmenden aufgefordert, einen Brief an die geschädigte Person zu formulieren. In diesem Brief sollten sie einerseits die von ihnen verübte sexuelle Grenzverletzung eingestehen und benennen. Andererseits geht es darum, dass die Teilnehmenden die durch ihr Fehlverhalten hervorgerufenen negativen Gefühle bzw. Schmerzen aufseiten der geschädigten Person anerkennen und sich für das verursachte Leid entschuldigen.

4.16.1 Einführung

Dem Fehlverhalten einer jugendlichen bzw. jungen erwachsenen Person ausgeliefert zu sein und Grenzverletzungen, insbesondere im sexuellen Bereich, erleiden zu müssen, ist demütigend und mit schmerzhaften, belastenden Gefühlen und Gedanken verbunden. Das Thema „Gefühle" wurde bereits in Modul F5 (Umgang mit Gefühlen) aufgegriffen. Es soll nun in diesem Modul daran angeknüpft werden.

Sich mit der Thematik „Empathie mit der geschädigten Person – Gefühle" auseinanderzusetzen, fällt Jugendlichen bzw. jungen Erwachsenen nicht leicht. Werden sie mit der Thematik konfrontiert, sträuben sie sich meist dagegen, sich darauf einzulassen und die negativen Gefühle wirklich nachzuempfinden. Sie wehren sich dagegen, sich mit den Gefühlen der Ohnmacht, der Schwäche und des Ausgeliefertseins auseinanderzusetzen. Sie ziehen es vor, sich stark und unverletzlich zu geben und zu fühlen. Es ist daher notwendig, dass die Jugendlichen bzw. jungen Erwachsenen an dieses Thema herangeführt werden. Die Teilnehmenden sollen darin unterstützt werden, die Situation der geschädigten Person wahrzunehmen, zu begreifen und nachzuempfinden. In diesem Modul wird die Thematik daher anhand von verschiedenen Beispielen angegangen, damit sich danach jedes Gruppenmitglied spezifisch mit der Situation der geschädigten Person der von ihm verübten Grenzverletzungen auseinandersetzen kann.

Der:die Therapeut:in leitet das Modul behutsam ein:

Es wird nicht einfach für Sie sein, sich gefühlsmäßig auf die Situation einer geschädigten Person einzulassen, denn man möchte lieber gut, stark und unverletzlich dastehen. Man wehrt sich daher dagegen, die Situation einer geschädigten Person wirklich nachzuempfinden. Man versteckt sich lieber und bagatellisiert das Vorgefallene oder man schiebt die Schuld dafür der geschädigten Person zu. Es kommt auch vor, dass man sich sogar über die Situation der geschädigten Person lustig macht. Dass dies Abwehrreaktionen sind, ist man sich dabei meist nicht bewusst.

Durch eine Grenzverletzung geschädigt worden zu sein und insbesondere im sexuellen Bereich einen Angriff erlitten zu haben, in welcher Form auch immer, ist demütigend und mit schmerzhaften, belastenden Gefühlen verbunden. Gefühle spielen beim Thema „Sexualität", wie Sie ja jetzt wissen, eine zentrale Rolle. Wir nähern uns der Thematik der Gefühle der geschädigten Person erst einmal anhand von Beispielen an.

4.16.2 Gefühle im Bereich der Liebe/Sexualität

Viele junge Menschen haben nur eingeschränkten Zugang zu ihrer Gefühlswelt. Neben der Wahrnehmung von Gefühlen fehlen oft auch die Worte dazu, um solche benennen können.

4.16.2.1 Sammeln von Gefühlen

Plenum. Der:die Therapeut:in fordert die Teilnehmenden auf, Gefühle, die sie im Zusammenhang mit Liebe/Sexualität kennen, zu nennen. Diese werden für alle sichtbar aufgelistet. Zudem wird auch die Qualität der Gefühle erfragt. Die Ausführungen der Teilnehmenden werden neben das benannte Gefühl in Klammern aufgeschrieben.

Welche Gefühle kennen Sie im Bereich der Liebe/Sexualität? Benennen Sie mir einige davon und erklären Sie mir, wie sich diese Gefühle anfühlen. Woran erkennen Sie diese Gefühle und woher wissen Sie, wie stark diese sind?

4.16.2.2 Das Gefühlsdiagramm

Das Gefühlsdiagramm soll das Wahrnehmen, Erkennen und Benennen von Gefühlen erleichtern. Das Gefühlsdiagramm hat acht „Gefühlsachsen": Enttäuschung, Wut/Hass, Neugier, Freude, Ärger, Trauer, Scham und Lust (vgl. Abb. 21).

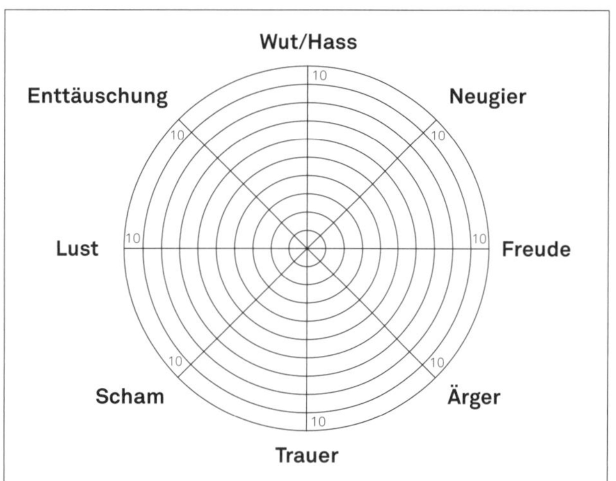

Abbildung 21: Das Gefühlsdiagramm

Einzelarbeit. Der:die Therapeut:in fordert die Teilnehmenden auf, sich Situationen in Erinnerung zu rufen, in denen sie sich *nicht* gut gefühlt haben. Dies können Situationen sein, in denen sich z. B. jemand über sie lustig gemacht hat oder in denen sie ungerechtfertigt zurechtgewiesen wurden oder in denen sie sich aufgrund eines Missgeschicks geschämt und blamiert gefühlt haben. Die Teilnehmenden notieren ihre Situationen auf Blankozetteln.

Erinnern Sie sich einmal an eine Situation, in der Sie sich nicht gut gefühlt haben. Dies kann eine Situation sein, in der sich jemand über Sie lustig gemacht hat oder in der Sie ungerechtfertigt kritisiert wurden oder in der Sie sich geschämt und blamiert gefühlt haben. Notieren Sie diese Situation auf einen Zettel. *(Zettel werden ausgeteilt.)*

Einzel- und Kleingruppenarbeit. Danach wird durch den:die Therapeut:in das Gefühlsdiagramm auf Arbeitsblatt P7.1A1 (Gefühlsdiagramm) vorgestellt. Die Teilnehmenden werden gebeten, für jede der acht Achsen die Gefühle einzutragen, die bei ihnen in der von Ihnen notierten Situation aufgetaucht sind. Anschließend finden sich die Teilnehmenden in Zweiergruppen zusammen und stellen sich gegenseitig ihre Diagramme vor, die von Gegenüber jeweils zusammengefasst werden sollen.

> Ich habe Ihnen hier ein Diagramm, in dem verschiedene Gefühle sichtbar gemacht werden können, mitgebracht. Das Gefühlsdiagramm hat acht „Gefühlsachsen“: Enttäuschung, Wut/Hass, Neugier, Freude, Ärger, Trauer, Scham und Lust. Tragen Sie nun für jede der acht Achsen die Gefühle ein, die in der von Ihnen eben notierten Situation bei Ihnen aufgetaucht sind. Machen Sie das zuerst für sich alleine. Suchen Sie sich anschließend ein Gegenüber. Stellen Sie der anderen Person kurz die von Ihnen notierte Situation vor. Ihr Gegenüber soll anschließend versuchen, das von Ihnen erstellte Diagramm zu lesen und in Worte zu fassen. Hören Sie sich die Ausführungen Ihres Gegenübers bis zu Ende an. Danach ergänzen Sie seine Ausführungen.

4.16.3 Mitgefühl

Anhand von verschiedenen Fallbeispielen wird nun auf die Situation der geschädigten Person eingegangen. Es geht dabei um die Frage: Wie fühlen sich die Personen, die einen sexuellen Missbrauch erlebt haben? Die Teilnehmenden sollen sich damit auseinandersetzen, welche Gefühle mit einem solchen Erlebnis ausgelöst werden.

Fallbeispiel und Einzelarbeit. Es wird den Teilnehmenden zunächst eines der untenstehenden Fallbeispiele (vgl. auch Material P7.1M1: Fallbeispiele) vorgelesen. Die Teilnehmenden notieren zunächst für sich die Gefühle, die sie beim Täter bzw. bei den Tätern und bei der geschädigten Person während und nach dem Vorfall/den Vorfällen erkannt haben (Blankozettel).

> Wir setzen uns in verschiedenen Fallbeispielen nun nicht nur mit den Gefühlen des Täters bzw. der Täter auseinander, sondern auch mit den Gefühlen der geschädigten Person, die durch den erlittenen sexuellen Missbrauch ausgelöst wurden. Hören Sie sich das ganze Fallbeispiel erst an. Dann notieren Sie sich die Gefühle, die Sie beim Anhören des Falles beim Täter bzw. bei den Tätern und bei der geschädigten Person während und nach dem Vorfall/den Vorfällen erkannt haben.

Vorbereitung der Gruppenarbeit. Es werden vier Spalten auf die Flipchart gezeichnet:

- Gefühle des Täters/der Täter während des Vorfalls/den Vorfällen,
- Gefühle des Täters/der Täter nach dem Vorfall/den Vorfällen,
- Gefühle der geschädigten Person während des Vorfalls/den Vorfällen,
- Gefühle der geschädigten Person nach dem Vorfall/den Vorfällen.

Gruppen- und Einzelarbeit. Für alle sichtbar werden nun die von den Teilnehmenden erkannten Gefühle in Stichworten in die entsprechenden Spalten geschrieben. Danach sollen die benannten Gefühle des Täters bzw. der Täter und der geschädigten Person während und nach dem Vorfall/den Vorfällen in ein Gefühlsdiagramm auf Arbeitsblatt P7.1.A2 (Gefühldiagramme für die Fallbeispiele) übertragen werden, um auch deren Ausmaß sichtbar zu machen.

> Wir notieren die von Ihnen erkannten Gefühle nun für alle sichtbar in den Spalten „während des Vorfalls/der Vorfälle“ und „nach dem Vorfall/den Vorfällen“. Danach versuchen Sie, die benannten Gefühle in das Gefühlsdiagramm zu übertragen. Dabei versuchen Sie, jeweils das Ausmaß des benannten Gefühls von 0 bis 10 zu bestimmen und entsprechend in das Diagramm einzuordnen.
>
> Es ist hilfreich dafür verschiedene Stifte zu benutzen, um einerseits die Gefühle auf der Seite der Täter während es Vorfalls und nach dem Vorfall und andererseits auf der Seite der geschädigten Person während und nach dem Vorfall darzustellen.

Auf diese Weise werden zwei bis drei der untenstehenden Fallbeispiele bearbeitet.

Fallbeispiele für die Übung „Mitgefühl“

1. Fallbeispiel

Nach einem Klassentreffen ging Sabine (17) alleine nach Hause. Auf dem Bahnhof traf sie auf Max und Daniel, zwei Jugendliche, die sie von der Schule her flüchtig kannte. Die Jugendlichen luden Sabine zu sich in die Wohnung ein, um gemeinsam noch einen „Absacker" zu trinken. Sabine ging mit. Es herrschte eine fröhliche Stimmung bis einer der Jugendlichen Sabine aufforderte, sich auf seinen Schoß zu setzen. Sabine lehnte das ab. Als Max sie dazu drängen wollte, wehrte sie sich. Es kam zu einer anfänglich neckischen Rangelei, die aber im Verlaufe immer ernster wurde. Als Sabine merkte, dass sie gegenüber der Übermacht der Jungs nichts ausrichten konnte, wehrte sie sich nicht mehr. Es kam dann soweit, dass der eine Jugendliche den Geschlechtsverkehr mit Sabine vollzog, während der andere sie zu küssen versuchte. Danach wechselten Max und Daniel die Rollen. In der Schule berichteten Max und Daniel in den nächsten Tagen vor allen Mitschülern stolz über den Sex mit Sabine. Manche klopften ihnen auf die Schulter und machten Bemerkungen wie, „dass sie ja jede rumkriegen würden". Sabine aber zog sich in der Folge immer mehr zurück und mied jeden Sozialkontakt. Sie wurde depressiv und musste schließlich psychotherapeutische Hilfe in Anspruch nehmen.

2. Fallbeispiel

Oliver machte kein Geheimnis daraus, dass er homosexuell ist. Er hatte einen Instagram-Account, auf dem er regelmäßig Bilder teilte, die leicht bekleidete Jungs und Männer zeigten. Auch zeigte er offen, dass er auf prominente Homosexuelle stand. Es wurden Oliver danach aber immer wieder Hass-Nachrichten geschickt. Sogar auf seinem Handy gingen immer wieder Anrufe mit Drohungen ein, die im Verlauf immer schlimmer wurden und schließlich sogar Todesdrohungen beinhalteten. Als seine Mutter Oliver auf das Problem ansprach, winkte er einfach nur ab. Oliver war früher sehr beliebt an seiner Schule gewesen. Als er sich als homosexuell geoutet hatte, hatte sich das aber schlagartig geändert. Seine ehemaligen Freunde gründeten sogar eine „Anti-Schwulen-Gruppe" auf Facebook. Oliver nahm sich aufgrund des Internet-Mobbings das Leben.

3. Fallbeispiel

Der 14-jährige Marvin hat eine 6-jährige Halbschwester Selina. Wenn Marvin zu Besuch bei seinem Vater und dessen neuer Familie war, spielte er oft mit seiner Halbschwester. Selina freute sich darüber und suchte stets auch die körperliche Nähe von Marvin. Sie liebte das „Reiterspiel" und forderte dieses von ihrem Halbbruder immer wieder ein. Marvin lag dabei am Boden und Selina ritt auf seinem Bauch. Marvin war dabei aufgefallen, dass bei ihm unerwartet warme Gefühle auftauchten. Als seine Halbschwester morgens zudem zu ihm ins Bett gekrochen kam, begann Marvin, sie in ihrem Intimbereich zu berühren und zu streicheln. Er hatte dabei jeweils einen steifen Penis. Selina blieb dabei ganz ruhig liegen. Dieses morgendliche „Kuscheln" wurde zur Regel. Marvin hatte danach schon ein schlechtes Gewissen, sagte sich dann aber, dass seine Halbschwester das ja auch wollte. Dennoch ermahnte er sie mehrfach, davon nichts den Eltern zu erzählen. Selina wollte aber nach einiger Zeit nicht mehr mitmachen. Marvin machte ihr dann Geschenke, damit sie zuließ, dass er sie berühren und untersuchen konnte. An einem Morgen wurde er aber dabei von den Eltern erwischt und zur Rede gestellt.

4. Fallbeispiel

Das 15-jährige Mädchen Marie hatte sich unsterblich in den um zwei Jahre älteren Marcel verliebt. Sie hatte diesen Jugendlichen bei einer Party kennengelernt. Er sah gut aus, hatte viele Freunde und ein selbstsicheres Auftreten. Nach der Party hatte sich Marcel um Marie bemüht und sie nach Hause gebracht. Er hatte ihr erklärt, dass sie schön sei und auch schon älter aussehe. An diesem Abend hatte er Marie das erste Mal geküsst. Marcel meldetet sich am nächsten Tag wieder bei ihr und sie verabredeten ein nächstes Treffen in einem Park. Bei diesem Treffen kam es zu weiteren Zärtlichkeiten. Marcel sprach von Liebe und dass er mit ihr eine Beziehung eingehen wolle. Am Ende des Treffens kam es zum Geschlechtsverker. Marie war danach ganz aufgeregt und suchte noch am gleichen Abend im Netz nach weiteren Informationen über Marcel. Sie fand in den gängigen sozialen Medien zu ihrer Überraschung mehrere Bilder von Marcel, die ihn mit verschiedensten anderen Mädchen zeigten. Sie wollte mit ihm darüber reden, konnte ihn aber am Telefon nicht erreichen. Marcel meldetet sich nicht mehr bei Marie. Sie konnte das nicht verstehen, hatte er doch seine Liebe zu ihr beteuert. Sie ging dann schlussendlich an den Ort, an dem sie Marcel damals getroffen hatte. Dort angekommen, entdeckte Marie Marcel nach wenigen Minuten. Sie musste aber miterleben, wie dieser sich um ein anderes Mädchen in gleicher Weise bemühte und ihm seine Liebe versprach.

5. Fallbeispiel

Auf einer Party wurde viel Alkohol getrunken. Manuela hatte viel getrunkten und bekam nicht mehr viel mit. Während ein Junge sich an sie heranmachte und Manuela auszog, machten die anderen Jungs auf der Party Fotos von Manuela. Innerhalb von drei Tagen hatte jeder an Manuelas Schule die Bilder gesehen. Das Mädchen wurde seitdem immer wieder als „Schlampe" beschimpft und bekam regelmäßig Nachrichten, in denen wildfremde Leute von ihr Sex forderten.

4.16.4 Brief an die geschädigte Person vorbereiten

Im letzten Teil dieses Moduls geht es nun darum, sich für die verübte Tat bei der geschädigten Person zu entschuldigen. Dies ist ein sehr schwieriger Schritt, denn die Teilnehmenden müssen bereit sein, ihre Abwehrhaltung aufzugeben, ihr Fehlverhalten einzugestehen und ihre Schuld anzuerkennen. Damit geben sie die Position der vermeintlichen „Stärke" auf und wechseln in die Position der „Bittstellung". Gerade für junge Menschen, die in ihrer psychischen Struktur noch nicht gefestigt sind und darum stets als stark und unverletzlich erscheinen wollen, ist dieser Teil des Moduls besonders bedrohlich und mit ausgeprägten negativen Gefühlen verbunden. Falls der:die Therapeut:in solche Widerstände bei Teilnehmenden wahrnehmen sollte, sollten diese benannt und besprochen werden.

Einzelarbeit. Die Teilnehmenden werden aufgefordert, einen Entwurf für einen Brief zu verfassen, in dem sie sich für ihr Fehlverhalten bei der geschädigten Person entschuldigen. In diesem Brief müssen sie einerseits die von ihnen verübte sexuelle Grenzverletzung eingestehen und benennen. Sie müssen beschreiben, inwiefern sie mit ihrem Fehlverhalten die sexuelle Integrität der geschädigten Person verletzt haben. Andererseits geht es darum, dass die Teilnehmenden die durch ihr Fehlverhalten hervorgerufenen negativen Gefühle bzw. Schmerzen der geschädigten Person anerkennen und sich für das verursachte Leid entschuldigen. Vorerst wird jede teilnehmende Person aufgefordert, dazu fünf Stichworte aufzuschreiben (vgl. Arbeitsblatt P7.1A3: Brief an die geschädigte Person – Vorbereitung).

Sie haben nun die Aufgabe einen Entschuldigungsbrief an die von Ihnen geschädigte Person zu schreiben. In diesem Brief sollen Sie die von Ihnen verübte Grenzverletzung und den dadurch dieser Person zugefügten Schaden benennen. Es geht darum, dass Sie in dem Brief die Verantwortung für Ihre Taten übernehmen und sich dafür entschuldigen. Es ist nicht leicht dafür die richtigen Worte zu finden. Wir gehen daher schrittweise an diese Aufgabe heran. Notieren Sie sich dazu auf dem Arbeitsblatt P7.1A3 fünf Stichworte.

4.16.5 Hausaufgabe

Alle Teilnehmenden erhalten die Aufgabe, einen Brief an die Person, welche durch die begangene Grenzverletzung geschädigt wurde, auszuformulieren (Arbeitsblatt P7.1A4: Entschuldigungsbrief an die geschädigte Person). Dieser Brief soll mindestens eine halbe Seite lang sein. Darin sollen die begangenen Verletzungen angesprochen, die Verantwortung übernommen und eine Entschuldigung ausgesprochen werden. Dieser Brief wird *nicht* abgeschickt, sondern in die nächste Sitzung mitgebracht, die im Einzelsetting stattfindet. Der Inhalt des Briefes wird dann dem:der Therapeut:in vorgelesen und danach gemeinsam besprochen.

4.17 Pflichtmodul P7.2 (Einzelsetting): Empathie mit der geschädigten Person – Perspektivwechsel

Inhalt	Zeitrahmen
1. Besprechung der Hausaufgabe „Brief an die geschädigte Person“ aus Modul P7.1	30 Min.
2. Der sexuelle Übergriff aus der Perspektive der geschädigten Person	30 Min.
3. Auswirkungen der sexuellen Grenzverletzung auf die geschädigte Person	20 Min.
4. Überarbeitung des Briefs an die geschädigte Person	20 Min.
Gesamtdauer	ca. 100 Min.

Ziele

- Die Perspektive der geschädigten Person wurde aufgenommen und der verübte Übergriff nochmals neu bewertet.
- Rückfallprävention durch Aufbau von Mitgefühl und Verantwortungsübernahme.

Materialien

Material für die Teilnehmenden:
- Arbeitsblatt P7.1A4: Entschuldigungsbrief an die geschädigte Person (von der teilnehmenden Person als Hausaufgabe ausgefüllt und mitgebracht)
- Arbeitsblatt P7.2A1: Für die geschädigte Person ausschlaggebende Momente des sexuellen Übergriffs
- Arbeitsblatt P7.2A2: Gefühlsdiagramm der geschädigten Person
- Arbeitsblatt P7.2A3: Auswirkungen des sexuellen Übergriffs auf die geschädigte Person
- Arbeitsblatt P7.2A4: Brief an die geschädigte Person

Hausaufgabe

Keine

Allgemeine Hinweise

Für die Teilnehmenden ist es oft schwierig, sich im Detail mit den möglichen Auswirkungen des eigenen Fehlverhaltens auseinanderzusetzen. Oft fühlen sich die Jugendliche bzw. jungen Erwachsene in dieser Auseinandersetzung gedemütigt und kritisiert. Die im Selbstwerterleben noch instabilen Jugendlichen bzw. jungen Erwachsenen tun sich schwer, sich neben der Auseinandersetzung mit dem eigenen Fehlverhalten auch noch mit dem Erleben der geschädigten Person auseinanderzusetzen. Es erfordert von ihnen innerpsychische Stärke, sich dieser Diskussion zu stellen.

Der als Hausaufgabe verfasste Brief an die geschädigte Person ist daher ein Kernstück in der Auseinandersetzung des:der einzelnen Teilnehmenden mit der von ihm:ihr verübten Grenzverletzung. In diesem Brief wird deutlich, wie er:sie das eigene Fehlverhalten für sich einordnet und welches Gewicht er:sie diesem beimisst. Die Bearbeitung des Briefes an die geschädigte Person braucht daher eine sorgsame, zugewandte Begleitung des:der Therapeut:in, was am ehesten im Einzelsetting gewährleistet ist.

4.17.1 Besprechung der Hausaufgabe „Brief an die geschädigte Person“ aus Modul P7.1

Vorlesen des Briefes. Der:die Teilnehmende hatte als Hausaufgabe, die im vorangehenden Modul aufgeschriebenen Stichworte zu einem Brief an die geschädigte Person auszuformulieren (Arbeitsblatt P7.1A4). Er:sie wird nun aufgefordert, diesen vorzulesen. Der:die Therapeut:in wird angehalten, neben dem Inhalt auch darauf zu achten, wie der Brief vorgelesen wird und ob allenfalls interveniert muss. Beispielsweise kann der Brief oberflächlich und inhaltslos wirken, ohne dass eine persönliche Anteilnahme spürbar wird. Ebenso können wesentliche Punkte ausgelassen worden sein oder der:die Teilnehmende bleibt in seinen:ihren Ausführungen inhaltlich wie affektiv bei den eigenen Bedürfnissen hängen, anstatt sich mit der Situation der geschädigten Person auseinanderzusetzen und sich für deren Bedürfnisse zu interessieren. Auch können subtile Abwertungen der geschädigten Person oder Bagatellisierungen des Vorfalls zum Tragen kommen.

Besprechung des Briefes. Es ist zu empfehlen, möglichst jeden Satz des Briefes einzeln durchzugehen und zu diskutieren. Es ist wichtig, den:die Teilnehmende:n in dieser Auseinandersetzung nicht zu kritisieren, vielmehr geht es darum, immer wieder auf die möglichen Folgen für die geschädigte Person zu fokussieren. Eine so detaillierte Besprechung kann auch mehr Zeit als die angegebene in Anspruch nehmen.

4.17.2 Der sexuelle Übergriff aus der Perspektive der geschädigten Person

4.17.2.1 Darstellung in Bildern

Nach der Besprechung des Briefes an die geschädigte Person soll nun nochmals im Detail darauf eingegangen werden, wie die geschädigte Person die Grenzverletzung erlebt haben mag. Wie in den Modulen P4 (Das grenzverletzende Verhalten verstehen, Kap. 4.6) und P5 (Vorstellung des grenzverletzenden Verhaltens, Kap. 4.10) wird in diesem Modul abermals anhand von sechs Bildern, die der:die Teilnehmende anfertigt, schrittweise das Fehlverhalten besprochen; Es wird diesmal aber auf die Perspektive der geschädigten Person fokussiert. Es wird dafür das Arbeitsblatt P7.2A1 (Für die geschädigte Person ausschlaggebende Momente des sexuellen Übergriffs) zur Hand genommen.

Bei der zeichnerischen Darstellung der verübten Grenzverletzung soll sich der:die Teilnehmende mit der Unterstützung des:der Therapeut:in eine Vorstellung davon erarbeiten, wie die geschädigte Person die Grenzverletzung erlebt haben muss und was dadurch in der Gefühlswelt der geschädigten Person möglicherweise angerichtet wurde. Es kann auch sein, dass die geschädigte Person keinen bleibenden Schaden davongetragen hat, sondern in der Lage war, sich tatkräftig dagegen zu wehren. Es ist dem:der Teilnehmenden aber dennoch das Unrecht, das er:sie damit begangen hat, klarzumachen.

Einzelarbeit und Nachbesprechung. Der:die Therapeut:in fordert den:die Teilnehmende:n auf, sechs Bilder anzufertigen, in denen ausschlaggebende Momente für die geschädigte Person während des erlittenen sexuellen Übergriffs skizziert werden. Es müssen dabei nicht die gleichen Bilder wie in Modul P4 (Das grenzverletzende Verhalten verstehen) gewählt werden. Für die geschädigte Person können auch ganz andere Momente relevant sein.

> Ich habe Ihnen wieder die Bildvorlage, die Sie aus dem Modul P4 (Das grenzverletzende Verhalten verstehen) schon kennen, mitgebracht. Heute geht es darum, dass Sie erneut sechs Bilder anfertigen, in denen Sie darstellen, wie die geschädigte Person den von Ihnen verübten sexuellen Übergriff erlebt haben muss. Versuchen Sie dabei, sich die möglichen Gefühle der geschädigten Person zu vergegenwärtigen. Es kommt bei dieser Übung nicht auf Ihre zeichnerischen Fähigkeiten an, vielmehr sollen die für die geschädigte Person relevanten Momente eingefangen werden. Danach werden wir uns Ihre Skizze gemeinsam anschauen. Ich werde Sie dann auffordern, Ihre Überlegungen darzulegen, wie die geschädigte Person die Situation erlebt haben mag.

4.17.2.2 Gefühlsdiagramm der geschädigten Person

Anhand des bereits bekannten Gefühlsdiagramms (vgl. Abb. 21 in Abschnitt 4.17.2) soll nun das Wahrnehmen, Erkennen und Benennen der Gefühle der geschädigten Person ermöglicht werden.

Einzelarbeit. Der:die Therapeut:in fordert den:die Teilnehmende:n nun auf, aus der Perspektive der geschädigten Person für jedes der sechs angefertigten Bilder ein Gefühlsdiagramm zu erstellen (Arbeitsblatt P7.2A2: Gefühlsdiagramm der geschädigten Person). Danach soll noch ein weiteres Gefühlsdiagramm, wie sich die geschädigte Person nach dem verübten sexuellen Übergriff gefühlt haben mag, erstellt werden (Arbeitsblatt P7.2A2).

> Die verschiedenen Gefühle, denen die geschädigte Person während des von Ihnen verübten sexuellen Übergriffs ausgeliefert war, sollen Sie nun für die sechs Momente mit dem Gefühlsdiagramm nochmals erfassen. Wie Sie ja schon wissen, hat das Gefühlsdiagramm acht „Gefühlsachsen“: Enttäuschung, Wut/Hass, Neugier, Freude, Ärger, Trauer, Scham und Lust. Erstellen Sie nun für jeden der sechs Momente, die sie in Ihren Bildern festgehalten haben, das Gefühlsdiagramm der geschädigten Person. Danach zeichnen Sie in einem weiteren Gefühlsdiagramm ein, wie sich die geschädigte Person nach dem Übergriff gefühlt haben mag. Insgesamt werden das dann sieben Gefühlsdiagramme sein. Wir werden danach mit Ihnen gemeinsam die Gefühlsdiagramme, in denen dargestellt wird, wie sich in diesen Momenten die geschädigte Person gefühlt hat, besprechen.

4.17.3 Auswirkungen der sexuellen Grenzverletzung auf die geschädigte Person

Darüber, was für kurz- und längerfristige Auswirkungen erlittene sexuelle Übergriffe auf die geschädigte Person haben, machen sich die Jugendlichen bzw. jungen Erwachsenen meist keine Gedanken. Solche Überlegungen existieren meist gar nicht in ihren Köpfen. Es ist daher wichtig, auf diese Thematik einzugehen und den:die Teilnehmende:n aufzufordern, sich damit auseinanderzusetzen.

Einzelarbeit. Dem:der Teilnehmende:n wird das Arbeitsblatt P7.2A3 (Auswirkungen des sexuellen Übergriffs auf die geschädigte Person) ausgehändigt. Darauf ist eine zweispaltige Tabelle abgebildet: In der linken Spalte sollen die möglichen kurzfristigen Auswirkungen der Tat für die geschädigte Person aufgelistet werden, in der anderen die möglichen langfristigen Folgen (vgl. Abb. 22). Es kann auch erwähnt werden, dass nicht alle Opfer unter Auswirkungen leiden.

Es geht jetzt darum, sich darüber Gedanken zu machen, welche kurz- bzw. langfristigen Folgen die von Ihnen verübte sexuelle Grenzverletzung auf die geschädigte Person haben kann. Natürlich gibt es Menschen, die einen sexuellen Missbrauch erlebt haben und keinen Schaden davontragen. Aber es gibt auch Menschen, die unter schwerwiegenden Folgen leiden. Versuchen Sie, sich zu überle-

Arbeitsblatt P7.2A3 Modul P7: Empathie mit der geschädigten Person – Perspektivwechsel

Auswirkungen des sexuellen Übergriffs auf die geschädigte Person

Tragen Sie in die untenstehende Tabelle die kurz- und langfristigen Auswirkungen des sexuellen Übergriffs bzw. des Sexualdelikts auf die geschädigte Person ein.

Kurzfristige Auswirkungen	Langfristige Auswirkungen
Die geschädigte Person hat Schmerzen.	Die geschädigte Person leidet unter Alpträumen.
Die geschädigte Person ist schockiert.	Die geschädigte Person kann sich nicht mehr konzentrieren.
Die geschädigte Person hat Angst.	Die geschädigte Person ist traurig und zieht sich immer mehr zurück.
Die geschädigte Person schämt sich.	Die geschädigte Person hat eine Angsterkrankung entwickelt.
	Die geschädigte Person will nicht mehr leben.

Abbildung 22:
Beispielhaft ausgefülltes Arbeitsblatt P7.2A3

gen, wie sich Ihr Handeln auf die geschädigte Person ausgewirkt haben könnte. Notieren Sie Ihre Überlegungen dazu in die jeweiligen Spalten des Arbeitsblattes „Auswirkungen des sexuellen Übergriffs auf die geschädigte Person".

Diskussion. Nachdem der:die Teilnehmende die beiden Spalten mit den eigenen Überlegungen ausgefüllt hat, soll er:sie mit dem:der Therapeut:in darüber ins Gespräch kommen. Eventuell ist dafür aber auch Unterstützung von therapeutischer Seite erforderlich, indem Beispiele für Folgen genannt werden, wie z. B. negative Gefühle wie Angst, Scham, Wut und Ärger, soziale Ängste, Schlafstörungen, Unsicherheitsgefühl, Beziehungsstörungen etc. Die Liste kann bei Bedarf auch noch erweitert werden.

4.17.4 Überarbeitung des Briefs an die geschädigte Person

Im letzten Teil dieses Moduls geht es nun darum, nochmals den von dem:der Teilnehmenden verfassten Brief an die geschädigte Person zur Hand zu nehmen.

Wie bereits in Abschnitt 4.16.4 dargelegt, ist es für den:die Teilnehmende:n ein sehr schwieriger Schritt, sich für die verübte Tat bei der geschädigten Person zu entschuldigen. Dieser Teil des Moduls ist für die Betreffenden häufig besonders bedrohlich und mit ausgeprägten negativen Gefühlen verbunden, da sie in ihrer psychischen Struktur noch nicht gefestigt sind und darum stets als stark und unverletzlich erscheinen wollen. Falls der:die Therapeut:in solche Widerstände bei dem:der Teilnehmende:n wahrnimmt, sollte er:sie diese ansprechen und darauf eingehen.

Einzelarbeit. Der:die Teilnehmende wird aufgefordert, den von ihm:ihr verfassten Brief an die geschädigte Person nach den vorangegangenen Übungen nochmals zu überarbeiten (Arbeitsblatt P7.2A4: Brief an die geschädigte Person). Im überarbeiteten Brief ist die verübte sexuelle Grenzverletzung einzugestehen und zu benennen. Es muss beschrieben werden, inwiefern der:die Betreffende mit dem eigenen Fehlverhalten die sexuelle Integrität der geschädigten Person verletzt hat. Im Weiteren müssen die dadurch hervorgerufenen negativen Gefühle und eventuellen Schmerzen aufseiten der geschädigten Person anerkannt und es muss sich für das verursachte Leid entschuldigt werden. Der fertiggestellte Brief wird nicht abgeschickt, sondern dem:der Teilnehmenden als Erinnerungsstück mitgegeben.

Der:die Therapeut:in fasst die vorangegangenen Übungen/Schritte zusammen und erteilt die Aufgabe:

Sie haben in diesem Modul nun versucht, sich in die Situation der geschädigten Person hineinzuversetzen und sich einzufühlen. Sie haben sich bewusst gemacht, welche Verletzungen Sie durch Ihr Fehlverhalten der geschädigten Person möglicherweise zugefügt haben. Um diesem Verschulden entgegenzuwirken, geht es jetzt im letzten Teil dieses Moduls darum, dass Sie den von Ihnen erstellten Brief an die geschädigte Person überarbeiten. Ich werde Sie dabei unterstützen. Dieser nochmalige Einsatz von Ihnen stellt einen möglichen Ansatz einer gelungenen Auseinandersetzung mit der von Ihnen verübten Grenzverletzung dar.

Der von Ihnen im Anschluss daran nun fertiggestellte Brief an die geschädigte Person wird *nicht* abgeschickt, er soll Ihnen als Anker zur Erinnerung an die erarbeiten Inhalte des ThePaS dienen.

4.17.5 Hausaufgabe

Nach dieser Sitzung erhält der:die Teilnehmende keine Hausaufgabe.

4.18 Pflichtmodul P8.1: Rückfallprophylaxe – Risikofaktoren und Alternativen

Inhalt	Zeitrahmen
1. Wiederholung: Risikofaktoren des grenzverletzenden Verhaltens	10 Min.
2. Wiederholung: Alternativen zum grenzverletzenden Verhalten	5 Min.
3. Einschätzung des eigenen Rückfallrisikos	20 Min.
4. Konsequenzen erneuten grenzverletzenden Verhaltens	15 Min.
5. Alternatives Verhalten und Ausstiegsmöglichkeiten	45 Min.
Gesamtdauer	ca. 100 Min.

Ziele

- Die Teilnehmenden haben die eigenen Risikofaktoren und -situationen repetiert und gefestigt.
- Die Teilnehmenden wissen, dass und wie sie die zugrunde liegenden Bedürfnisse legal befriedigen können.
- Die Teilnehmenden kennen die persönlichen Konsequenzen von erneutem grenzverletzendem Verhalten.
- Die Teilnehmenden stärken ihr Bewusstsein dafür,
  - dass ein grenzverletzendes Verhalten einen Vor-, Ab- und Nachlauf hat,
  - dass man in all diesen Phasen den Ablauf der Geschehnisse aktiv beeinflussen kann,
  - dass man in der oder den Situation(en) stets Handlungsoptionen hat,
  - dass man während dieses Prozesses stets Ausstiegsmöglichkeiten hat.

Materialien

- ggf. Flipchart

Material für die Teilnehmenden:

- Arbeitsblatt P4A1: Darstellung meines grenzverletzenden Verhaltens (bereits ausgefüllt in Modul P4)
- Arbeitsblatt P5A1: Wie kann ich meine Ziele ohne grenzverletzendes Verhalten erreichen? (bereits ausgefüllt in Modul P5)
- Arbeitsblatt P8.1A1: Persönliche Rückfallfolgen
- Arbeitsblatt P8.1A2: Meine verpassten Chancen zum Ausstieg
- Arbeitsblatt P8.1A3: Meine Ausstiegsmöglichkeiten

Hausaufgabe

Ausfüllen des Arbeitsblattes P8.1A3: Meine Ausstiegsmöglichkeiten.

Allgemeine Hinweise

Das Modul P8.1 (aber auch P8.2) soll dahingehend rückfallpräventiv wirken, dass die Teilnehmenden erneut mit ihrem grenzverletzenden Verhalten konfrontiert werden. Durch das wiederholte Aufgreifen des Themas sollen die wesentlichen deliktpräventiv wirkenden Aspekte verankert, die Einsicht vertieft und die Veränderungsmotivation der Teilnehmenden nochmals gesteigert werden. Entsprechend muss der:die Therapeut:in den Teilnehmenden dabei helfen, sich mental und emotional nochmals auf die Auseinandersetzung mit dem verübten grenzverletzenden Verhalten einzulassen.

4.18.1 Wiederholung: Risikofaktoren des grenzverletzenden Verhaltens

Unter Zuhilfenahme des bereits im Modul P4 (Das grenzverletzende Verhalten verstehen; Kap. 4.6) ausgefüllten Arbeitsblattes P4A1 (Darstellung meines grenzverletzenden Verhaltens) werden die Themen Risikofaktoren, Risikosituation(en) und Hauptmotive des grenzverletzenden Verhaltens nochmals aufgenommen. Es ist dabei darauf zu achten, dass es vonseiten der Teilnehmenden nicht zu einem mechanischen Vorlesen des Arbeitsblattes kommt. Mit dem Ziel der Verankerung der individuellen Risikofaktoren, die das grenzverletzende Verhalten bedingten, soll offen und auf neue bzw. andere Weise danach gefragt werden.

Der:die Therapeut:in steigt in das Thema mit folgender Frage ein:

Können Sie sich noch(-mals) daran erinnern, was wir in den Modulen P4 und P5 in Bezug auf Ihr Verhalten erarbeitet und in weiteren Sitzungen wiederholt haben?

4.18.2 Wiederholung: Alternativen zum grenzverletzenden Verhalten

Unter Zuhilfenahme des bereits ausgefüllten Arbeitsblatt P5A1 (Wie kann ich meine Ziele ohne grenzverletzendes Verhalten erreichen?) werden die erarbeiteten Alternativen wiederholt. Es ist auch hierbei darauf zu achten, dass es nicht zu einem mechanischen Vorlesen des Arbeitsblattes kommt. Vielmehr sollen das prosoziale Ansinnen der Teilnehmenden und die vielfältigen Möglichkeiten, ihr Leben ohne grenzverletzendes Verhalten zu bestreiten, nochmals vergegenwärtigt werden, indem man darüber ins Gespräch kommt.

4.18.3 Einschätzung des eigenen Rückfallrisikos

Eine wirkungsvolle Rückfallprophylaxe basiert u.a. auf einer Schärfung der Aufmerksamkeit für mögliche Risikosituationen und lauernde Verführungssituationen. Eine realistische Einschätzung des eigenen Risikos, die Kenntnis der Konsequenzen eines Rückfalls, aber auch das Wissen um Schutzfaktoren wirken ebenfalls präventiv. Es wird daher auf der Basis der erarbeiteten individuellen Risikofaktoren über das Risiko, das von jedem:jeder einzelnen ausgeht, in Qualität (weshalb gefährdet) und Quantität (wahrscheinlicher/unwahrscheinlicher Rückfall) nachgedacht und diskutiert. Ziel ist es, dass die Teilnehmenden sich darüber bewusst werden, dass sie wachsam sein müssen bezüglich des Risikos, erneut grenzverletzendes Verhalten zu zeigen.

Diese Übung stellt in der Regel eine große Herausforderung für die Teilnehmenden dar. Es soll weder eine stigmatisierende und übertriebene Attribution („einmal Täter:in - immer Täter:in") erfolgen noch eine beschönigende Zuversicht („das wird schon von alleine") vermittelt werden, sondern es geht darum, ein realistisches Bild des Risikos auf der Basis der deliktbezogenen Abklärung in Qualität (Risikofaktoren, Schutzfaktoren) und Quantität (tief - moderat - hoch) zu erarbeiten. Alle Teilnehmenden werden angehalten, sich zum Thema „Rückfallrisiko" zu äußern, da damit produktiv jugendtypische, zum einen solidarisierend wohlwollende und zum anderen „unverblümt" konfrontative Rückmeldungen einhergehen. Es sollen vor allem konkrete verhaltensnahe Überlegungen einfließen (z.B. „Da X immer noch viel Alkohol trinkt, wenn er abends weggeht, könnte er seine Vorsätze vergessen und ...", „Sobald Y wieder mit Z abhängt, wird das Risiko wieder höher, dass sie gemeinsam auf dumme Gedanken kommen", „Er hat derart Angst vor der Polizei, dass er sicherlich nie mehr ..." etc.). Erfahrungsgemäß äußern nahezu alle Teilnehmenden, dass ihre Rückfallgefahr 0 % beträgt. Hierbei gilt es für den:die Therapeut:in, aufmerksam, sorgsam und zugleich beharrlich einige in den Modulen zuvor aufgezählte Risikofaktoren aufzuzählen und darauf aufmerksam zu machen, dass alle/viele/einige/restliche davon noch vorhanden sind und dass somit die Rückfallgefahr nicht 0 % sein kann.

Beachte

Es ist eine anspruchsvolle und wichtige Aufgabe des :der Therapeut:in, wachsam zu sein, ob die individuellen Risikofaktoren erinnert werden.

Ziel ist es, in der Auseinandersetzung darüber in eine wichtige und produktive Diskussion zu gelangen. Diese Diskussion kann ausschließlich mündlich stattfinden, die Inhalte können aber auch für alle sichtbar aufgeschrieben, aufgezeichnet etc. werden mittels Balken, Pfeilen, Kreisen gleicher und/oder verschiedener Größe, eingebettet in die Zeit (vor einem Jahr hoch, nun tief). Spannend ist auch der hypothetische Ausblick der Rückfallgefahr, z.B.: in den nächsten drei Monaten tief, dann „bröckeln evtl. einige Vorsätze" und in sechs Monaten etwas höher etc.

Gruppendiskussion. Die Teilnehmenden werden aufgefordert, sich zu ihrem eigenen Rückfallrisiko und zu demjenigen der anderen Teilnehmenden zu äußern, indem sie ihre Einschätzungen mit Begründungen wie oben beschrieben abgeben.

Aus forensischer (rückfallprognostischer) Sicht besteht bei Ihnen aufgrund des bereits begangenen sexuell grenzverletzenden Verhaltens ein erhöhtes Risiko, dass Sie erneut grenzverletzendes Verhalten zeigen könnten. Oberstes Ziel des Therapieprogramms ThePaS ist es, dass dieses von Ihnen ausgehende Risiko gesenkt wird. Dieses Risiko kann aber nur durch Zutun von Ihnen gesenkt werden! Vor allem wenn es Ihnen gelingt, eine stete Aufmerksamkeit für Gefahrensituationen, in denen Sie rückfällig werden könnten, aufzubauen, wird es Ihnen gelingen, Rückfälle zu vermeiden. Dafür müssen Sie stets wachsam sein. Man sollte sich selbst und sein Risiko gut kennen und richtig ein schätzen können. Wie Ihr persönliches Risiko gestaltet ist, wie hoch und wie niedrig, wie akut und wie langfristig dieses Risiko ist, und welche Situationen besonders risikobehaftet sind, wollen wir uns in dieser Übung erarbeiten. Wir möchten Sie nun dazu einladen, zu erarbeiten, wie Sie selbst das Risiko, das von Ihnen ausgeht, erneut grenzverletzendes Verhalten zu zeigen, einschätzen. Machen Sie dazu möglichst genaue und detaillierte Aussagen, auch zu „brenzligen" Situationen oder Gefühlslagen (Risikoszenarien). Wir werden diese für alle sichtbar aufschreiben. Die anderen Gruppenmitglieder werden danach zu Ihren Ausführungen Stellung nehmen.

4.18.4 Konsequenzen erneuten grenzverletzenden Verhaltens

Zunächst wird den Teilnehmenden vermittelt, weshalb es wichtig ist, über mögliche Rückfälle bzw. deren Folgen nachzudenken. Das geschieht mittels zweier Herangehensweisen: die Bewusstmachung der Möglichkeit, rückfällig zu werden, sowie die Auseinandersetzung mit den persönlichen Konsequenzen eines Rückfalls.

Gruppendiskussion. Zunächst werden die Teilnehmenden daran erinnert, dass Rückfälle trotz guter Vorsätze vorkommen. Auch Menschen, die sich entschieden haben, kein grenzverletzendes Verhalten mehr zu begehen, werden manchmal rückfällig – so kann es auch den Teilnehmenden ergehen. Diese Überlegungen werden in der Gruppe diskutiert.

Nach dieser ersten Übung bzw. Diskussion sollen sich die Teilnehmenden klar machen, welches die Konsequenzen wären, wenn sie ein erneutes grenzverletzendes Verhalten begehen würden.

Input. Der:die Therapeut:in erinnert die Teilnehmenden zunächst daran, dass Konsequenzen für erneutes grenzverletzendes Verhalten in der Regel härter ausfallen und führt dazu ein Beispiel an (strafrechtlich: höhere Strafen; Ausbildung: Verlust einer Lehrstelle statt bloßer Verwarnung; forensisch: schlechtere Prognose usw.). Die Vergegenwärtigung persönlicher Konsequenzen von erneutem grenzverletzendem Verhalten soll die Teilnehmenden mental von der Vergangenheit (was waren die Konsequenzen meines begangenen grenzverletzenden Verhaltens) in die hypothetische Zukunft führen (was wären die Konsequenzen, wenn ich erneut grenzverletzendes Verhalten zeigen würde). Dies soll transparent aufzeigen, dass künftige Rückfälle härtere Konsequenzen nach sich ziehen, da ggf. involvierte Fachpersonen und Behörden ihre eventuelle Nachsicht aufgeben, evtl. tangiertes Strafrecht eine Verschärfung wiederholter Straftaten vorsieht und die Eltern erst recht besorgt wären. Zudem sollen die Teilnehmenden sich vergegenwärtigen, dass sie im Falle erneuten grenzverletzenden Verhaltens selbst nachhaltig gefährdet sind, weiterhin gegen geltende Normen zu verstoßen.

Einzelarbeit und Plenum. Das Arbeitsblatt P8.1A1 (Persönliche Rückfallfolgen) wird ausgefüllt. Es bietet sich an, dass dies jede:r Teilnehmende für sich tut und dann im Plenum vorstellt. Der:die Therapeut:in hilft, drohende Konsequenzen einzuordnen (im Spannungsfeld zwischen „Stigma" und „zu große Unbeschwertheit/Naivität").

Beachte

Auch hier soll ohne stigmatisierende Haltung („einmal Täter:in – immer Täter:in") und ohne Angst zu machen („das werdet ihr nie los") den Teilnehmenden die „Warnung" transparent gemacht werden, dass sie nicht leichtfertig und allzu sorglos sein dürfen und sollen. Ihre Eigenverantwortung und Wachsamkeit bezüglich zukünftigen Verhaltens soll gestärkt werden. Dies soll ihre Motivation für die Inhalte des ThePaS bzw. für den Endspurt der letzten Module bzw. für das grenzverletzungsfreie Leben danach stärken.

4.18.5 Alternatives Verhalten und Ausstiegsmöglichkeiten

Nun wird nochmals das konkrete Geschehen rund um das grenzverletzende Verhalten aufgegriffen. Es soll der Fokus auf die zahlreichen Ausstiegschancen, die die Teilnehmenden nicht genutzt haben, gelegt werden. Es soll betont werden, dass es für die Teilnehmenden wichtig ist, den chronologischen Ablauf der von ihnen verübten grenzverletzenden Handlung zu kennen. Erst auf der Grundlage dieser Kenntnis ist es möglich, die Chancen, welche einen Ausstieg aus dem Handlungsablauf ermöglicht hätten, zu erkennen. Dieses Wissen erleichtert es den Teilnehmenden, in Zukunft diese Ausstiegschancen in (sich anbahnenden) Risikosituationen frühzeitig zu erkennen und zu ergreifen, um kein weiteres grenzverletzendes Verhalten mehr zu begehen.

Zur Vermeidung von Rückfällen ist es wichtig, dass Sie den genauen Ablauf Ihres grenzverletzenden Verhaltens kennen. Nur wenn Sie sich der einzelnen Schritte und Etappen bewusst sind, können Sie auch die verschiedenen Zeitpunkte erkennen, zu denen Sie hätten aussteigen können. Diese Chancen sollten Sie in Zukunft erkennen und wahrnehmen können. Mit diesem Wissen können Sie in Zukunft besser aus ähnlichen Situationen aussteigen.

Wiederholung und Anweisung in der Gruppe. Die Teilnehmenden sollen sich ihre eigene Darstellung des Ablaufs des grenzverletzenden Verhaltens (Arbeitsblatt P4A1: Darstellung meines grenzverletzenden Verhaltens) nochmals unter dem chronologischen Aspekt (Ablauf) anschauen. Mithilfe des:der Therapeut:in werden die wesentlichen Erkenntnisse daraus kurz, aber prägnant repetiert, und es werden gemeinsam die Etappen des grenzverletzenden Verhaltens vergegenwärtigt (Fokus auf der Chronologie und auf sinnvoll definierten Phasen/Etappen im Sinne von „eines ergibt das andere"). Die Teilnehmenden werden dann aufgefordert, sich zu überlegen, ob bzw. zu welchen Zeitpunkten sie Möglichkeiten gehabt haben, sich in einer anderen Weise zu verhalten, um aus dem Handlungsablauf „auszusteigen" bzw. dem Handlungsablauf eine Richtung zu geben, die das grenzverletzende Verhalten verhindert oder deren Eintrittswahrscheinlichkeit vermindert hätte. Dies kann entweder mit dem:der Therapeut:in bzw. im Plenum diskutiert oder an die Teilnehmenden delegiert werden:

Wie gesagt, schauen wir uns nun den zeitlichen Ablauf bzw. die Etappen des grenzverletzenden Verhaltens an. Machen Sie sich Gedanken darüber, wo, wann, und wie Sie im Handlungsablauf die Möglichkeit gehabt haben, „auszusteigen". Schreiben Sie die einzelnen Schritte in die Grafik auf dem Arbeitsblatt P8.1A2 (Meine verpassten Chancen zum Ausstieg). Markieren Sie die wichtigen Etappen und schreiben Sie links und rechts neben den Pfeilen die Möglichkeiten auf, die Sie alternativ gehabt hätten, um „auszusteigen".

Einzelarbeit. Die Teilnehmenden sollen dann das Arbeitsblatt P8.1A2 ausfüllen.

Dieses Arbeitsblatt ist als Vorschlag zur Illustration des Prinzips gedacht. Erfahrungsgemäß bereitet dieses Arbeitsblatt den Teilnehmenden in der Bearbeitung Schwierigkeiten, da zum einen zwei Aufgaben kombiniert sind („Was habe ich gemacht" und „was hätte ich anders machen können") und zum anderen die Übung auch grafisch anspruchsvoll ist. Hier benötigen die Teilnehmenden die Unterstützung von therapeutischer Seite. Es kann hilfreich sein, das Arbeitsblatt anhand eines einfachen Beispiels kurz durchzuspielen. Der:die Therapeut:in hilft auch, das Schema auf eine konkrete Inhaltsebene zu bringen, z. B. so: „Freund X ruft am Samstagabend an, Sie nehmen ab und sagen zu, mit ihm zur Party zu gehen. Welche Möglichkeiten haben Sie, diesem Ablauf entgegenzutreten bzw. auszusteigen?" (z. B. Telefonnummer sperren, nur unter der Woche abnehmen, ignorieren, abnehmen, aber absagen etc.). Alternativ kann die Übung mit einer vereinfachten Grafik (z. B. eine Linie mit Pfeilen als Ausstieg) und/oder mit der Einschränkung auf die Ausstiegsmöglichkeiten („Was hätte ich anders machen können?") durchgeführt werden.

Plenum. Die Teilnehmenden stellen anschließend anhand des von ihnen ausgefüllten Arbeitsblattes P8.1A2 ihre Möglichkeiten vor, die sie verpasst haben, um aus dem Handlungsablauf ihres grenzverletzenden Verhaltens auszusteigen. Diese werden in der Gruppe diskutiert (realistisch, einfach/schwierig, unmöglich). Ergänzungen dazu werden aufgenommen („Man kann doch nicht einfach ...").

Bei dieser Übung sollen die Teilnehmenden realisieren, dass der Ausstieg aus einem Handlungsablauf mit fortschreitender Dauer immer schwieriger wird. Der Handlungsablauf des verübten grenzverletzenden Verhaltens mit der begleitenden Dynamik führt im Verlauf zu einem sich stetig einengenden Handlungsspielraum aufgrund der steigenden emotionalen Beteiligung, einer möglichen freundschaftlichen Verbindlichkeit oder eines fortgeschrittenen inneren Entschlusses etc. Je fortgeschrittener der Handlungsablauf, desto stärker wirken die Faktoren, die ein grenzverletzendes Verhalten begünstigen.

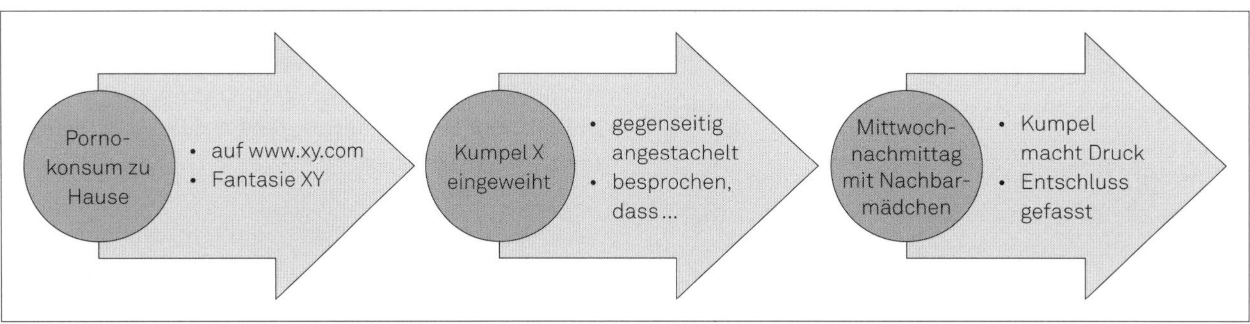

Abbildung 23: Zeitstrahl mit Etappen hin zur Ausführung des grenzverletzenden Verhaltens

Alternative

Alternativ zum Arbeitsblatt P8.1A2 kann man andere Formen der Darstellung wählen. Beispielsweise lässt sich ein einfacherer Zeitstrahl aufzeichnen (vgl. Abb. 23) oder es können Fußabdrücke, welche den Ablauf/die Episoden des Delikts repräsentieren, aus Papier ausgeschnitten und auf dem Boden ausgelegt werden.

4.18.6 Hausaufgabe

Alle Teilnehmenden denken sich drei weitere, noch nicht aufgelistete Ausstiegsmöglichkeiten aus oder – wenn vorhanden – Ausstiegsmöglichkeiten zu einem anderen grenzverletzenden Verhalten. Zudem notiert sich jede:r Teilnehmende die für ihn:sie hilfreichsten Ausstiegsmöglichkeiten auf Arbeitsblatt P8.1A3 (Meine Ausstiegsmöglichkeiten).

4.19 Pflichtmodul P8.2 (Einzelsetting): Rückfallprophylaxe – Verankerung

Inhalt	Zeitrahmen
1. Meine besten Ausstiegsmöglichkeiten	10 Min.
2. Meine Risikosituationen	30 Min.
3. Meine Schutzfaktoren	15 Min.
4. Meine Rückfallvermeidungspläne für die Zukunft	50 Min.
5. Fragen und Informationen zum weiteren Ablauf	5 Min.
Gesamtdauer	ca. 110 Min.

Ziele

- Der:die Teilnehmende prägt sich die besten individuellen Ausstiegsmöglichkeiten ein.
- Der:die Teilnehmende kennt die eigenen Risikosituationen für zukünftiges grenzverletzendes Verhalten.
- Der:die Teilnehmende kennt die eigenen Schutzfaktoren.
- Der:die Teilnehmende erarbeitet und memoriert einen konkreten Rückfallvermeidungsplan.
- Der:die Teilnehmende weiß, wie sie dessen Umsetzung in der Praxis sicherstellen kann.

Materialien

Material für die Teilnehmenden:
- Arbeitsblatt P8.1A3: Meine Ausstiegsmöglichkeiten (bereits ausgefüllt)
- Arbeitsblatt P8.1A1: Persönliche Risikosituationen
- Arbeitsblatt P8.2A2: Persönliche Schutzfaktoren
- Arbeitsblatt P8.2A3: Rückfallvermeidungspläne

Hausaufgaben

- Einholen eines Ratschlags für einen Rückfallvermeidungsplan.
- Rückfallvermeidungsplan auswendig lernen.
- Vorbereiten auf die Prüfung.

Allgemeine Hinweise

Im Gruppensetting rückt der individuelle Zugang in den Hintergrund. Zuweilen verstecken sich Teilnehmende hinter der Gruppe. Dadurch werden wichtige Inhalte manchmal nur oberflächlich aufgegriffen, diskutiert bzw. memoriert. Dieses letzte Modul vor der Prüfung soll zur Verankerung der wichtigen individuellen Inhalte im Gedächtnis dienen. Primär geht es um rückfallprophylaktische Themen. Je nach Zeitkapazität und Sinnhaftigkeit können aber auch individuell wichtige Themen aus anderen Modulen nochmals aufgegriffen werden. Das Einzelsetting dient auch dazu, zu vermitteln, dass der:die einzelne Teilnehmende in seiner:ihrer Individualität gesehen wird. Gleichzeitig wird er:sie nochmals verbindlicher in die Pflicht genommen. Sorgen sowie offene Fragen des:der Teilnehmenden können aufgenommen werden. Es soll auch bereits eine erste Vorwegnahme der finalen Einschätzung des:der Therapeut:in einfließen. Für diese zusammenfassende Sitzung wird deshalb das Einzelsetting gewählt.

4.19.1 Meine besten Ausstiegsmöglichkeiten

Die Hausaufgabe (drei weitere, noch nicht in der letzten Sitzung aufgelistete Ausstiegsmöglichkeiten oder Ausstiegsmöglichkeiten zu einem anderen grenzverletzenden Verhalten sowie das Ausfüllen von Arbeitsblatt P8.1A3: Meine Ausstiegsmöglichkeiten) wird besprochen.

4.19.2 Meine Risikosituationen

Nun geht es darum, den:die Teilnehmende:n für aktuelle, zukünftige und konkrete Risikosituationen in seinem:ihrem Leben zu sensibilisieren. Risikosituationen werden durch einen oder mehrere Risikofaktoren konstelliert. Je mehr Risikofaktoren gleichzeitig vorliegen, desto größer ist die Wahrscheinlichkeit für einen Rückfall.

Der:die Teilnehmende soll sich nun mit den eigenen persönlichen Risikosituationen auseinandersetzen. Er:sie wird folgendermaßen angeleitet:

Es ist wichtig, dass Sie wissen, in welchen Situationen (bzw. wann) die Gefahr für einen Rückfall am größten ist – denn dann müssen Sie ganz besonders aufpassen! Es gibt Dinge, die einen Rückfall bei Ihnen wahrscheinlicher machen. Bei einigen Menschen ist das z.B. Alkoholkonsum oder schlechte Laune oder das Zusammensein mit einem Freund, der grenzverletzendes Verhalten zeigt.

Finden Sie nun heraus, in welchen Situationen und welche Faktoren („Dinge, Sachen") Ihr persönliches Risiko, wieder grenzverletzendes Verhalten zu zeigen, erhöhen. Oft, aber nicht immer, sind es die gleichen Dinge, die bereits bei Ihrem begangenen grenzverletzenden Verhalten vorgelegen haben. Bitte füllen Sie dazu das Arbeitsblatt P8.2A1 (Persönliche Risikosituationen) aus.

Einzelarbeit und Diskussion. Der:die Teilnehmende füllt das Arbeitsblatt P8.2A1 aus und stellt die erarbeiteten Inhalte vor. Anschließend wird das Arbeitsblatt gemeinsam besprochen. Der:die Therapeut:in stellt konkretisierende Fragen oder weist auf nicht beachtete Faktoren hin.

Beachte

Der:die Therapeut:in lässt dabei die eigene fachliche Expertise über den:die Teilnehmende:n aus der Ab-

Arbeitsblatt P8.2A1 **Modul P8: Rückfallprophylaxe – Verankerung**

Persönliche Risikosituationen

Stellen Sie sich vor, Sie werden rückfällig und begehen wieder ein grenzverletzendes Verhalten. Beschreiben Sie eine Situation, bei der für Sie eine hohe Wahrscheinlichkeit besteht, dass Sie wieder ein grenzverletzendes Verhalten begehen. Beschreiben Sie die Situation so anschaulich wie möglich.

Der Ort
An welchem Ort könnten Sie wieder ein grenzverletzendes Verhalten zeigen?

Beim Hüten von Nachbarmädchen X.

Wenn ich wieder im Schwimmbad mit Kumpel Y und Z bin und diese wieder heimlich Videos drehen.

Die Zeit
An welchem Tag/zu welcher Zeit könnten Sie wieder ein grenzverletzendes Verhalten zeigen?

Mittwoch- und samstagnachmittags, wenn ich frei habe und meine Mutter arbeitet.

Sonntagmittags beim gemeinsamen Besuch der Badeanstalt mit den Kumpels.

Ihre Freunde
Mit wem zusammen könnten Sie wieder ein grenzverletzendes Verhalten zeigen?

Kumpel X, Z.

Mitschüler Y und Z, die immer Druck machen/leicht zu überreden sind ...

Ihre Stimmung
In welcher Stimmung könnten Sie wieder ein grenzverletzendes Verhalten zeigen?

Wenn ich traurig/wütend/aufgedreht ... bin.

Wenn ich mich einsam fühle.

Alkohol und Drogen
Was haben Sie konsumiert, bevor Sie wieder ein grenzverletzendes Verhalten zeigen?

Ich habe meistens gekifft.

Samstagabend ist immer Bierparty, da bin ich richtig „nebelig" und vergesse ...

Weitere Umstände
Was könnte sie noch zu grenzverletzendem Verhalten verleiten?

Pornos machen mich ...

Die Fantasien X, Y, Z, die ich ständig habe.

Abbildung 24:
Beispielhaft ausgefülltes Arbeitsblatt P8.2A1

klärungsphase und über den gesamten ThePaS-Prozess hinweg hineinfließen. Der:die Teilnehmende hat das Recht, transparent zu erfahren, wie die Fachperson sein:ihr Risiko einschätzt. Dies soll er:sie hier im Einzelsetting erfahren und nicht erst am Schluss vor allen Beteiligten.

4.19.3 Meine Schutzfaktoren

Ziel der Bewusstmachung von Schutzfaktoren ist es, die teilnehmende Person nicht nur defizitorientiert an ihren Schwierigkeiten und Risiken festzumachen, sondern ihr genauso Zuversicht bezüglich ihrer künftigen Legalbewährung zu vermitteln, indem ihr aufgezeigt wird, dass bei ihr Schutzfaktoren vorliegen, auf welche sie zurückgreifen kann (und soll). Dies geschieht durch die Bewusstmachung bereits in Gang gekommener Veränderungen, die als deliktpräventiv gewertet werden können, und durch die Erarbeitung protektiver Faktoren in der Persönlichkeit („Ich kann eigentlich Nein sagen“) und im persönlichen Umfeld („Immer wenn ich mit Kumpel X zusammen bin, dann unternehmen wir tolle Dinge fernab von Grenzverletzungen“).

Diskussion. Es wird zunächst offen nach solchen Schutzfaktoren gefragt und diese werden dann gesammelt und geordnet.

Sie haben sich seit einiger Zeit nicht mehr grenzverletzend verhalten. Wie ist Ihnen dies gelungen? Gibt es Situationen, in denen Sie früher rückfällig geworden wären, heute aber nicht mehr? Wie kommt das? Hat sich an Ihrer Meinung über den Umgang mit Sexualität/Frauen/Männern, mit dem Gesetz etc. etwas geändert? Was hat sich geändert? Was und wer hilft Ihnen dabei?

Einzelarbeit. Der:die Teilnehmende füllt sodann das Arbeitsblatt P8.2A2 (Persönliche Schutzfaktoren) aus. Er:sie schreibt in den entsprechenden Bereichen mindestens fünf Eigenschaften oder Faktoren auf, die er:sie an sich stark und gut findet und von denen er:sie der Meinung ist, dass sie ihn:sie effizient (und konkret) vor weiterem grenzverletzenden Verhalten schützen (vgl. Abb. 25).

4.19.4 Meine Rückfallvermeidungspläne für die Zukunft

Dem:der Teilnehmenden muss nun ein konkreter individueller Handlungsplan (oder -pläne) an die Hand gegeben werden. Er:sie muss wissen, wie er:sie sich in schwierigen Situationen in Zukunft verhalten kann, ohne Probleme zu bekommen oder zu verursachen. Diese genauen Handlungspläne werden Rückfallvermeidungspläne genannt. Die Redundanz der Inhalte innerhalb des Moduls P8 ist bewusst gewählt und soll der Verankerung der Inhalte im Gedächtnis dienen. Der:die Therapeut:in muss sorgfältig darüber wachen, dass er:sie und der:die Teilnehmende die Übersicht behalten.

Mit Unterstützung des:der Therapeut:in erarbeitet der:die Teilnehmende persönliche Pläne, wie er:sie sich in schwierigen Situationen verhalten kann, um nicht wieder rückfällig zu werden.

Sie kennen nun Ihre Risikofaktoren, die Risikosituationen und Sie wissen, dass der Ausstieg aus einem Handlungsablauf eines grenzverletzenden Verhaltens immer schwieriger wird. Im Verlauf engt sich durch die Dynamik Ihr Handlungsspielraum ein und Sie kommen in einen Engpass. Der Schaden, den Sie bei einem Ausstieg in Kauf nehmen müssen, wird immer größer und Sie brauchen immer mehr Energie, um „aussteigen“ zu können. Ebenso wissen Sie, dass Sie auf gute Schutzfaktoren zurückgreifen können und sollen, um erneutes grenzverletzendes Verhalten zu vermeiden.

Wir wiederholen nun die gelernten Inhalte des Moduls P8 und erarbeiten ganz konkret einen für Sie nützlichen Plan.

Sie müssen sich auf für Sie heikle Situationen vorbereiten. Sie müssen in jeder dieser kritischen Situationen die Möglichkeit haben, auf einen genauen, von Ihnen vorbereiteten Handlungsplan zurückgreifen zu können. Sie müssen wissen, wie Sie sich in schwierigen Situationen in Zukunft verhalten können, ohne rückfällig zu werden. Diese genauen Handlungspläne nennen wir Rückfallvermeidungspläne. Sie bestehen aus drei Elementen:

1. Beschreibung der relevanten Risikosituation.
2. Plan, wie die Risikosituation ohne Verfehlung zu bewältigen ist.
3. Plan, wie mit den aktivierten Risikofaktoren in der Risikosituation umgangen werden kann.

1. Schritt: Einzelarbeit und Gespräch. Der:die Teilnehmende wird nun gebeten, den *ersten Teil* des Arbeitsblattes P8.2A3 (Rückfallvermeidungspläne; Risikosituation beschreiben) auszufüllen. Er:sie soll eine konkrete und realistische Risikosituation beschreiben, bei der das Risiko für ihn:sie besonders hoch ist, rückfällig zu werden. Es ist darauf zu achten, dass eine Situation beschrieben wird, die typisch ist für die

Verfehlung. Nur dann ergibt der spätere Handlungsplan einen praktischen Sinn! Die Situationsbeschreibung soll konkret sein und die beteiligten Risikofaktoren mit umfassen (Ort, Zeit, Rauschmittelkonsum, Stimmung, weitere Beteiligte usw.). Anschließend stellt der:die Teilnehmende die Situationsbeschreibung vor. Gegebenenfalls sind Konkretisierungen und Anpassungen, von therapeutischer Seite angeleitet, erforderlich.

2. Schritt: Einzelarbeit und Gespräch. Der:die Teilnehmende wird nun gebeten, den *zweiten Teil (Plan A)* des Arbeitsblattes P8.2A3 auszufüllen. Es geht hier darum, einen vorsorglichen Plan zu entwerfen, wie man der beschriebenen Risikosituation von Beginn an ausweichen kann. Mögliche Hilfestellungen sind: geplantes Vermeiden spezifischer Orte, Personen oder Handlungsweisen („Ich gehe nicht mit, wenn ihr an den Ort X wollt"; „Ich treffe mich nicht mit Y", „Ich verzichte auf Rauschmittel, wenn ich unterwegs bin" usw.). Anschließend stellt der:die Teilnehmende den eigenen Handlungsplan A (Vermeiden) vor. Gegebenenfalls sind Konkretisierungen und Anpassungen, durch den:die Therapeut:in angeleitet, erforderlich.

3. Schritt: Einzelarbeit und Gespräch. Der:die Teilnehmende wird nun gebeten, den *dritten Teil (Plan B)* des Arbeitsblattes P8.2A3 auszufüllen. Es geht darum, einen kurzen und konkreten Plan zu beschreiben: „Was tue ich, wenn ich in dieser Risikosituation kurz davor bin, eine Verfehlung zu begehen oder wenn ich bereits mittendrin bin?" Mögliche Hilfestellungen sind: Selbstinstruktionen („Hau einfach ab!", „Ich sage mir, dass ich das nicht will!", „Ich sage mir, dass ich das nicht nötig habe!") oder feste Vorhaben

Arbeitsblatt P8.2A2 — Modul P8: Rückfallprophylaxe – Verankerung

Persönliche Schutzfaktoren

Schreiben Sie mindestens fünf Eigenschaften oder Dinge auf, die Sie an sich gut und stark finden, und von denen Sie denken, dass sie Sie vor weiterem grenzverletzendem Verhalten schützen.

Umgebungsfaktoren (Lehrstelle, Arbeit, Schule etc.)

Wenn es mir gelingt, in der Schule immer präsent zu sein und ich einigermaßen meine Prüfungen schaffe, dann fühle ich mich gut.

Nur wenn ich endlich diesen Schnupperkurs zur Lehrstelle besuche, kann ich ruhig schlafen. Das gibt mir Zufriedenheit.

Soziales Umfeld (Familie, Eltern, Freundschaften etc.)

Seit ich nicht mehr mit meiner Mutter um X streite, fühle ich mich viel besser.

Seit ich mehr Freunde habe, bin ich weniger angespannt.

Meine Freizeit ist durch die Tätigkeit X ausgefüllter. Dadurch entsteht viel weniger das Bedürfnis, mich in Risikosituationen zu begeben.

Persönlichkeit, eigenes Denken, Fühlen, Verhalten

Flirten gelingt mir nun viel besser.

Ich kann besser mit Abweisungen (Frust, Konflikten …) umgehen.

Ich habe mir fest vorgenommen, dass …

Ich denke an Konsequenz X (Mama ist traurig / Geschädigte weint …).

Sollten die Fantasien wieder kommen, werde ich sie mit meiner Therapeutin besprechen/mich an meinen Vater wenden/die Beratungsstelle X anrufen.

Abbildung 25: Beispielhaft ausgefülltes Arbeitsblatt P8.2A2

(„Ich drehe mich um und gehe weg", „Ich rufe meine Freundin/Mama/Onkel X ... an"). Anschließend stellt der:die Teilnehmende den Handlungsplan B (Bewältigen) vor. Gegebenenfalls sind Konkretisierungen und Anpassungen, von therapeutischer Seite angeleitet, erforderlich.

4. Schritt: Einzelarbeit. Der:die Teilnehmende wird nun gebeten, den *vierten Teil (Plan C)* des Arbeitsblattes P8.2A3 auszufüllen. Es geht dabei darum, aufzuzeigen, dass selbst nach erfolgtem Rückfall/grenzverletzendem Verhalten gute (und schlechte) Optionen bestehen und gewählt werden können und sollen (den Eltern/dem:der Therapeut:in u.Ä. melden, kein Druck auf die geschädigte Person ausüben, Selbstanzeige etc.). Bei der Vorstellung des Handlungsplans C (Umgang mit dem Rückfall) sind ggf. Konkretisierungen und Anpassungen, von therapeutischer Seite angeleitet, erforderlich.

4.19.5 Hausaufgaben

(1) Der:die Teilnehmende fragt eine Person des Vertrauens nach einem möglichen Rückfallvermeidungsplan. (2) Der:die Teilnehmende soll einen (den persönlichen) Rückfallvermeidungsplan auswendig lernen. Es wird darauf hingewiesen, dass dieses Wissen in der Prüfung abgefragt wird.

4.19.6 Fragen und Informationen zum weiteren Ablauf

Es wird nun die Gelegenheit des Einzelsettings genutzt, um offene Fragen zu klären. Der:die Teilnehmende wird über den weiteren Verlauf des ThePaS informiert. Insbesondere wird das Prozedere bezüglich der im nachfolgenden Modul geplanten Prüfung erklärt.

4.20 Pflichtmodul P9: Abschlussprüfung und Zertifizierung

Inhalt	Zeitrahmen
1. ThePaS-Abschlussprüfung	30 Min.
2. Besprechung der Fragen und Aufgaben der ThePaS-Abschlussprüfung	30 Min.
3. Gegenseitige abschließende Rückmeldungen	15 Min.
4. Zertifizierung	15 Min.
5. Organisatorische Informationen zum Abschluss	10 Min.
6. Ankündigung der Booster-Sitzung und Verabschiedung	20 Min.
Gesamtdauer	ca. 120 Min.

Ziele

- Die Teilnehmenden haben die wichtigen Inhalte des ThePaS wiederholt und diese im Gedächtnis abgespeichert.
- Die ThePaS-Abschlussprüfung wurde durchgeführt und das ThePaS-Zertifikat überreicht.
- Die Teilnehmenden wurden über den offiziellen Abschluss des ThePaS (Informationstransfer, Abschlussbericht) informiert.

Materialien

- Von dem:der Therapeut:in selbst erstellte Prüfungsblätter
- Flipchart, evtl. Pinnwand
- Blanko- oder Haftzettel, ggf. Klebeband/Pins
- Zertifikate
- kleiner Talisman für jedes Gruppenmitglied

Hausaufgabe

Keine

Allgemeine Hinweise

Die Prüfung, die in diesem Modul durchgeführt wird, hat zum Ziel, dass sich die Teilnehmenden die Inhalte des ThePaS nochmals vergegenwärtigen und diese im Gedächtnis verankern. Mit der Prüfung soll ein positiver Handlungsdruck ausgelöst werden, zu lernen, aufmerksam zu sein und Leistung zu erbringen. Mit der Prüfung wird der Abschluss des Therapieprogramms markiert, welches dadurch zusätzlich an Ernsthaftigkeit und Gewicht gewinnt. Es ist deshalb wichtig, dass die Abschlussprüfung bereits in den Modulen davor angekündigt wurde. Die Teilnehmenden sollten angehalten worden sein, sich auf die Prüfung vorzubereiten und sich die Inhalte des ThePaS nochmals anzuschauen. Die Abschlussprüfung selbst soll dann aber in einer freundlichen, einladenden und unterstützenden Atmosphäre stattfinden. Ängste, Misstrauen und Vorbehalte der Teilnehmenden die Abschlussprüfung betreffend sind aufzufangen und abzubauen, insbesondere wenn dabei belastende Erinnerungen an aversive Erlebnisse in der Schule wachgerufen werden. Es braucht aber auch eine gewisse Sachlichkeit bei der Durchführung und Auswertung der Prüfung, zumal die erfragten Inhalte hinsichtlich der Entwicklung der Teilnehmenden und der Deliktprävention von Bedeutung sind. Bei Bestehen der Prüfung sind in der anschließenden Zertifizierung dann die erbrachten Leistungen der Teilnehmenden ressourcenorientiert zu würdigen. Bei Nichtbestehen der Abschlussprüfung sollte der:die Teilnehmende die Möglichkeit erhalten, diese im Einzelsetting zu wiederholen. Eine entsprechende Meldung, dass und vor allem weshalb die Abschlussprüfung nicht bestanden worden ist, sollte ggf. bei der auftraggebenden Behörde eingehen.

4.20.1 Abschlussprüfung

In der Abschlussprüfung wird das Wissen der Teilnehmenden über die Inhalte des absolvierten Therapieprogramms ThePaS überprüft. Die Prüfung wird in schriftlicher Form durchgeführt. Es sollen fünf offen formulierte Fragen/Aufgaben gestellt werden, die die Teilnehmenden zu bearbeiten haben (siehe Fragenkatalog, Tab. 12). Die Dauer der schriftlichen Prüfung beträgt ca. 30 Minuten.

Die Prüfungsfragen für die Teilnehmenden müssen von dem:der Therapeut:in vor Beginn des Moduls P9 erarbeitet werden. Es sollten Themen im Rahmen des ThePaS, die den Teilnehmenden leicht, aber auch solche, die ihnen schwerer gefallen sind, zu gleichen Teilen abgefragt werden. Die Fragen müssen inhaltlich und formell dem intellektuellen Niveau und den Schwerpunktthemen der Gruppe angepasst werden. Die individuell auf die Teilnehmenden angepassten Fragen werden vor der Prüfung durch die: den Therapeuten:in schriftlich abgefasst und den Kandidaten an der Prüfung abgegeben. Die Kandidat:innen werden gebeten, schriftlich jeweils möglichst kurze, klare Antworten zu formulieren. Auch auf die Möglichkeit, dass die Antworten mit Beispielen noch verdeutlicht werden können, ist hinzuweisen. Der Fokus soll weniger auf einem auswendig gelernten Abrufen liegen (dem Erzielen von Punktzahlen) als vielmehr auf der Verankerung, dem Verständnis und der Einsicht in die relevanten Lerninhalte des ThePaS (sinnvolle „lessons learned" und „take home messages").

Der:die Therapeut:in begrüßt die Teilnehmenden zur Prüfung:

> Herzlichen Glückwunsch, Sie haben es geschafft, das Therapieprogramm ThePaS mit all seinen Lernin halten durchzuarbeiten. Sie haben dabei Ihr Durchhaltevermögen und Ihre Bereitschaft zur Verhaltensänderung unter Beweis gestellt. Am Schluss wird nun Ihr Wissen, das Sie sich im Verlauf des Therapieprogramms angeeignet haben, überprüft. Vielleicht können Sie sich noch daran erinnern, als Sie Autofahren lernten. Auch beim Autofahren mussten Sie, wenn Sie den Führerschein erhalten wollten, am Schluss eine Prüfung ablegen. Sie haben nun auch im Rahmen des ThePaS eine Abschlussprüfung abzulegen. Die Prüfung wird in schriftlicher Form stattfinden. Sie haben fünf Fragen zu beantworten, die speziell für Sie ausgewählt wurden. Sie können Ihre Antworten auch gerne mit Beispielen verdeutlichen. Nach einer kurzen Pause werden wir im Anschluss an die Prüfung dann die Fragen miteinander durchgehen und die von Ihnen gegebenen Antworten besprechen.

Tabelle 13 bietet einen Fragenkatalog, aus dem die Prüfungsfragen/-aufgaben für die Teilnehmenden zusammengestellt werden können. Zusätzlich können individuell zugeschnittene Fragen gestellt werden. Die Prüfungsfragen können aber auch komplett individuell ausgewählt werden.

Tabelle 13: Fragenkatalog für die ThePaS-Abschlussprüfung

Modul	Mögliche Fragen
P2: Lebensziele, Stärken und Fähigkeiten	• Welches sind Ihre Lebensziele? Was ist heute Ihr wichtigstes Lebensziel? • Wie können Sie diese/dieses erreichen? • Was sind Ihre Stärken?
P3: Umgang mit Sexualität und Pornografie	• Nennen Sie drei Grundsätze oder Regeln, welche Sie, wenn es um Sexualität geht, im Umgang mit sozialen Medien berücksichtigen werden. (*Mögliche Antworten:* nach dem Alter fragen, nur mit gleichaltrigen oder älteren Personen chatten, keine sexuellen Bilder von sich und anderen herumschicken, keine Drohungen formulieren etc.) • Nennen Sie verschiedene Aspekte/Dimensionen von Sexualität, die Sie im Rahmen des Therapieprogramm ThePaS kennengelernt haben. (*Mögliche Antworten:* körperliche Sexualität, emotionale Sexualität, Wissen zu Sexualität, Verhalten/soziale Sexualität)
P4: Das grenzverletzende Verhalten verstehen	• Was hat bzw. welche Faktoren haben zu Ihrem grenzverletzenden Verhalten geführt?
P5: Das grenzverletzende Verhalten vorstellen	• Wie können Sie über einen anderen Weg das erreichen, was Sie sich von Ihrem grenzverletzenden Verhalten versprochen haben? (*Mögliche Antworten:* Indem ich flirte und um die Gunst der angebeteten Person werbe oder indem ich zuerst das Einverständnis für eine bestimmte Handlung einhole oder wenn ich mich in eine Liebesbeziehung einlasse und diese sorgsam aufbaue etc.)
P6: Bilanz ziehen und Veränderung anstreben	• Welche Vorteile hatte Ihr grenzverletzendes Verhalten für Sie? (*Mögliche Antworten:* Machtgefühl, Stärke, Durchsetzungskraft, Bewunderung, endlich Sex haben, Action, Spannung etc.) • Welche Nachteile brachte Ihnen Ihr grenzverletzendes Verhalten (*Mögliche Antworten:* Angst vor der Aufdeckung, Stress, Umstände mit den Behörden, Konflikte mit den Eltern, Bußen, Einschränkungen etc.)

Tabelle 13: Fortsetzung

Modul	Mögliche Fragen
P7: Empathie mit der geschädigten Person	• Welche Gefühle kennen Sie im Bereich Liebe bzw. Sexualität? Benennen Sie einige und beschreiben Sie, wie sich diese Gefühle anfühlen und zu welchem Verhalten sie anleiten. (*Mögliche Antworten:* Freude, Aufregung, Lust, Neugier, Wärme etc.) • Welche Gefühle wurden durch Ihr grenzverletzendes Verhalten beim Opfer ausgelöst? (*Mögliche Antworten:* Trauer, Scham, Wut, Verzweiflung, Angst etc.) • Wie ging es dem Opfer nach der von Ihnen verübten Grenzverletzung?
P8: Rückfallprophylaxe	• Wie hoch schätzen Sie bei sich selbst die Wahrscheinlichkeit ein, dass Sie rückfällig werden? • Was sind für Sie die Vorteile bzw. die Nachteile einer weiteren, von Ihnen verübten Grenzverletzung für Sie? • Wann laufen Sie Gefahr, dass es bei Ihnen wieder zu einer Grenzverletzung im Bereich Verletzung der sexuellen Integrität kommt? • Was bzw. welche Faktoren müssen Sie berücksichtigen, damit Sie sich künftig nicht mehr grenzverletzend verhalten?
F1: Sexuelle Aufklärung	• Benennen Sie, bezogen auf die verschiedenen Entwicklungsstufen „Kinder", „Jugendliche" und „Erwachsene" die jeweils vorhandenen sexuellen Interessen. Überlegen Sie sich im Anschluss daran, wie sich die jeweilige Entwicklungsstufe „Kind", „Jugendliche" und „Erwachsene" auf die Einwilligungsfähigkeit in sexuelle Kontakte auswirkt. (*Mögliche Antworten:* siehe ausgefülltes Arbeitsblatt F1A5: Ampelkarte zum Entwicklungsstand und zu sexuellen Interessen; Abb. 11 auf S. 78) • Füllen Sie das Arbeitsblatt F1A4 (Quiz über Mann und Frau) nochmals aus (nun ohne zuvor die Arbeitsblätter zu studieren). (*Beurteilung:* Mindestens acht richtige Antworten notwendig.)
F2: Recht und Gesetze	• Was ist der Grundgedanke des schweizerischen/deutschen/österreichischen Jugendstrafgesetzes? (*Mögliche Antwort:* Schutz und Erziehung unter Berücksichtigung der Lebens- und Familienverhältnisse des Jugendlichen sowie der Entwicklung der Persönlichkeit.) • Nennen Sie zwei Gründe, wofür und weshalb Gesetze nützlich sind und welche Aufgabe sie in unserer Gesellschaft erfüllen. (*Mögliche Antworten:* Rechtssicherheit, Schutz, Gerechtigkeit, Regeln des Zusammenlebens, moralische Verpflichtung, Verantwortung des Staates vs. Eigenverantwortung etc.) • Gegen welches Gesetz haben Sie verstoßen bzw. wenn Sie weder angezeigt noch verurteilt sind, welches Gesetz betrifft Ihr grenzverletzendes Verhalten am ehesten? Nennen und beschreiben Sie dieses. • Nennen oder beschreiben Sie weitere Verstöße im Bereich der Verletzung der sexuellen Integrität, so wie diese im Gesetzbuch festgeschrieben stehen (d. h.: Was ist verboten gemäß Strafgesetzbuch?).
F3: Mein Körper	• Warum ist es für ein positives Erleben der eigenen Sexualität wichtig, den eigenen und den Körper eines Gegenübers zu kennen und wahrzunehmen?
F4: Achtsamkeit	• Wie und warum ist es nützlich, achtsam zu sein? • Wie können Sie in Ihrem Alltag achtsam sein? • Wie hängen Gedanken, Gefühle und Verhalten zusammen? (*Mögliche Antwort:* Gedanken, Gefühle und Verhalten bedingen einander und beeinflussen sich gegenseitig.)
F5: Umgang mit Gefühlen	• Zählen Sie drei Gründe auf, warum es wichtig ist, dass Menschen Gefühle haben. (*Mögliche Antwort:* Gefühle sind in vielfacher Sicht handlungsleitend und können Entscheidungsprozesse beschleunigen.) • Aus den Gefühlen Angst, Trauer, Ärger, Scham wählen Sie zwei Gefühle aus. Wie gehen Sie mit diesen Gefühlen um? Welche Strategien im Umgang mit diesen Gefühlen kennen Sie?

Tabelle 13: Fortsetzung

Modul	Mögliche Fragen
F6: Flirten und Beziehungsaufbau	• Was waren für Sie die wichtigsten Hinweise im ThePaS in Bezug auf Flirten und Kontaktaufnahme? • Nennen Sie drei Eigenschaften von sich, die Sie in den Augen von anderen attraktiv machen.
F7: Umgang mit schwierigen Situationen	• Sie befinden sich in einer schwierigen Situation: Sie haben sich in jemanden verliebt, der:die nicht in Sie verliebt ist. Wie gehen Sie damit um? Welche Strategie kennen Sie, wie Sie mit einer solchen Situation umgehen können?
F8: Umgang mit Konflikten	• Sie haben von einer vertrauten Person erfahren, dass Ihre Freundin/Ihr Freund auf einer Party mit einer anderen Person „herumgemacht hat". Welche Strategien kennen Sie, wie darauf reagiert werden kann? Wie wollen Sie damit umgehen? Welche Methode kennen Sie, die Ihnen helfen könnte, mit einer solchen Situation zurechtzukommen? • Sie haben erfahren, dass Ihre Freundin/Ihr Freund das gleiche Geschenk, das Sie vom ihr/ihm zum Geburtstag geschenkt bekommen haben, schon einmal ihrem Vorgänger bzw. ihrer Vorgängerin geschenkt hat. Wollen Sie das zur Sprache bringen und wenn ja, wie?
F9: Nein sagen	• Warum fällt es Ihnen schwer, sich abzugrenzen, wenn Ihre Freunde Sie zu etwas drängen? Was befürchten Sie? (*Mögliche Antworten:* Ich will vor Freunden nicht blöd dastehen, kein Spielverderber sein, zur Gruppe dazu gehören, nicht belächelt werden etc.) • Welche Tipps und Tricks kennen Sie, die Ihnen dabei helfen?

4.20.2 Besprechung der Fragen und Aufgaben der ThePaS-Abschlussprüfung

Nachbesprechung der Prüfungssituation. Nach Beendigung der jeweiligen Prüfungssequenz wird nach einer Pause jede:r Teilnehmende von dem:der Therapeut:in gefragt, wie er:sie die Prüfung fand (leicht, schwierig etc.), wie er:sie sich dabei gefühlt hat und was er:sie für ein Resultat erwartet.

Besprechung der Prüfungsfragen. Die Fragen bzw. Aufgaben der ThePaS-Abschlussprüfung werden gemeinsam mit allen Teilnehmenden besprochen. Von jedem Teilnehmenden werden die gegebenen Antworten vorgelesen. Die von den Teilnehmenden formulierten Antworten werden dann nochmals gemeinsam diskutiert. Im Anschluss daran bewertet jede:r Teilnehmende für sich selbst die von ihm:ihr schriftlich festgehaltenen Antworten und ergänzt bzw. korrigiert diese ggf. Um eine möglicherweise kontraproduktive Bloßstellung des Teilnehmers vor den anderen zu vermeiden, kann in Erwägung gezogen werden, die Prüfungsresultate auch im Einzelsetting zu besprechen. Im Anschluss wird den Teilnehmenden des Resultat mitgeliefert.

Beachte

Werden zu viele oder zu gravierende Unsicherheiten eines Gruppenmitglieds in der Abschlussprüfung offensichtlich, so fordert der:die Therapeut:in dieses auf, die ThePaS-Abschlussprüfung im Einzelsetting zu wiederholen. Dementsprechend wird darüber auch die ggf. auftraggebende bzw. involvierte Behörde informiert.

4.20.3 Gegenseitige abschließende Rückmeldungen

Nachdem die Prüfung seitens der Teilnehmenden abgelegt wurde, geht es darum, zu erfahren, was die Teilnehmenden am gesamten ThePaS als wichtig und hilfreich empfunden haben, was sie überflüssig und wenig hilfreich fanden und was sie ggf. sogar gestört hat.

Nachdem Sie nun die Abschlussprüfung abgelegt und wir Ihre Antworten besprochen haben, möchte ich von Ihnen erfahren, wie Sie das Therapieprogramm ThePaS erlebt haben, was für Sie nützlich, hilfreich und wichtig war und was Sie als weniger wichtig beurteilen oder was Sie sogar als störend empfunden haben. Machen Sie sich zuerst einmal für sich darüber Gedanken, bevor wir das Thema dann in der Gruppe besprechen.

Rückmeldungen der Teilnehmenden. Jede:r Teilnehmende notiert für sich eine Rückmeldung auf einem

(Haft-)Zettel. Danach werden die Zettel eingesammelt und für alle sichtbar aufgehängt. Die Teilnehmenden werden dann gebeten, ihre Überlegungen vor der Gruppe offenzulegen. Die jeweiligen Rückmeldungen werden anschließend in der Gruppe reflektiert und in Stichworten für alle sichtbar aufgeschrieben. Im Anschluss daran werden die Stichworte verschiedenen Kategorien („+", „-") zugeteilt, um eine Schlussbilanz ziehen zu können. Sollte die Zeit für eine solch differenzierte Vorgehensweise nicht ausreichen, kann auch vereinfacht darüber in der Gruppe diskutiert werden.

Rückmeldung des:der Therapeut:in. Die abschließende Rückmeldung des:der Therapeut:in zur gemeinsam verbrachten Zeit während des Therapieprogramms ThePaS ist für die Teilnehmenden meist von Bedeutung. Es ist deshalb darauf zu achten, dass keine abwertenden Rückmeldungen gegeben werden, damit eine positive Verankerung des ThePaS im Gedächtnis der Teilnehmenden ermöglicht wird. Dennoch dürfen Probleme oder festgestellte Schwächen nicht ausgeblendet bzw. verheimlicht werden, sondern sie sollten vielmehr respektvoll und letztlich konstruktiv Eingang in die Rückmeldungen finden. Jede:r Teilnehmende sollte daher mindestens zwei Rückmeldungen erhalten. Eine, in der die Stärken der einzelnen Person hervorgehoben werden, und eine, in der die Bereiche, in denen sie sich noch verbessern muss, benannt werden. Es ist dabei darauf zu achten, dass das positive Feedback immer an den Anfang gestellt wird.

4.20.4 Zertifizierung

Bei der Übergabe des Zertifikats (vgl. Abb. 26) sind der Einsatz und das Durchhaltevermögen jedes einzelnen Gruppenmitglieds zu betonen und anzuerkennen. In den ausgestellten Zertifikaten, die den Teilnehmenden im Anschluss übergeben werden, sind alle im Therapieprogramm bearbeiteten Themen aufgelistet. Die Pflichtmodule sind bereits auf der Vorlage des Zertifikats aufgelistet, die flexiblen Module werden nach Bedarf handschriftlich eingetragen. Alle überreichten Dokumente wurden persönlich von dem:der Therapeut:in unterschrieben. Eine Vorlage für das Zertifikat findet sich bei den Online-Materialien zu diesem Band.

Mit der Übergabe des Zertifikats an jede:n einzelne:n Teilnehmer:in wird nochmals zum Ausdruck gebracht, dass er:sie die Abschlussprüfung des Therapieprogramms ThePaS bestanden hat und über das notwendige Wissen und die notwendigen Fähigkeiten verfügt, um in Zukunft delikt- bzw. rückfallfrei durchs Leben zu gehen.

Der:die Therapeut:in überreicht den Teilnehmenden das Zertifikat mit folgenden Worten:

Nachdem wir die Rückmeldungen ausgetauscht und gemeinsam diskutiert haben, erhalten Sie nun das Abschlusszertifikat des Therapieprogramms ThePaS. Hier ist aufgelistet, was Sie sich in den letzten Monaten alles erarbeitet haben. Ich bestätigen Ihnen mit meiner Unterschrift, dass Sie das gesamte Therapieprogramm ThePaS erfolgreich durchlaufen und auch die Abschlussprüfung bestanden haben. Ich gratuliere Ihnen ganz herzlich zu Ihrem Erfolg! Sie können wirklich stolz darauf sein!

Den Erhalt des Abschlusszertifikats können Sie mit dem Erhalt eines Autoführerscheins vergleichen. Sie haben nun das Rüstzeug, ohne weitere Verfehlungen im sexuellen Bereich durchs Leben zu gehen. Ob Sie weitere Unfälle verursachen, liegt in Ihren Händen und in Ihrer Verantwortung. Ich wünsche Ihnen für Ihre Zukunft alles Gute!

Jede:r Teilnehmende erhält von dem:der Therapeut:in das auf ihn:sie persönlich ausgestellte Zertifikat. Dieser Akt wird mit Beifall gewürdigt.

4.20.5 Organisatorische Informationen zum Abschluss

Im Anschluss müssen noch einige organisatorische Punkte dazu, wie das Therapieprogramm offiziell abgeschlossen wird, mit den Teilnehmenden geklärt werden.

Informationstransfer. Die Teilnehmenden müssen darüber aufgeklärt werden, dass im Anschluss an das ThePaS von therapeutischer Seite über jede:n Teilnehmende:n ein Therapiebericht erstellt wird. Es wird die Möglichkeit geboten, diesen Bericht einzusehen und mit dem:der Therapeut:in zu besprechen, bevor diese den ThePaS-Abschlussbericht ggf. an die involvierte auftraggebende Behörde weiterleitet. Falls es keine auftraggebende Behörde gibt, wird der Therapiebericht in den Akten abgelegt.

Sie und Ihre Eltern/Bezugspersonen werden im Anschluss an die heutige Sitzung in den nächsten Tagen den Therapiebericht zugeschickt bekommen. In diesem Therapiebericht werde ich von meiner Seite her beschreiben, wie das ThePaS bei Ihnen verlaufen ist. Zudem werde ich eine Einschätzung darüber abgeben, welche Fortschritte Sie im Rahmen des ThePaS erzielen konnten. Es werden darin aber auch eventuelle weiterbestehende Risikofaktoren oder Bereiche, in denen Sie sich noch verbessern müssen, benannt werden. Sie oder auch

Ihre Eltern/Bezugspersonen können diesen Therapiebericht gerne mit mir persönlich besprechen. Falls Sie oder Ihre Eltern/Bezugspersonen dies wünschen, können Sie oder auch Ihre Eltern/Bezugspersonen mit mir einen Termin vereinbaren. Falls Sie oder auch Ihre Eltern/Bezugspersonen sich nicht melden, gehe ich davon aus, dass eine Besprechung des Therapieberichts nicht gewünscht wird. Der Bericht wird dann an die ggf. involvierte zuständige Behörde weitergeschickt.

Informationstransfer. Die Teilnehmenden werden im Weiteren darüber aufgeklärt, dass auch die bei ihnen involvierten Personen (Auftraggebende, Betreuende, Sozialarbeitende etc.) offiziell über den Abschluss des Therapieprogramms ThePaS informiert werden müssen. In vielen Fällen ist die Einberufung einer offiziellen Standortbestimmung mit allen Beteiligten sinnvoll. In diesen Standortsitzungen fasst der:die Therapeut:in dann nochmals auf den Einzelfall bezogen den Verlauf des ThePaS zusammen und gibt eine Beurteilung darüber ab, welche Fortschritte der:die Teilnehmende erzielen konnte und welche Risikofaktoren noch weiter bestehen, die im weiteren Fallmanagement berücksichtigt werden müssen.

Auch die weiteren Personen, mit denen Sie in Ihrem Verfahren zu tun hatten, werden offiziell über den Verlauf und den Abschluss des ThePaS informiert. Meist ist es sinnvoll, dass ich im Rahmen eines gemeinsamen Gesprächs mit Ihnen und allen anderen beteiligten Personen und mit Ihren Eltern/Be-

Zertifikat

____________________, geb. ____________

hat das

Therapieprogramm für angemessenes Sexualverhalten (ThePaS)

erfolgreich abgeschlossen.

Herzlichen Glückwunsch!

Das Trainingsprogramm umfasste ____ Lektionen und beinhaltete folgende Themen:

Modul P1	Einführung und Kennenlernen			
Modul P2	Lebensziele, Stärken und Fähigkeiten			
Modul P3	Umgang mit Sexualität und Pornografie			
Modul P4	Das grenzverletzende Verhalten verstehen			
Modul P5	Das grenzverletzende Verhalten vorstellen			
Modul P6	Bilanz ziehen und Veränderung anstreben			
Modul P7.1	Empathie mit der geschädigten Person – Gefühle			
Modul P 7.2	Empathie mit der geschädigten Person – Perspektivwechsel			
Modul P8.1	Rückfallprophylaxe – Risikofaktoren und Alternativen			
Modul P8.2	Rückfallprophylaxe – Verankerung			
Modul P9	Abschlussprüfung und Zertifizierung			

____________ ____________

Ort, Datum Unterschrift Therapeut:in

Abbildung 26: Abschlusszertifikat

zugspersonen über den Rahmen, den Verlauf und den Abschluss des Therapieprogramms ThePaS informiere. Ich werde dabei nur die deliktrelevanten Informationen, die Sie betreffen, weitergegeben. Gerne kann ich mit Ihnen vorbesprechen, was ich in dieser Sitzung sagen werde. Generell kommen der Zeitrahmen, die besprochenen Themen und die von Ihnen erzielten Erfolge, aber auch die Bereiche, die Sie noch zu verbessern haben, zur Sprache.

4.20.6 Ankündigung der Booster-Sitzung und Verabschiedung

Am Ende des Therapieprogramms ThePaS kündigt der:die Therapeut:in an, dass in ca. drei Monaten nach der ThePaS-Zertifizierung eine sog. Booster-Sitzung (Auffrischungssitzung) durchgeführt wird. Es obliegt dem:der Therapeut:in zu entscheiden, ob er:sie die Booster-Sitzung im Einzelsetting oder in der Gruppe durchführen will. Im Einzelsetting ist eine persönlichere Ansprache möglich, in der Gruppe steht mehr das Interesse im Fokus, wie es den anderen Teilnehmenden seitdem ergangen ist. Inhaltlich wird erörtert werden, inwiefern das ThePaS für den:die Betreffende hilfreich war und welche Erfahrungen er:sie seit dem Abschluss des ThePaS gemacht hat.

In drei Monaten werden wir uns alle nochmals hier zu einer sogenannten Booster-Sitzung, das ist eine Auffrischungssitzung, treffen. Wir wollen dann zusammen verfolgen, wie es jedem von Ihnen in der Zwischenzeit ergangen ist, was Sie gemacht haben und ob und wie Sie den im ThePaS erlernten Stoff haben anwenden können.

Überreichen der Geschenke (Talismane). Der:die Therapeut:in bedankt sich daraufhin abschließend nochmals für die gute Zusammenarbeit und gibt den Teilnehmenden einen kleinen Talisman als Erinnerungsstütze mit (das kann ein Schlüsselanhänger, eine kleine Figur oder auch ein kleines Bild sein):

Als Erinnerung an die gemeinsam verbrachte Zeit bekommen Sie nun einen kleinen Talisman geschenkt, der Sie an Ihren Erfolg erinnern und Ihnen Glück bringen soll. Bis zur Auffrischungssitzung in drei Monaten wünsche ich Ihnen nun alles Gute!

Verabschiedung. Der:die Therapeut:in wünscht den Teilnehmenden bis zur Booster-Sitzung in Bezug auf ihre Lebensziele erfolgreiche drei Monate. Jede:r Teilnehmende wird von ihm:ihr zum Abschied persönlich verabschiedet.

4.21 Pflichtmodul P10: Booster-Sitzung (Auffrischungssitzung)

Inhalt	Zeitrahmen
1. Rückblick auf die vergangenen drei Monate: – Erfreuliche Erlebnisse und Erfolge – Risikosteigernde Ereignisse und Faktoren – Eingesetzte Hilfestellungen und Strategien	30 Min.
2. Zusammenfassung der persönlich wichtigsten Inhalte des ThePaS	30 Min.
3. Schlussrunde	30 Min.
Gesamtdauer	ca. 90 Min.

Ziele

- Eventuell aufgekommene Gedanken, Fantasien oder auch Verhaltensweisen und Situationen in den vergangenen drei Monaten, die das Risiko eines Rückfalls erhöht haben oder gar zu einem solchen geführt haben, konnten aufgedeckt und benannt werden.
- Wesentliche, individuell bedeutsame Inhalte des ThePaS wurden nochmals abgerufen.
- Für jede:n einzelne:n Teilnehmende:n wurden „take home messages“ formuliert.
- Der:die Therapeut:in und die Teilnehmenden sowie die Teilnehmenden unter sich haben sich voneinander verabschiedet.

Materialien

- Flipchart
- Blankozettel

Hausaufgabe

Keine

Allgemeine Hinweise

Wissenschaftlich belegt ist, dass rückfallprognostisch die Monate nach Entlassung (aus jeglicher Form der Intervention) die schwierigsten Monate sind. Die Booster-Sitzung (Auffrischungssitzung) dient daher dazu, nach Abschluss des ThePaS die präventive Wirkung des Programms zu verlängern. Zum einen kann die weitere Entwicklung der Teilnehmenden über drei Monate verfolgt werden. Hierbei können und sollen insbesondere Erfolge ressourcenorientiert betont werden. Zum anderen wird in der Booster-Sitzung die Möglichkeit gegeben, rückfallfördernde Situationen und Umstände, aber auch eigenes Verhalten, Gedanken und Fantasien, die mit einem erhöhten Rückfallrisiko einhergehen, zur Sprache zu bringen. Die Teilnehmenden haben außerdem die Möglichkeit, etwaige eigene Bedürfnisse und/oder Wünsche nach weiterer Unterstützung einzubringen. Allgemeiner werden die wichtigsten Inhalte des ThePaS den Teilnehmenden in Erinnerung gerufen, im Sinne einer besseren Verankerung des Gelernten.

4.21.1 Rückblick auf die vergangenen drei Monate

Es interessiert nun sehr, wie es den Teilnehmenden in den vergangenen drei Monaten ergangen ist, welches Wissen und welche erlernten Fertigkeiten des ThePaS sie einsetzen konnten und wie sie mit eventuellen Risikosituationen und -faktoren umgegangen sind. Es geht in diesem Modul vor allem darum, die Teilnehmenden berichten zu lassen. Aufgabe des:der Therapeut:in ist es, den Prozess auf relevante Erlebnisse zu lenken.

4.21.1.1 Erfreuliche Erlebnisse und Erfolge

Der:die Therapeut:in begrüßt die Teilnehmenden zur Booster-Sitzung:

> Es freut mich, dass Sie heute nochmals pünktlich erschienen sind. Es sind nun seit Ihrer Zertifizierung einige Monate vergangen. Es interessiert mich sehr, zu erfahren, wie diese Monate bei Ihnen verlaufen sind. Gab es erfreuliche Erlebnisse bzw. Erfolge, die Sie sammeln konnten? Gab es schwierige Situationen oder gar weiteres Fehlverhalten Ihrerseits?

Tabelle 14: Tabellenvorlage für den Rückblick

Erfreuliche Erlebnisse und Erfolge	Risikosteigernde Situationen, Umstände, Gedanken, Gefühle und risikosteigerndes Verhalten	Hilfestellungen und Strategien, die zur Risikoverminderung eingesetzt werden konnten
...	...	...

Sammlung der Rückmeldungen. Der:die Therapeut:in zeichnet eine dreispaltige Tabelle an die Flipchart (vgl. Tab. 14) und schreibt die Rückmeldungen der Teilnehmenden für alle sichtbar in Stichworten in die erste Spalte („Erfreuliche Erlebnisse/Erfolge").

4.21.1.2 Risikosteigernde Ereignisse und Faktoren

Da es nicht einfach ist, auf eine offene Frage über kritische Situationen bzw. über grenzverletzende oder delinquente Rückfälle zu berichten, kann (zuweilen: muss) der:die Therapeut:in dahingehend Hilfestellung leisten, indem er:sie strukturierend und direktiv nach möglichen Kontakten zu potenziellen Partner:innen, zum Sexualverhalten oder nach heiklen Situationen in der Schule, im Beruf oder in der Freizeit fragt:

> Konnten Sie in den vergangenen Monaten Kontakte zu potentiellen Partner:innen aufnehmen oder fanden Sie keine Möglichkeiten, Kontakte zu knüpfen? Wie sind, falls es Kontakte gab, die Begegnungen abgelaufen? Gab es in den vergangenen Monaten auch heikle Situationen, in denen Sie wieder auf grenzverletzendes Verhalten zurückgegriffen haben oder Situationen, in denen ein hohes Risiko bestand, dass es zu einem Rückfall kommt? Wie haben Sie sich in einer solchen Situation verhalten bzw. wie konnten Sie mit dieser Situation umgehen? Gab es noch andere Risikosituationen, in denen Sie Gefahr liefen, rückfällig zu werden?

Sammlung der Rückmeldungen. Der:die Therapeut:in schreibt die Rückmeldungen der Teilnehmenden in Stichworten in die zweite Spalte der Tabelle („Risikosteigernde Situationen etc.").

4.21.1.3 Eingesetzte Hilfestellungen und Strategien

Jede:r Teilnehmende sollte sich im Anschluss daran überlegen, ob es in den vergangenen Monaten Situationen gab, in denen er:sie die erlernten Hilfestellungen und Strategien der Rückfallvermeidung, die er:sie im Rahmen des ThePaS kennengelernt hat, anwenden konnte.

> Es interessiert mich nun, ob Sie Dinge, die Sie im ThePaS gelernt haben, anwenden konnten. Konnten Sie auf Strategien oder anderweitige Hilfestellungen, die wir gemeinsam erarbeitet haben, zurückgreifen und diese hilfreich einsetzen? Wie z. B. gingen Sie mit Ihren sexuellen Bedürfnissen um? Fanden Sie Möglichkeiten, diesen nachzukommen, ohne Grenzen zu verletzen?

Einzelarbeit und Plenum. Jede:r Teilnehmende notiert sich seine:ihre Überlegungen dazu für sich auf einem Zettel. Die Teilnehmenden werden anschließend nach ihren diesbezüglichen Notizen gefragt und gebeten, diese vor der Gruppe offenzulegen.

Sammlung der Rückmeldungen. Nun werden für die benannten Risikosituationen gemeinsam die geeigneten Strategien und Umgangsweisen in die Tabelle eingetragen: Wie mit den benannten risikosteigernden Situationen, Umständen, mit dem eigenen Risikoverhalten, den Risikogedanken und -gefühlen umgegangen wurde, um das Risiko wieder zu verringern.

4.21.2 Zusammenfassung der persönlich wichtigsten Inhalte des ThePaS

Gruppendiskussion. In einer gemeinsamen Diskussion sollen die Teilnehmenden nun nochmals die Inhalte des ThePaS, an die sie sich erinnern, nicht im prüfenden, sondern im Sinne eines „Brainstorming", zusammentragen. Es geht dabei darum, welche Wissenselemente noch benannt werden können, an welche Verhaltensstrategien sich die Teilnehmenden noch erinnern. Der:die Therapeut:in ergänzt dann im Anschluss die Elemente, die nicht benannt wurden, zugeschnitten auf deren individuelle Bedeutsamkeit für jede:n Teilnehmende:n. Als Hilfestellung kann sie für alle ersichtlich die Übersicht zu den Modulen, die in Abbildung 4 (Modularer Aufbau und Ablauf des ThePaS; vgl. S. 49) gegeben wird, zur Hilfe nehmen.

Gerne möchte ich jetzt nachfragen, an welche Themen bzw. Inhalte des ThePaS Sie sich noch erinnern. Lassen Sie uns gemeinsam zusammentragen, was Ihnen dazu einfällt. Wir schauen mal, was wir alles zusammenbringen. Was war das nochmal bei Ihnen, Herr X, was besonders wichtig war?

4.21.3 Schlussrunde

In der Schlussrunde geht es darum, gemeinsam für jedes einzelne Gruppenmitglied sogenannte „take home messages" zu formulieren. Diese sollen knapp und möglichst individuell treffend ausfallen.

In der Schlussrunde sollen nun gemeinsam sogenannte „take home messages" für jede:n von Ihnen entwickelt werden. Überlegen Sie erst einmal für sich, welche ThePaS-Inhalte Sie am hilfreichsten fanden, damit es in Zukunft von Ihrer Seite her zu keiner Grenzverletzung mehr kommt. Geben Sie dazu ein bis zwei Punkte an, welche wir im Anschluss daran gerne zusammen in der Gruppe diskutieren und eventuell auch ergänzen wollen.

Gruppenrunde. Reihum nimmt jede:r Teilnehmende dazu Stellung, was für ihn:sie im ThePaS wichtig war. Darauf Bezug nehmend wird im Anschluss daran gemeinsam versucht, eine (oder mehr) möglichst treffende „take home message" für jedes einzelne Gruppenmitglied zu formulieren.

Verabschiedung des:der Therapeut:in. Danach verabschiedet sich der:die Therapeut:in zuerst von der Gruppe und dann von jedem:jeder Einzelnen persönlich und wünscht ihm:ihr alles Gute für die Zukunft. In ihrer Verabschiedung versucht der:die Therapeut:in, möglichst persönliche, spezifisch auf den:die Einzelne:n abgestimmte Worte zu finden.

Sie haben jetzt das ThePaS erfolgreich abgeschlossen und ich muss mich nun von Ihnen verabschieden. Es war eine intensive, erlebnisreiche Zeit, die uns verbindet. Sie haben Einsatz und Engagement gezeigt und ich werde Sie in bester Erinnerung behalten. Für Ihre Zukunft wünsche ich Ihnen alles Gute und dass Sie Ihre Wünsche erfüllen können. Insbesondere wünsche ich Ihnen, dass Sie eine für Sie passende Sexualität leben können. Ihnen, Herr XY wünsche ich, dass ...

Verabschiedung der Teilnehmenden. Bevor die Runde aufgelöst wird, verabschieden sich auch die Teilnehmenden voneinander.

Literatur

Abel, G.G., Gore, D.K., Holland, C.L., Camps, N., Becker, J.V. & Rathner, J. (1989). The measurement of the cognitive distortions of child molesters. *Annals of Sex Research, 2*(2), 135–152. https://doi.org/10.1007/BF00851319

Aebi, M., Barra, S. & Bessler, C. (2021). Psychotherapeutische Behandlungsansätze für Jugendliche, welche ein Sexualdelikt begangen haben. In N. Saimeh, P. Briken & J.L. Müller (Hrsg.), *Sexualstraftäter* (S. 429–440). Berlin: Medizinisch Wissenschaftliche Verlagsgesellschaft.

Aebi, M. & Bessler, C. (2012). Sexuelle Straftaten von Minderjährigen: Ergebnisse einer empirischen Untersuchung im Kanton Zürich. *Schweizerische Zeitschrift für Kriminologie, 1,* 17–28.

Aebi, M., Krause, C., Barra, S., Vogt, G., Vertone, L., Manetsch, M. et al. (2022). What kind of therapy works with juveniles who have sexually offended? A randomized-controlled trial of two versions of a specialized cognitive behavioral outpatient treatment program. *Sexual Abuse, 34*(8), 973–1002. https://doi.org/10.1177/10790632211070804

Aebi, M., Krause, C., Vertone, L. & Bessler, C. (2019). *Abschlussbericht zum Modellversuch für das Bundesamt für Justiz. Wirksamkeit des standardisierten Therapieprogramms für Jugendliche mit Sexualdelikten (ThePaS).* Schweizerische Eidgenossenschaft, Bundesamt für Justiz. Verfügbar unter: https://www.bj.admin.ch/bj/de/home/sicherheit/smv/modellversuche/evaluationsberichte.html

Aebi, M., Landolt, M.A., Mueller-Pfeiffer, C., Schnyder, U., Maier, T. & Mohler-Kuo, M. (2015). Testing the „sexually abused-abuser hypothesis" in adolescents: A population-based study. *Archives of Sexual Behavior, 44*(8), 2189–2199. https://doi.org/10.1007/s10508-014-0440-x

Aebi, M., Plattner, B., Ernest, M., Kaszynski, K. & Bessler, C. (2014). Criminal history and future offending of juveniles convicted of the possession of child pornography. *Sexual Abuse, 26*(4), 375–390. https://doi.org/10.1177/1079063213492344

Aebi, M., Vogt, G., Plattner, B., Steinhausen, H.-C. & Bessler, C. (2012). Offender types and criminality dimensions in male juveniles convicted of sexual offenses. *Sexual Abuse, 24*(3), 265–288. https://doi.org/10.1177/1079063211420449

Ainsworth, M.S. (1989). Attachments beyond infancy. *American Psychologist, 44*(4), 709–716. https://doi.org/10.1037/0003-066X.44.4.709

Andrews, D.A. & Bonta, J. (2010). *The psychology of criminal conduct*. New York: Routledge.

Andrews, D.A., Bonta, J. & Wormith, J.S. (2011). The risk-need-responsivity (RNR) model: Does adding the good lives model contribute to effective crime prevention? *Criminal Justice and Behavior, 38*(7), 735–755. https://doi.org/10.1177/0093854811406356

Andrews, D.A., Zinger, I., Hoge, R.D., Bonta, J., Gendreau, P. & Cullen, F.T. (1990). Does correctional treatment work? A clinically relevant and psychologically informed meta-analysis. *Criminology, 28*(3), 369–404. https://doi.org/10.1111/j.1745-9125.1990.tb01330.x

Ashurst, L. & McAlinden, A.-M. (2015). Young people, peer-to-peer grooming and sexual offending: Understanding and responding to harmful sexual behaviour within a social media society. *Probation Journal, 62*(4), 374–388. https://doi.org/10.1177/0264550515619572

Awad, G.A. & Saunders, E.B. (1991). Male adolescent sexual assaulters: Clinical observations. *Journal of Interpersonal Violence, 6*(4), 446–460. https://doi.org/10.1177/088626091006004004

Baarsma, M.E., Boonmann, C., Lisette, A., de Graaf, H., Doreleijers, T.A., Vermeiren, R.R. & Jansen, L.M. (2016). Sexuality and autistic-like symptoms in juvenile sex offenders: a follow-up after 8 years. *Journal of Autism and Developmental Disorders, 46*(8), 2679–2691. https://doi.org/10.1007/s10803-016-2805-6

Ballard, E., Van Eck, K., Musci, R.J., Hart, S., Storr, C., Breslau, N. & Wilcox, H. (2015). Latent classes of childhood trauma exposure predict the development of behavioral health outcomes in adolescence and young adulthood. *Psychological Medicine, 45*(15), 3305–3316. https://doi.org/10.1017/S0033291715001300

Bandura, A. (1977). *Social learning theory (Vol. 1).* Upper Saddle River, NJ: Prentice-Hall.

Barbaree, H.E., Marshall, W.L. & McCormick, J. (1998). The development of deviant sexual behaviour among adolescents and its implications for prevention and treatment. *Irish Journal of Psychology, 19*(1), 1–31. https://doi.org/10.1080/03033910.1998.10558168

Barra, S., Bessler, C., Landolt, M.A. & Aebi, M. (2017a). Patterns of adverse childhood experiences in juveniles who sexually offended. *Sexual Abuse, 30*(7), 803–827. https://doi.org/10.1177/1079063217697135

Barra, S., Bessler, C., Landolt, M.A. & Aebi, M. (2017b). Type and timing of maltreatment influence criminal persistence in sexually abusive adolescents. *Law and Human Behavior, 41*(6), 556–566. https://doi.org/10.1037/lhb0000255

Barra, S., Bessler, C., Landolt, M.A. & Aebi, M. (2018). Testing the validity of criminal risk assessment tools in sexually abusive youth. *Psychological Assessment, 30*(11), 1430–1443. https://doi.org/10.1037/pas0000590

Barra, S., Mokros, A., Landolt, M.A., Bessler, C. & Aebi, M. (2021). Criminal recidivism and psychosocial adversity in offense-related subtypes of sexually abusive adolescents. *Journal of Sexual Aggression, 27*(2), 185–203. https://doi.org/10.1080/13552600.2020.1842922

Beech, A.R., Fisher, D.D. & Thornton, D. (2003). Risk assessment of sex offenders. *Professional Psychology: Research and Practice, 34*(4), 339–352. https://doi.org/10.1037/0735-7028.34.4.339

Beech, A.R. & Mann, R. (2002). Recent developments in the assessment and treatment of sexual offenders. In J. McGuire (Ed.), *Offender rehabilitation and treatment: Effective programmes and policies to reduce re-offending* (pp. 259–288). Hoboken, NJ: Wiley.

Beier, K.M. (2006). Verständnis menschlicher Geschlechtlichkeit. *Der Urologe, 45*(8), 953–959. https://doi.org/10.1007/s00120-006-1091-x

Beier, K.M. (2018). BEDIT-A Manual für Jugendliche. In K.M. Beier (Hrsg.), *Pädophilie, Hebephilie und sexueller Kindesmissbrauch. Die Berliner Dissexualitätstherapie* (S. 109–120). Berlin: Springer.

Berking, M. (2017). *Training emotionaler Kompetenzen* (4. Aufl.). Berlin: Springer. https://doi.org/10.1007/978-3-662-54273-6

Bernath, J., Suter, L., Waller, G., Külling, C., Willemse, I. & Süss, D. (2020). *JAMES – Jugend, Aktivitäten, Medien – Erhebung Schweiz. Ergebnisbericht zur JAMES-Studie 2020.* Zürich: ZHAW Zürcher Hochschule für Angewandte Wissenschaften. Verfügbar unter: https://digitalcollection.zhaw.ch/handle/11475/21175

Bessler, C. (2012). Deliktorientierte Behandlung jugendlicher Straftäter. In J. Endrass, A. Rossegger, F. Urbaniok & B. Bochard (Hrsg.), *Interventionen bei Gewalt- und Sexualstraftätern: Risk-Management, Methoden und Konzepte der forensischen Therapie* (S. 311–321). Berlin: Medizinisch Wissenschaftliche Verlagsgesellschaft.

Bessler, C. (2017). Deutliche Zunahme von durch Jugendliche ausgeübte Sexualstraftaten? *SKP Info, 1,* 10–11. Verfügbar unter: https://www.skppsc.ch/de/wp-content/uploads/sites/2/2017/03/skpinfo117dtweb.pdf

Best, T., Aebi, M. & Bessler, C. (2015). *Forensisches Therapieprogramm für junge Straftäter. Das ForTiS-Manual.* Göttingen: Hogrefe.

Bijleveld, C. & Hendriks, J. (2003). Juvenile sex offenders: Differences between group and solo offenders. *Psychology, Crime and Law, 9*(3), 237–245. https://doi.org/10.1080/1068316021000030568

Bilke-Hentsch, O. & Sevecke, K. (2017). *Aggressivität, Impulsivität und Delinquenz. Von gesunden Aggressionen bis zur forensischen Psychiatrie bei Kindern und Jugendlichen.* Stuttgart: Thieme.

Bode, H. & Hessling, A. (2015). *Jugendsexualität 2015. Die Perspektive der 14- bis 25-Jährigen. Ergebnisse einer aktuellen Repräsentativen Wiederholungsbefragung.* Köln: Bundeszentrale für gesundheitliche Aufklärung. Verfügbar unter: https://shop.bzga.de/pdf/13316300.pdf

Boonmann, C., Grudzinskas, A.J., Jr. & Aebi, M. (2014). Juveniles, the Internet, and sexual offending. In F.M. Saleh, A.J. Grudzinskas Jr. & A. Judge (Eds.), *Adolescent Sexual Behavior in the digital age. Considerations for Clinicians, Legal Professionals, and Educators* (pp. 161–179). Oxford: Oxford University Press. https://doi.org/10.1093/med/9780199945597.003.0008

Boonmann, C., van Vugt, E.S., Jansen, L.M., Colins, O.F., Doreleijers, T.A., Stams, G.-J.J. & Vermeiren, R.R. (2015). Mental disorders in juveniles who sexually offended: A meta-analysis. *Aggression and Violent Behavior, 24,* 241–249. https://doi.org/10.1016/j.avb.2015.06.003

Borduin, C.M., Dopp, A.R., Borduin, B.J. & Munschy, R.J. (2017). Multisystemic therapy for youths with problem sexual behaviours: Empirical, theoretical, and clinical foundations. In D.P. Boer, A.R. Beech, T. Ward, L.A. Craig, M. Rettenberger, L.E. Marshall, & W.L. Marshall (Eds.), *The Wiley handbook on the theories, assessment, and treatment of sexual offending* (pp. 1331–1346). Wiley Blackwell.

Bouchard, M. & Lussier, P. (2015). *Estimating the size of the sexual aggressor population. Sex offenders: a criminal career approach.* Hoboken, NJ: Wiley.

Bowlby, J. (1966). *Maternal care and mental health.* New York: Schocken.

Bowlby, J. (1991). *Attachment and Loss. Volume 2: Separation – Anxiety and Anger* (New Edition). London: Penguin.

Bronfenbrenner, U. (1979). *The ecology of human development.* Cambridge, MA: Harvard University Press.

Bundeskriminalamt Deutschland. (2021). *Vorstellung der Zahlen kindlicher Gewaltopfer – Auswertung der Polizeilichen Kriminalstatistik (PKS) 2020.* Wiesbaden: Autor. Verfügbar unter: https://www.bka.de/SharedDocs/Pressemitteilungen/DE/Presse_2021/pm210526_kindGewalt.pdf;jsessionid=CC207A9519044C006C6D015FD883A0FC.live601?__blob=publicationFile&v=3

Bundeskriminalamt Deutschland. (2022). *Informationen zu Tatverdächtigen (Aufgliederung nach Delikten, Anzahl Tatverdächtige insgesamt, nach Geschlecht, nach Alter).* Wiesbaden: Autor. Verfügbar unter: https://www.bka.de/DE/Presse/Listenseite_Pressemitteilungen/2021/Presse2021/210526_pmkindgewaltopfer.html

Carich, M.S., Metzger, C.K., Baig, M.S. & Harper, J.J. (2003). Enhancing victim empathy for sex offenders. *Journal of Child Sexual Abuse, 12*(3–4), 255–276. https://doi.org/10.1300/J070v12n03_10

Carnes, P.J. (1983). *Out of the shadows: Understanding sexual addiction.* Minneapolis: CompCare.

Chaffin, M. (2008). Our minds are made up – don't confuse us with the facts: Commentary on policies concerning children with sexual behavior problems and juvenile sex offenders. *Child Maltreatment, 13*(2), 110–121. https://doi.org/10.1177/1077559508314510

Chaffin, M. & Bonner, B. (1998). "Don't shoot, we're your children": Have we gone too far in our response to adolescent sexual abusers and children with sexual behavior problems. *Child Maltreatment, 3*(4), 314–316. https://doi.org/10.1177/1077559598003004003

Chatton, D., Desjardins, J.Y., Desjardins, L. & Tremblay, M. (2005). Clinical Sexology Based on a Model of Sexual Health. *Psychotherapies, 25*(1), 3–19.

Cunneen, C. & White, R. (2011). *Juvenile justice: Youth and crime in Australia*. Oxford: Oxford University Press.

de Vries Robbé, M., Geers, M., Stapel, M., Hilterman, E. & de Vogel, V. (2018). *SAPROF Youth Version: Leitlinien für die Erfassung von Schutzfaktoren bei einem Gewaltrisiko in der Jugend* (übersetzt von A. Spehr & C. Boonmann). Bezugsquellen unter: https://www.saprof.com/index-11.html

DeGraaf, H., Mouthaan, I. & van der Doef, S. (2014). De seksuele levensloop [Der sexuelle Lebenslauf]. In P. Leusink & M. Ramakers (Eds.), *Handboek seksuele gezondheld. Probleemgeorienteerd denken en handelen* (pp. 15–32) [Handbuch der sexuellen Gesundheit. Problemorientiert denken und handeln]. Assen: Koninklijke Van Gorcum.

Delfos, M.F. (2015). *„Wie meinst du das?" Gesprächsführung mit Jugendlichen*. Weinheim: Beltz.

Desjardins, J.Y. (1996). Approche intégrative et sexocorporelle. *Sexologies, 5*(21), 43–48.

Dopp, A.R., Borduin, C.M. & Brown, C.E. (2015). Evidence-based treatments for juvenile sexual offenders: Review and recommendations. *Journal of Aggression, Conflict and Peace Research, 4,* 223–236. https://doi.org/10.1108/JACPR-01-2015-0155

Eckhardt, C. & Hosser, D. (2005). Empathie und Sexualdelinquenz. In D. Schläfke, F. Hässler & J.M. Fegert (Hrsg.), *Sexualstraftaten. Forensische Begutachtung, Diagnostik und Therapie* (S. 219–232). Stuttgart: Schattauer.

Ellis, A. (1962). *Reason and emotion in psychotherapy*. New Yor: Lyle Stuart.

Eriksson, E.H. (1968). *Identity: Youth and Crisis*. New York: Norton.

Fanniff, A.M. & Becker, J.V. (2006). Specialized assessment and treatment of adolescent sex offenders. *Aggression and Violent Behavior, 11*(3), 265–282. https://doi.org/10.1016/j.avb.2005.08.003

Federal Bureau of Investigation. (2016). *2015. Crime in the United States* [Website]. Retrieved from: https://ucr.fbi.gov/crime-in-the-u.s/2015/crime-in-the-u.s.-2015

Felitti, V.J. (1998). The relationship of adult health status to childhood abuse and household dysfunction. *American Journal of Preventive Medicine, 14,* 245–258. https://doi.org/10.1016/S0749-3797(98)00017-8

Fernandez, Y.M. & Marshall, W. (2003). Victim empathy, social self-esteem, and psychopathy in rapists. *Sexual Abuse, 15*(1), 11–26. https://doi.org/10.1177/107906320301500102

Finkelhor, D., Ormrod, R. & Chaffin, M. (2009). *Juveniles who commit sex offenses against minors* (Juvenile Justice Bulletin, NCJ227763). Washington, DC: US Government Printing Office.

Finkelhor, D., Shattuck, A., Turner, H. & Hamby, S. (2015). A revised inventory of adverse childhood experiences. *Child Abuse & Neglect, 48,* 13–21. https://doi.org/10.1016/j.chiabu.2015.07.011

Fortenberry, J.D. (2013). Puberty and adolescent sexuality. *Hormones and behavior, 64*(2), 280–287. https://doi.org/10.1016/j.yhbeh.2013.03.007

Freud, A. (1965). *Normality and pathology in childhood. Assessments of development*. New York: International Universities Press.

Grabell, A.S. & Knight, R.A. (2009). Examining childhood abuse patterns and sensitive periods in juvenile sexual offenders. *Sexual Abuse, 21*(2), 208–222. https://doi.org/10.1177/1079063209333133

Gruber, T., Waschlewski, S. & Deegener, G. (2003). *Multiphasic Sex Inventory für Jugendliche (MSI-J)*. Göttingen: Hogrefe.

Gupta, S.K. (2011). Intention-to-treat concept: A review. *Perspectives in Clinical Research, 2*(3), 109–112. https://doi.org/10.4103/2229-3485.83221

Hanson, R.K., Bourgon, G., Helmus, L. & Hodgson, S. (2009). The principles of effective correctional treatment also apply to sexual offenders: A meta-analysis. *Criminal Justice and Behavior, 36*(9), 865–891. https://doi.org/10.1177/0093854809338545

Hanson, R.K., Gordon, A., Harris, A.J., Marques, J.K., Murphy, W., Quinsey, V.L. & Seto, M.C. (2002). First report of the collaborative outcome data project on the effectiveness of psychological treatment for sex offenders. *Sexual Abuse, 14*(2), 169–194. https://doi.org/10.1177/107906320201400207

Harper, C.A., Hogue, T.E. & Bartels, R.M. (2017). Attitudes towards sexual offenders: What do we know, and why are they important? *Aggression and Violent Behavior, 34,* 201–213. https://doi.org/10.1016/j.avb.2017.01.011

Harris, A.J. & Socia, K.M. (2016). What's in a name? Evaluating the effects of the „sex offender" label on public opinions and beliefs. *Sexual Abuse, 28*(7), 660–678. https://doi.org/10.1177/1079063214564391

't Hart-Kerkhoffs, L.A., Doreleijers, T.A., Jansen, L.M., van Wijk, A.P. & Bullens, R.A. (2009). Offense related characteristics and psychosexual development of juvenile sex offenders. *Child and Adolescent Psychiatry and Mental Health, 3*(19), 1–10. https://doi.org/10.1186/1753-2000-3-19

Hermann, M., Nowak, M., Bosshardt, L. & Milic, T. (2016). *Vernetzte Schweiz 2016. Wie sich Schweizer und Schweizerinnen vernetzen – Studienbericht zur grossen Umfrage*. Zürich: sotomo GmbH. Verfügbar unter: https://sotomo.ch/wp/wp-content/uploads/2016/05/Vernetzte_Schweiz_sotomo_Swisscom.pdf

Hill, A. (2011). Pornografiekonsum bei Jugendlichen. *Zeitschrift für Sexualforschung, 24*(04), 379–396. https://doi.org/10.1055/s-0031-1283844

Hoeve, M., Stams, G.J.J., van der Put, C.E., Dubas, J.S., van der Laan, P.H. & Gerris, J.R. (2012). A meta-analysis of attachment to parents and delinquency. *Journal of Abnormal Child Psychology, 40*(5), 771–785. https://doi.org/10.1007/s10802-011-9608-1

Joyal, C.C., Carpentier, J. & Martin, C. (2016). Discriminant factors for adolescent sexual offending: On the usefulness of considering both victim age and sibling incest. *Child Abuse & Neglect, 54,* 10–22. https://doi.org/10.1016/j.chiabu.2016.01.006

Kann, L., Olsen, E.O.M., McManus, T., Harris, W.A., Shanklin, S.L., Flint, K.H. & Whittle, L. (2016). Sexual identity, sex of sexual contacts, and health-related behaviors among students in grades 9–12 – United States and selected sites, 2015. *Centers for Disease Control and Prevention MMWR Surveillance Summaries, 65*(9), 2–81. https://doi.org/10.15585/mmwr.ss6509a1

Kettrey, H.H. & Lipsey, M.W. (2018). The effects of specialized treatment on the recidivism of juvenile sex offenders: a systematic review and meta-analysis. *Journal of Experimental Criminology, 14*(3), 361–387. https://doi.org/10.1007/s11292-018-9329-3

Kirby, D. (1998). Mathtech questionnaires: Sexuality questionnaires for adolescents. In C.M. Davis, W.L. Yarber, R. Bausermann, G. Schreer & S.L. Davis (Eds.), *Handbook of Sexuality-Related Measures* (pp. 35–46). Thousand Oaks, CA: Sage.

Krause, C., Roth, A., Landolt, M. A., Bessler, C. & Aebi, M. (2021). Validity of risk assessment instruments among juveniles who sexually offended: Victim age matters. *Sexual Abuse, 33*(4), 379–405. https://doi.org/10.1177/1079063220910719

Krause, C., Barra, S., Landolt, M.A., Bessler, C. & Aebi, M. (2022). Sexualized Behavior Among Adolescents Who Sexually Offended. *Archives of Sexual Behavior, 51*(8), 4047–4061. https://doi.org/10.1007/s10508-022-02345-0

Lehrer, E., Letourneau, E.J., Pittman, N., Rumenap, N. & Leversee, T.F. (2016). *Comments on the supplemental guidelines for juvenile registration under the Sex Offender Registration and Notification Act.* Retrieved from https://www.rstreet.org/commentary/comments-on-the-supplemental-guidelines-for-juvenile-registration-under-the-sex-offender-registration-and-notification-act/

Leibowitz, G.S., Burton, D.L. & Howard, A. (2012). Part II: Differences between sexually victimized and nonsexually victimized male adolescent sexual abusers and delinquent youth: Further group comparisons of developmental antecedents and behavioral challenges. *Journal of Child Sexual Abuse, 21*(3), 315–326. https://doi.org/10.1080/10538712.2012.675421

Leroux, E.J., Pullman, L.E., Motayne, G. & Seto, M.C. (2016). Victim age and the generalist versus specialist distinction in adolescent sexual offending. *Sexual Abuse, 28*(2), 79–95. https://doi.org/10.1177/1079063214535814

Letourneau, E.J. & Borduin, C. (2008). The effective treatment of juveniles who sexually offend: An ethical imperative. *Ethics & Behavior, 18,* 283–306. https://doi.org/10.1080/10508420802066940

Lösel, F. & Schmucker, M. (2005). The effectiveness of treatment for sexual offenders: A comprehensive meta-analysis. *Journal of Experimental Criminology, 1*(1), 117–146. https://doi.org/10.1007/s11292-004-6466-7

Lösel, F. & Schmucker, M. (2014). Treatment of sex offenders. In D. Weisburd & G. Bruinsma (Eds.), *Encyclopedia of criminology and criminal justice* (pp. 5323–5332). New York: Springer.

Maier, T., Mohler-Kuo, M., Landolt, M.A., Schnyder, U. & Jud, A. (2013). The tip of the iceberg. Incidence of disclosed cases of child sexual abuse in Switzerland: Results from a nationwide agency survey. *International Journal of Public Health, 58*(6), 875–883.

Martinson, R., Lipton, D. & Wilks, J. (1974). Nothing works. *The Public Interest, 35,* 22–54.

Mattejat, F. & Remschmidt, H. (1993). Evaluation von Therapien mit psychisch kranken Kindern und Jugendlichen: Entwicklung und Überprüfung eines Fragebogens zur Beurteilung der Behandlung (FBB). *Zeitschrift für klinische Psychologie, 22*(2), 192–233.

Mattejat, F. & Remschmidt, H. (1999). *Fragebögen zur Beurteilung der Behandlung (FBB).* Göttingen: Hogrefe.

McGuire, J., Mason, T. & O'Kane, A. (2000). Effective interventions, service and policy implications. In J. McGuire, T. Mason & A. O'Kane (Eds.), *Behavior, crime and legal processes. A guide for forensic practitioners* (pp. 289–314). Chichester: Wiley.

Michalak, J., Heidenreich, T. & Williams, J.M.G. (2022). *Achtsamkeit* (2., überarb. Aufl.). Göttingen: Hogrefe. https://doi.org/10.1026/03040-000

Mielke, F. (2009). *Behandlungsmanual für die Arbeit mit jugendlichen Sexualtätern* (BMJS 12/21). Kiel: Beratungsstelle im Packhaus, pro familia Landesverband Schleswig Holstein e.V. Verfügbar unter: https://www.packhaus-kiel.de/images/pdf/2019_Expose-BMJS-Jugendliche-BIP.pdf

Miner, J.L. & Clarke-Stewart, K.A. (2008). Trajectories of externalizing behavior from age 2 to age 9: Relations with gender, temperament, ethnicity, parenting, and rater. *Developmental Psychology, 44*(3), 771–786. https://doi.org/10.1037/0012-1649.44.3.771

Miner, M.H. & Munns, R. (2005). Isolation and normlessness: Attitudinal comparisons of adolescent sex offenders, juvenile offenders, and nondelinquents. *International Journal of Offender Therapy and Comparative Criminology, 49*(5), 491–504. https://doi.org/10.1177/0306624X04274103

Miner, M.H., Robinson, B.E., Knight, R.A., Berg, D., Swinburne Romine, R. & Netland, J. (2010). Understanding sexual perpetration against children: Effects of attachment style, interpersonal involvement, and hypersexuality. *Sexual Abuse, 22*(1), 58–77. https://doi.org/10.1177/1079063209353183

Miner, M.H., Swinburne Romine, R., Robinson, B.B.E., Berg, D. & Knight, R.A. (2016). Anxious attachment, social isolation, and indicators of sex drive and compulsivity: Predictors of child sexual abuse perpetration in adolescent males? *Sexual Abuse, 28*(2), 132–153. https://doi.org/10.1177/1079063214547585

Mohler-Kuo, M., Landolt, M. A., Maier, T., Meidert, U., Schönbucher, V. & Schnyder, U. (2014). Child sexual abuse revisited: A population-based cross-sectional study among Swiss adolescents. *Journal of Adolescent Health, 54*(3), 304–311. https://doi.org/10.1016/j.jadohealth.2013.08.020

Nationaal Rapporteur Mensenhandel en Seksueel Geweld tegen Kinderen. (2014). *Op goede grond. De aanpak van seksueel geweld tegen kinderen* [Auf fundierter Basis. Vorgehensweisen gegen sexuelle Gewalt gegenüber Kindern]. Den Haag: Nationaal Rapporteur. Retrieved from https://www.nationaalrapporteur.nl/publicaties/rapporten/2014/05/27/nationaal-rapporteur-op-goede-grond-de-aanpak-van-seksueel-geweld-tegen-kinderen-2014

Nedopil, N. (2007). *Forensische Psychiatrie. Klinik, Begutachtung und Behandlung zwischen Psychiatrie und Recht* (3., überarb. u. erw. Aufl.). Stuttgart: Thieme.

Pavlov, I. P. (1927). Conditional reflexes: An investigation of the physiological activity of the cerebral cortex. *Annals of Neurosciences, 17*(3), 136–141.

Petermann, F. & Petermann, U. (2017). *Training mit Jugendlichen. Aufbau von Arbeits- und Sozialverhalten* (10., vollständig überarb. Aufl.). Göttingen: Hogrefe. https://doi.org/10.1026/02814-000

Piaget, J. (1928). *Judgment and reasoning in the child*. New York: Harcourt, Brace.

Reitzel, L. R. & Carbonell, J. L. (2006). The effectiveness of sexual offender treatment for juveniles as measured by recidivism: A meta-analysis. *Sexual Abuse, 18*(4), 401–421. https://doi.org/10.1177/107906320601800407

Righthand, S. & Welch, C. (2004). Characteristics of youth who sexually offend. *Journal of Child Sexual Abuse, 13*(3–4), 15–32. https://doi.org/10.1300/J070v13n03_02

Robertiello, G. & Terry, K. J. (2007). Can we profile sex offenders? A review of sex offender typologies. *Aggression and Violent Behavior, 12*(5), 508–518. https://doi.org/10.1016/j.avb.2007.02.010

Ryan, G. D. & Lanc, S. L. (1997). Integrating theory and method. In G. D. Ryan & S. L. Lane (Eds.), *Juvenile sexual offending: Causes, consequences, and correction* (pp. 267–321). Hoboken, NJ: Wiley.

Schepker, R., Bovensmann, H., Burchard, F., Günter, M., Pfäfflin, F., Schmeck, K. et al. (2006). Behandlungsstandards für jugendliche Sexualstraftäter – eine Synopse. In J. Fegert, K. Schnoor, C. König & D. Schläfke (Hrsg.), *Psychiatrische Begutachtung in Sexualstrafverfahren* (S. 108–115). Herbolzheim: Centaurus. https://doi.org/10.1007/978-3-86226-448-3_9

Schmucker, M. & Lösel, F. (2015). The effects of sexual offender treatment on recidivism. An international meta-analysis of sound quality evaluations. *Journal of Experimental Criminology, 11*(4), 597–630.

Schweizerische Eidgenossenschaft, Bundesamt für Statistik. (BFS). (2022). *Jugendstrafurteilsstatistik (JUSUS)*. Neuchâtel: Bundesamt für Statistik. Sektion Kriminalität und Strafrecht.

Seto, M. C. & Lalumière, M. L. (2010). What is so special about male adolescent sexual offending? A review and test of explanations through meta-analysis. *Psychological Bulletin, 136*(4), 526–575. https://doi.org/10.1037/a0019700

Shaw, J. A. (1999). Practice parameters for the assessment and treatment of children and adolescents who are sexually abusive of others. *Journal of the American Academy of Child & Adolescent Psychiatry, 38*(12), 55S-765. https://doi.org/10.1016/S0890-8567(99)80004-5

Siegel, J. & Fix, R. L. (2020). Court outcomes among female juveniles with sexual offences. *Journal of Sexual Aggression, 26*(2), 263–273. https://doi.org/10.1080/13552600.2019.1618932

Skinner, B. F. (1974). *About behaviorism*. New York: Alfred A. Knopf.

Steinhausen, H. C., Winkler Metzke, C. & Kannenberg, R. (1999). *Fragebogen für Jugendliche: Die Zürcher Ergebnisse des Youth Self Reports*. Zürich: University of Zurich, Department of Child and Adolescent Psychiatry.

Stevens, P., Hutchin, K., French, L. & Craissati, J. (2013). Developmental and offence-related characteristics of different types of adolescent sex offender: A community sample. *Journal of Sexual Aggression, 19*(2), 138–157. https://doi.org/10.1080/13552600.2011.645889

Suhling, S. & Endres, J. (2016). Deliktorientierung in der Behandlung von Straftätern. *RPsych Rechtspsychologie, 2*(3), 345–371. https://doi.org/10.5771/2365-1083-2016-3-345

Teicher, M. H. & Samson, J. A. (2016). Annual research review: enduring neurobiological effects of childhood abuse and neglect. *Journal of Child Psychology and Psychiatry, 57*(3), 241–266. https://doi.org/10.1111/jcpp.12507

Ter Beek, E., Spruit, A., Kuiper, C. H., van der Rijken, R. E., Hendriks, J. & Stams, G. J. J. (2018). Treatment effect on recidivism for juveniles who have sexually offended: A multilevel meta-analysis. *Journal of Abnormal Child Psychology, 46*(3), 543–556. https://doi.org/10.1007/s10802-017-0308-3

Ueda, M. (2017). Developmental risk factors of juvenile sex offenders by victim age: An implication for specialized treatment programs. *Aggression and Violent Behavior, 37*, 122–128. https://doi.org/10.1016/j.avb.2017.09.006

van Wijk, A. P., Vermeiren, R., Loeber, R., 't Hart-Kerkhoffs, L., Doreleijers, T. A. & Bullens, R. (2006). Juvenile sex offenders compared to non-sex offenders: A review of the literature 1995–2005. *Trauma, Violence & Abuse, 7*(4), 227–243. https://doi.org/10.1177/1524838006292519

van Wijk, A. P., Vreugdenhil, C., van Horn, J., Vermeiren, R. & Doreleijers, T. A. (2007). Incarcerated Dutch juvenile sex offenders compared with non-sex offenders. *Journal of Child Sexual Abuse, 16*(2), 1–21. https://doi.org/10.1300/J070v16n02_01

Varker, T., Devilly, G. J., Ward, T. & Beech, A. R. (2008). Empathy and adolescent sexual offenders: A review of the literature. *Aggression and Violent Behavior, 13*(4), 251–260. https://doi.org/10.1016/j.avb.2008.03.006

Veneziano, C. & Veneziano, L. (2002). Adolescent sex offenders: A review of the literature. *Trauma, Violence & Abuse, 3*(4), 247–260. https://doi.org/10.1177/1524838002237329

Veneziano, C., Veneziano, L. & LeGrand, S. (2000). The relationship between adolescent sex offender behaviors and victim characteristics with prior victimization. *Journal of Interpersonal Violence, 15*(4), 363–374. https://doi.org/10.1177/088626000015004002

Walker, D.F., McGovern, S.K., Poey, E.L. & Otis, K.E. (2004). Treatment effectiveness for male adolescent sexual offenders: A meta-analysis and review. *Journal of Child Sexual Abuse, 13*(3–4), 281–293. https://doi.org/10.1300/J070v13n03_14

Ward, T. (2002a). Good lives and the rehabilitation of offenders: Promises and problems. *Aggression and Violent Behavior, 7,* 513–528. https://doi.org/10.1016/S1359-1789(01)00076-3

Ward, T. (2002b). The management of risk and the design of good lives. *Australian Psychologist, 37,* 172–179. https://doi.org/10.1080/00050060210001706846

Ward, T., Polaschek, D.L. & Beech, A.R. (2006). *Theories of sexual offending.* Hoboken, NJ: Wiley.

Whittaker, M.K., Brown, J., Beckett, R. & Gerhold, C. (2006). Sexual knowledge and empathy: A comparison of adolescent child molesters and non-offending adolescents. *Journal of Sexual Aggression, 12*(2), 143–154. https://doi.org/10.1080/13552600600823621

Winokur, M., Rozen, D., Batchelder, K. & Valentine, D. (2006). *Juvenile sexual offender treatment: a systematic review of evidence-based research.* Fort Collins, CO: Colorado State University.

Wittebrood, K. (2006). *Slachtoffers van criminaliteit* [Kriminalitätsopfer]. Den Haag: SCP Publications.

Wolak, J. & Finkelhor, D. (2011). *Sexting: A typology.* Durham, NH: Crimes against Children Research Center.

Worling, J.R. & Curwen, T. (2000). Adolescent sexual offender recidivism: Success of specialized treatment and implications for risk prediction. *Child Abuse & Neglect, 24*(7), 965–982. https://doi.org/10.1016/S0145-2134(00)00147-2

Yochelson, S. & Samenow, S.E. (1976). *The Criminal Personality: A Profile for Change.* New York: Aronson.

Zgoba, K. & Ragbir, D. (2016). Sex Offender Registration and Notification Act (SORNA). In E.L. Jeglic & C. Calkins (Eds.), *Sexual Violence: Evidence Based Policy and Prevention* (pp. 33–49). Cham: Springer.

Anhang

(Seite 1/4)

ThePaS-Behandlungsvereinbarung

zwischen

Therapeut:in: ______________________________

und

Teilnehmer:in: ______________________________

______________________	______________________	______________________
Name	Vorname	Geburtsdatum

Vor Beginn der Behandlung möchten wir alle Beteiligten mit den Zielen, Regeln und den wichtigsten Aspekten des Therapieprogramms ThePaS vertraut machen. In der Behandlungsvereinbarung werden Regelungen über Rechte und Pflichten festgelegt. Darauf basiert die Zusammenarbeit zwischen dem:der Therapeut:in und Ihnen (Teilnehmer:in) sowie den Eltern/Sorgeberechtigten und der zuständigen Jugendanwaltschaft. Wir legen großen Wert auf Fairness und Transparenz. Deshalb möchten wir, dass Sie gut informiert sind. Bitte lesen Sie die Behandlungsvereinbarung sorgfältig durch. Wenn Sie etwas nicht verstanden haben oder nähere Erklärungen haben möchten, fragen Sie uns.

1. **Ziel und Zweck des ThePaS:** Das ThePaS verfolgt als wichtigstes Ziel, die Gefahr, erneutes oder gravierenderes grenzverletzendes Verhalten zu zeigen, zu senken. Zudem soll auch die soziale Integration der Teilnehmenden in die Gesellschaft gefördert werden.
2. **Ehrlichkeit und Offenheit:** Gegenseitige Ehrlichkeit und Offenheit sind für die Durchführung des Therapieprogramms zentral, denn durch Verheimlichen und Beschönigungen steigt das Risiko für erneutes oder neues grenzverletzendes Verhalten. Ich bin daher damit einverstanden, dass ich die mit dem:der Therapeut:in vorangehend herausgearbeiteten Risikofaktoren bzw. Risikosituationen (das können spezifische Kontakte, Situationen und eigene Befindlichkeiten, welche zu einem Rückfall führen können, sein) offenlege, falls sie während der Therapie auftreten.
   Selbstverantwortung: Für mein Verhalten trage ich nach wie vor selbst die Verantwortung. So bin ich mir im Klaren darüber, dass ich für erneutes oder neu auftretendes grenzverletzendes Verhalten selbst verantwortlich bin und auch die Konsequenzen tragen muss.
3. **Mitarbeit:** Ich bin bereit, aktiv im Rahmen der Behandlung mitzuarbeiten. So werde ich an den therapeutischen Übungen, Aufgabenstellungen und Aktivitäten teilnehmen. Dazu gehört insbesondere auch die Erledigung von Verhaltensübungen und der Hausaufgaben. Ich weiss, dass das Therapieprogramm, wenn meine Mitarbeit ungenügend ist, abgebrochen werden kann und ich dieses evtl. zu einem späteren Zeitpunkt nachholen muss.
4. **Gewalt:** Ich verpflichte mich, im Rahmen des Therapieprogramms weder gewalttätig zu werden noch Drohungen oder Beschimpfungen gegen meine Gesprächspartner:innen anzuwenden.
5. **Waffen und gefährliche Gegenstände:** Waffen und/oder gefährliche Gegenstände sind zu den Sitzungen nicht zugelassen. Sie sind vor Beginn der Sitzung abzugeben.
6. **Alkohol und Drogen:** Ich werde während der Therapiesitzungen weder unter Alkohol- noch Drogeneinfluss stehen. Stehe ich unter Drogen- und/oder Alkoholeinfluss, wird die Durchführung der Sitzung des Therapieprogramms abgebrochen, und ich muss diese nachholen.
7. **Teilnahmepflicht:** Ich verpflichte mich, an allen Therapiesitzungen des Programms teilzunehmen. Bei Verhinderung werde ich mich bei dem:der Therapeut:in bzw. der ausführenden Institution abmelden. Melde ich mich kurzfristiger als 24 Stunden vor dem Termin oder gar nicht ab, nehme ich zur Kenntnis, dass die nicht wahrgenommene Sitzung dennoch verrechnet wird. Ebenso weiss ich, dass unentschuldigtes Fernbleiben der Behörde sowie den Eltern bzw. den Bezugspersonen (bei Unterbringung den Betreuenden) gemeldet wird. Verpasste Sitzungen muss ich in derselben Woche nachholen.

(Seite 2/4)

ThePaS-Behandlungsvereinbarung

8. **Standortsitzungen:** Ich bin einverstanden, dass in der geforderten Häufigkeit zusammen mit mir Standortbestimmungen durchgeführt werden. Dazu können nebst der Behörde und dem:der Therapeut:in auch meine Eltern/Sorgeberechtigten eingeladen werden. Inhalt der Besprechungen sind der aktuelle Stand des ThePaS und das weitere Vorgehen.
9. **Schweigepflicht:** Sämtliche Mitarbeitende der ausführenden Institution sind an die ärztliche bzw. psychotherapeutische Schweigepflicht gebunden. Ich nehme zur Kenntnis, dass ich aber in einer angeordneten Behandlung stehe, welche eine enge Zusammenarbeit der Mitarbeitenden der ausführenden Institution mit den Verantwortlichen der auftraggebenden Institution bedingt.
   Deshalb ist die ärztliche Schweigepflicht in folgenden Punkten eingeschränkt:
   a) **Therapieberichte:** Der:die zuständige Therapeut:in erstattet am Ende des ThePaS der zuständigen Behörde einen Bericht. Es werden darin der Verlauf der Behandlung sowie die erzielten Fortschritte dargestellt. In den Berichten werden keine intimen Details benannt. Ich habe die Gelegenheit, den Bericht zu lesen und/oder mit meinem:meiner Therapeut:in zu besprechen, bevor der Bericht versendet wird.
   b) **Kooperation mit Drittpersonen:** Ich nehme zur Kenntnis, dass es in bestimmten Situationen sinnvoll sein kann, dass mein:e Therapeut:in Informationen über die Behandlung mit meinen Eltern oder mit Bezugspersonen, z.B. aus einer Institution, in welcher ich untergebracht bin, austauscht. In solchen Situationen werde ich über den Inhalt und den Zweck des Informationsaustausches informiert.
   c) **Gefährdungssituation:** Sollte ich im Rahmen der Behandlung für mich selbst (Eigengefährdung) oder für andere (Fremdaggressivität, grenzverletzendes Verhalten) gefährlich werden, so können durch den:die Therapeut:in und/oder die Behörde Maßnahmen zum Schutz von mir und von anderen ergriffen werden. Ich habe das Recht, bei nächstmöglicher Gelegenheit über den Inhalt der weitergegebenen Informationen und den Zweck von ergriffenen Maßnahmen informiert zu werden.
10. **Grenzverletzendes Verhalten:** Im Sinne der Offenheit und der Verhinderung von grenzverletzendem Verhalten ist es in der Behandlung wichtig, dass in der Behandlung über mein früheres und aktuelles grenzverletzendes Fehlverhalten offen gesprochen wird. Ich bin dazu bereit und werde erneutes grenzverletzendes Fehlverhalten sowie auch solches, welches nah an einem grenzverletzenden Verhalten ist, offenlegen.
11. **Grenzverletzendes Verhalten während des ThePaS:** Begehe ich wieder oder erstmalig grenzverletzendes Verhalten, wird mein:e Therapeut:in in der Regel dazu raten, dass ich diese der Behörde melde (Selbstanzeige). Erst wenn ich das nicht tue, wird durch den:die Therapeut:in bzw. die zuständige Institution eine Meldung an die Behörde gemacht – unmittelbar oder spätestens im nächsten Therapiebericht. Bin ich bereits erwachsen (ab vollendetem 18. Lebensjahr), kann dies eine Anzeige bei der Staatsanwaltschaft bedeuten. Bei geringfügigem (sexuell) grenzverletzendem Verhalten liegt es im Ermessen des:der Therapeut:in bzw. der zuständigen Institution, ob die Behörde informiert wird. Wenn immer möglich, wird versucht, eine Lösung zu finden, damit das Therapieprogramm fortgesetzt werden kann. Dies ist in den allermeisten Fällen gewährleistet.
    Früheres grenzverletzendes Verhalten: Kommt im Rahmen des Therapieprogramms früheres grenzverletzendes Verhalten zur Sprache, welches nicht angezeigt oder nicht aufgedeckt wurden (Dunkelfeld), wird der:die Therapeut:in in der Regel keine Informationen an die Behörden weitergeben.
12. **Dokumentation:** Alle Behandlungen werden nach den allgemein gültigen Standards der zuständigen Institution von dem:der Therapeut:in dokumentiert. Ich darf diese Akten zusammen mit meinem:meiner Therapeut:in lesen, sofern nicht wichtige Gründe (z.B. Gefährdungssituationen) dagegensprechen.

(Seite 3/4)

ThePaS-Behandlungsvereinbarung

Therapieziele: Neben dem obersten Ziel und Zweck des Therapieprogramms, das Rückfallrisiko zu senken und die soziale Integration sicherzustellen, sind folgende konkrete Behandlungsziele anzustreben:

Ziele der teilnehmenden Person:

____

____

____

____

Ziele der Eltern/Sorgeberechtigten:

____

____

____

____

Ziele der Behörde:

____

____

____

____

Ziele des:der Therapeut:in bzw. der Institution:

____

____

____

____

Einverständniserklärung: Ich/wir habe/n diese Behandlungsvereinbarung gelesen und in allen Punkten verstanden. Mit meiner Unterschrift erkenne/n ich/wir die darin ausgeführten Bedingungen an und erkläre/n mich/uns damit einverstanden.

Teilnehmer:in

______________________________	______________________________
Ort und Datum	Unterschrift Teilnehmer:in

(Seite 4/4)

ThePaS-Behandlungsvereinbarung

Vertragspartner:innen

Ort und Datum	Eltern/Sorgeberechtigte (mind. eine Unterschrift)
Ort und Datum	Unterschrift Therapeut:in
Ort und Datum	Unterschrift Behörde

Hinweise zu den Online-Materialien

Sie können die in diesem Buch erwähnten Arbeitsmaterialien über unsere Internetseite abrufen und ausdrucken. Nutzen Sie dazu bitte den Link www.hgf.io/download und melden Sie sich nach den dort beschriebenen Schritten an. Wenn Sie nach der Registrierung den Code **B-4HLAJ4** unter „Mein Konto → Zusatzmaterialien" im Eingabefeld einfügen, werden Sie automatisch in den Downloadbereich weitergeleitet und können die Online-Materialien zum Buch ausdrucken bzw. herunterladen. Um die Materialien dauerhaft im direkten Zugriff zu haben, empfehlen wir Ihnen, sich die gesamten Materialien herunterzuladen und auf dem eigenen Rechner zu speichern.

Folgende Materialien stehen zum Download bereit:

Material für Teilnehmende	
Pflichtmodule	**Material**
vorab	• Behandlungsvereinbarung
Modul P1: Einführung und Kennenlernen	• Arbeitsblatt P1A1: Die drei für mich wichtigsten Regeln des ThePaS
Modul P2: Lebensziele, Stärken und Fähigkeiten	• Arbeitsblatt P2A1: Meine Lebenspläne und Lebensziele • Arbeitsblatt P2A2: So kann ich meine Ziele erreichen
Modul P3: Umgang mit Sexualität und Pornografie	• Arbeitsblatt P3A1: Meine eigene Sexualität
Modul P4: Das grenzverletzende Verhalten verstehen	• Arbeitsblatt P4A1: Darstellung meines grenzverletzenden Verhaltens • Arbeitsblatt P4A2: Meine Situation, meine Belastung und mein Zustand zum Zeitpunkt des grenzverletzenden Verhaltens • Arbeitsblatt P4A3: Auslöser und Einflussfaktoren auf das grenzverletzende Verhalten • Arbeitsblatt P4A4: Warum habe ich mich grenzverletzend verhalten?
Modul P5: Das grenzverletzende Verhalten vorstellen	• Arbeitsblatt P5A1: Wie kann ich meine Ziele ohne grenzverletzendes Verhalten erreichen?
Modul P6: Bilanz ziehen und Veränderung anstreben	• Arbeitsblatt P6A1: Nachteile meines grenzverletzenden Verhaltens • Arbeitsblatt P6A2: Vorteile meines grenzverletzenden Verhaltens • Arbeitsblatt P6A3: Blick in die Zukunft
Modul P7.1: Empathie mit der geschädigten Person – Gefühle	• Arbeitsblatt P7.1A1: Gefühlsdiagramm • Arbeitsblatt P7.1A2: Gefühlsdiagramme für die Fallbeispiele • Arbeitsblatt P7.1A3: Brief an die geschädigte Person – Vorbereitung • Arbeitsblatt P7.1A4: Entschuldigungsbrief an die geschädigte Person

Modul P7.2: Empathie mit der geschädigten Person – Perspektivwechsel	• Arbeitsblatt P7.2A1: Für die geschädigte Person ausschlaggebende Momente des sexuellen Übergriffs • Arbeitsblatt P7.2A2: Gefühlsdiagramm der geschädigten Person • Arbeitsblatt P7.2A3: Auswirkungen des sexuellen Übergriffs auf die geschädigte Person • Arbeitsblatt P7.2A4: Brief an die geschädigte Person
Modul P8.1: Rückfallprophylaxe – Risikofaktoren und Alternativen	• Arbeitsblatt P8.1A1: Persönliche Rückfallfolgen • Arbeitsblatt P8.1A2: Meine verpassten Chancen zum Ausstieg • Arbeitsblatt P8.1A3: Meine Ausstiegsmöglichkeiten
Modul P8.2: Rückfallprophylaxe – Verankerung	• Arbeitsblatt P8.1A1: Persönliche Risikosituationen • Arbeitsblatt P8.2A2: Persönliche Schutzfaktoren • Arbeitsblatt P8.2A3: Rückfallvermeidungspläne
Modul P9: Abschlussprüfung und Zertifizierung	• Zertifikat
Flexible Module	**Material**
Modul F1: Sexuelle Aufklärung	• Arbeitsblatt F1A1: Sexualentwicklung des Mannes • Arbeitsblatt F1A2: Sexualentwicklung der Frau • Arbeitsblatt F1A3: Der Zyklus der Frau • Arbeitsblatt F1A4: Quiz über Mann und Frau • Arbeitsblatt F1A5: Ampelkarte zum Entwicklungsstand und zu sexuellen Interessen • Arbeitsblatt F1A6: Verhütung • Arbeitsblatt F1A7: Sexuell übertragbare Krankheiten
Modul F2: Recht und Gesetze	• Arbeitsblatt F2A1_CH: Gesetzestexte Schweiz • Arbeitsblatt F2A1_D: Gesetzestexte Deutschland • Arbeitsblatt F2A1_A: Gesetzestexte Österreich • Arbeitsblatt F2A2: Wiederholung Recht und Gesetze
Modul F4: Achtsamkeit	• Arbeitsblatt F4A1: Bewusstes Wahrnehmen
Modul F5: Umgang mit Gefühlen	• Arbeitsblatt F5A1: Gefühlsprotokoll
Modul F6: Flirten und Beziehungsaufbau	• Arbeitsblatt F6A1: Was macht mich sexuell anziehend? • Arbeitsblatt F6A2: Doppelherz: Was ist wichtig in einer Beziehung
Modul F7: Umgang mit schwierigen Situationen	• Arbeitsblatt F7A1: Schwierige Situationen lösen in 4 Schritten • Arbeitsblatt F7A2: Boris' Problem • Arbeitsblatt F7A3: Eine selbst erlebte schwierige Situation lösen
Modul F8: Umgang mit Konflikten	• Arbeitsblatt F8A1: Vier Strategien, mit Konflikten umzugehen • Arbeitsblatt F8A2: Erfolgreiches Sprechen • Arbeitsblatt F8A3: Schwächen beim Sprechen • Arbeitsblatt F8A4: Die 3B-Methode (Beobachtung, Bedeutung, Bitte)
Modul F9: Nein sagen	• Arbeitsblatt F9A1: Wann ist es schwierig, Nein zu sagen? • Arbeitsblatt F9A2: Tipps zum Nein-Sagen • Arbeitsblatt F9A3: Wie könnte ich in schwierigen Situationen Nein sagen?
Material für Therapeut:innen	
Modul P1: Einführung und Kennenlernen	• Material P1M1: Inhalte des ThePaS • Material P1M2: Rahmenbedingungen und Regeln des ThePaS
Modul P3: Umgang mit Sexualität und Pornografie	• Material P3M1: Bereiche der Sexualität

Modul P7.1: Empathie mit der geschädigten Person – Gefühle	• Material P7.1M1: Fallbeispiele
Modul F1: Sexuelle Aufklärung	• Material F1M1: Sexuelle Begriffe
Modul F5: Umgang mit Gefühlen	• Material F5M1: Gefühlefotos Trauer • Material F5M2: Gefühlefotos Angst • Material F5M3: Gefühlefotos Freude • Material F5M4: Gefühlefotos Überraschung und Unsicherheit • Material F5M5: Gefühlefotos Trauer, Verzweiflung und Misstrauen
Modul F6: Flirten und Beziehungsaufbau	• Material F6M1: Beziehungsspiel